KB259971

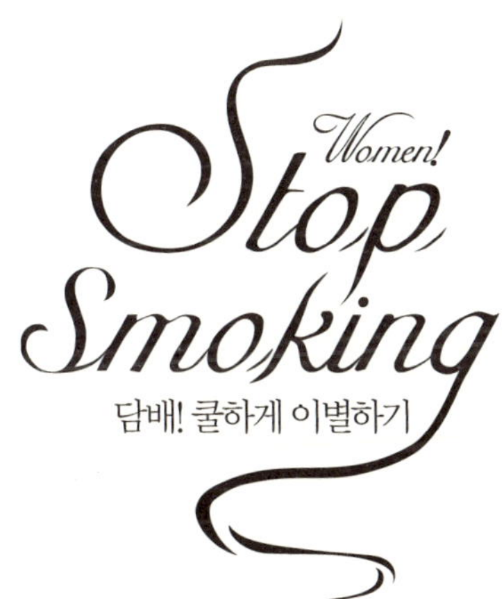

Women!
Stop
Smoking
담배! 쿨하게 이별하기

Women! Stop Smoking
담배! 쿨하게 이별하기

펴 냄   2008년 1월 20일 1판 1쇄 박음 ㅣ 2009년 2월 1일 1판 1쇄 펴냄
지은이   알렌 카 (Allen carr)
옮긴이   최은정
펴낸이   김철종
펴낸곳   (주)한언
          등록번호 제1-128호 / 등록일자 1983. 9. 30
주 소   서울시 마포구 신수동 63-14 구 프라자 6층(우 121-854)
          TEL. 02-701-6616(대) / FAX. 02-701-4449
책임편집   기현정
디자인   백은미 embaek@haneon.com
홈페이지   www.haneon.com
e-mail   haneon@haneon.com
          이 책의 무단전재 및 복제를 금합니다.
          잘못 만들어진 책은 구입하신 서점에서 바꾸어 드립니다.

ISBN   978-89-5596-521-6   03510

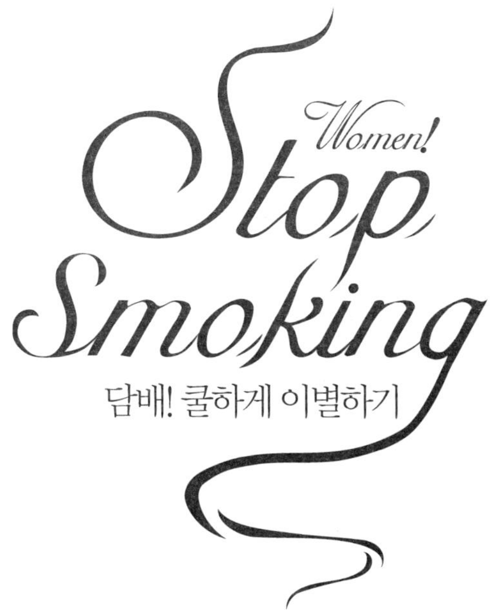

담배! 쿨하게 이별하기

알렌 카 지음 | 최은정 옮김

Allen Carr's Easy Way For Women To Stop Smoking
by Allen Carr
Copyright ⓒ Allen Carr's Easyway(International) Limited, 2003

Korean Translation Copyright 2008 by HanEon Community
Korean edition is published by arrangement with Allen Carr.

이 책의 한국어판 저작권은 저자인 Allen Carr와의 독점 계약으로 (주)한언에 있습니다.
저작권법에 의해 한국 내에서 보호를 받는 저작물이므로 무단 전재와 복제를 금합니다.

금연에 꼭 성공하세요
Women! Stop Smoking

Contents

들어가며

1985년에 나의 첫 번째 책《The Easy Way to Stop Smoking》을 썼다. 그때부터 거의 매일 니코틴 중독에 관한 새로운 것을 배웠다. 이에 'EasyWay 금연법'을 신선하고 적절하게 유지하기 위해 새로운 지식을 추가해 넣었다. 재미있는 것은 우리 클리닉을 찾은 고객의 대부분이 여성이었다는 사실이다. 그래서 나는 그들만을 위한 금연법이 있어야겠다는 생각을 했다. 이 책은 그렇게 탄생했다. 지금까지는 주로 나의 관점에서 글을 써왔다. 이 책에서는 필자의 주관은 살짝 뒤로 빼고, 이 요법을 사용해서 금연에 성공한 여성들의 경험과 통찰력을 주로 담았다.

특별히 여성과 흡연에 관하여 쓰는 것이 필요한지, 심지어는 오늘날의 사회 분위기에 비추어 볼 때 정치적으로 올바른 것인지에 대해 나는 계속 질문을 받아왔다. 나의 결론은 내 치료법이 남녀 상관없이 모든 흡연자에게 효과적이라는 것이다. 다만 우리 치료전문가들과 나눈 대화와 나의 경험을 미루어 볼 때, 금연과 관련해서 여성에게만 반복해서 일어나는 문제들이 있다. 이것은 우리 클리닉에서 직접적으로 다룰 수 있다. 이제는 《Easy Way for Women to Stop Smoking》을 통해서, 넓은 범주에서 금연에 방해가 되는 문제들뿐만 아니라 좀 더 구체적인 걱정거리를 다루는 데 나의 요법이 어떤 식으로 성공하는지를 더 많은 사람들에게 보여주고 싶다.

남성과 여성은 그리도 다른가? 그렇기도 하고 그렇지 않기도 하다. 하지만 여성은 남성보다 금연에 대한 두려움이 훨씬 크다. 여성들이 상담 중 이 문제에 대해 언급하기 때문에 알 수 있다. 이러한 차이점은 남자들이 자신들의 두려움을 알리기 쑥스러워하기 때문이 아니다. 단지 여성들이 종종 말하는 그러한 걱정거리가 남성들에게는 없다는 것이다.

여성들이 두려움을 가지는 다양한 원인에 대해서는 다음에 올 본문에서 자세히 다루도록 하겠다. 간단히 설명하자면 여성 흡연자들에게 담배는 삶을 지탱해주는 데 없어서는 안 될 것으로, 스스로에 대한 이미지와 불가분의 관계에 있다. 체중이나 몸매에 신경을 쓰는 여성들에게는 더더욱 그렇다. 언뜻 보기에는 가장 성취도가 높은 만능의 여성이라 할지라도, 그녀를 지탱해주는 한부분으로서의 담배를 잃는다는 것은 여성 흡연자에게 크나큰 위협이 될 수 있다.

여성과 담배의 '특별한 관계' 는 사회 속에서 여성들이 여러 역할을 수행해야 한다는 것과 관련이 있다. 또한 사회가 요구하는 여성으로서의 삶과 자신이 원하는 삶 사이의 간격과 관련이 있다. 담배 산업은 이러한 특별한 관계를 잘 이해하고 있다. 광고에 쓰일 여성심리에 대한 정보 수집 활동에 수십억의 돈을 써 왔고, 또 계속해서 쓸 것이라는 사실이 이를 말해준다. 여성의 머릿속에 들어가 그들이 어떻게 세상을 보고 생각하는지, 그들의 심리가 남성들과 어떻게 다른지 알아내기 위해서 최선을 다하고 있는 것이다.

흡연에 관련된 이런 진실들은 바뀌지 않았으며, 'Easyway 금연법'이 이를 성공적으로 다룬다. 하지만 여성이 담배에 중독되는 과정은 변화해 왔으며, 여기서 빠져 나오고자 한다면 흡연의 덫을 영원히 피할 수 있는 방법을 알아야 한다. 담배 산업이 이러한 변화에 노력해 왔고, 사회 변화와 더불어 여성들도 스스로 거기에 일조해왔다. 현재 남성 흡연자가 줄어들고 있는 담배 산업은 1960년대에 시작된 사회 변화 덕분에 젊은 여성층(Young Adult Females)이라 불리는 집단에서 돈벌이가 되는 새로운 시장을 발견했다. 그야말로 황금 알을 낳는 오리를 키우게 된 것이다. 하나에서 자유로워지기 위해서 다른 하나의 노예가 되는 것은 참으로 비극적인 아이러니다.

이것에 대해서 이후에 좀 더 설명하겠다. 모든 것이 분명해질 것이다. 한 가지 분명한 것은, 당신이 흡연의 덫의 진짜 모습을 보게 된다면 내가 왜 이 세상에서 그 골칫거리를 없애려고 노력하는지를 알게될 것이다. 이 글을 읽고 있는 당신 역시 스스로 금연함으로써 혹은 아끼는 여성의 행복을 위해 이 책을 사줌으로써 당신의 역할을 다할 수 있기 바란다. 나는 이 책을 통해 다양한 금연의 장애물에 대해 이야기할 것이다. 그리고 그러한 장애물을 극복하는 것이 얼마나 쉬운지 보여줄 것이다. 이걸 이해하게 될 때, 이것이 진정 'Easyway 금연법' 이라는 사실을 알게 될 것이다.

아이를 살릴까? 담배를 피울까?

오랜 시간 예속된 삶을 살았던 서양 여성들은, 직업에 있어서 예전에는 남성이 지배적이었던 분야에까지 진출해 가장 높은 자리를 차지하고 있다. 뿐만 아니라 다른 모든 분야에서 마침내 평등을 이루어내고 있다. 이에 반박할 사람은 없을 것이다. 많은 이는 '이제서야' 라고 말을 하기도 한다. 여성이 흡연하는 이유와 관련해서, 이러한 성과의 가장 중요한 점은 평등운동의 선구자들이 어떠한 방법으로 그들의 주장을 밀고 나갔느냐 하는 것이다.

이 여성들은 널리 퍼져 있는 인식과 관습에 도전장을 내밀었다. 그들은 사회가 여성들에게 요구하는 행동을 받아들이지 않았고, 여성들에게 부여된 전형적인 역할을 거부하는 설득력 있는 이유를 제시했다.

물론 그러한 여성들을 몰래 지지하긴 하지만, 겁이 많아 그러한 예를 따르지 않는 여성들도 있었다. 그러나 실제로 보수적인 여성상을 그대로 받아들이는 여성이 훨씬 더 많았다.

이상한 일이지만 잘못된 것임에도 우리가 의심치 않는다면 당연한 것으로 자리 잡아 버리는 삶의 잘못된 점들이 있다. 의문을 던지지 않는다면, 그것이 무엇이든 간에 그 상황을 그대로 받아들이는 것이 된다. 이러한 세뇌는 실질적으로 삶의 모든 부분에서 일어난다. 이 책에서 세뇌의 두 가지 양상, 즉 흡연 그 자체와 남녀 차이에 관해서 이야기할 때 우선 다루도록 하겠다.

내가 가지고 있는 사전은 세뇌를 다음과 같이 정의한다.

"한 사람의 사고와 믿음에 있어서 급진적인 변화를 초래하는 것."

이것이 금연과 무슨 관계가 있는지 궁금할 것이다. 우리 모두는 흡연이 우리의 건강과 재산을 망가뜨리는 지저분하고 역겨운 습관이란 걸 잘 안다. 오늘날 심지어 흡연자 스스로도 그건 확실히 반 사교적인 기분전환의 한 방법이라고 생각한다. 그렇다면 끊기 위해서 왜 관점과 믿음을 바꿔야 하는가? 담배를 원하는 것을 중지시켜줄 수 있는 신비한 알약이나 비법 같은 게 실제로 있지 않을까? 당신은 또한 단순히 이 책을 읽는 것이 어떻게 금연을 도와줄 수 있을지 의심스러워할 것이다. 어떻게 그렇게 되는지 보여주겠다.

당신이 진실로 성취하고자 하는 것이 무엇인가? 너무나 분명하다. 바로 마지막 담배의 불을 끄고 다시는 절대 한 개비도 피우지 않는 것.

물론 성공적으로 금연한 사람들이 있겠지만, 대부분은 성공하기 전에 몇 번씩 실패한 사람들이 아닌가? 비록 성공했다 하더라도, 금연약과 패치, 껌을 이용하면서 상당한 정도의 의지력을 사용하지 않았는가? 그리고는 며칠, 몇 주, 몇 개월, 혹은 여러 해에 이르기까지 비참한 생활로 고생하지 않았는가? 그리고 그 중 얼마나 많은 이들이 이따금 담배가 피우고 싶어 당신에게 애걸하는가? 그들은 비흡연자가 되기를 원하지만 식사 때나 사회생활에 있어서 담배 없이는 즐길 수 없다고 믿는다. 그리고 전화벨이 울릴 때마다 더 이상 있지도 않은 담뱃갑을 찾아 손을 더듬고 있는 스스로를 발견한다고 말할 것이다. 이것이 진정 당신이 성취하고자 하는 모습인가?

그러나 다시는 흡연하지 않으려 노력하는 것에 대해선 잠시 잊어버려라. 그리고는 다음과 같은 중요한 문제에 대해 생각해보라. 흡연자와 비흡연자의 차이는 무엇인가?

대답은 쉬워 보인다. 전자는 담배를 피우고 후자는 그렇지 않다. 사실이지만, 그것처럼 단순한 문제가 아니지 않은가? 아무도 당신에게 담뱃불을 켜라고 강요하지 않는다. 그렇다면 흡연자는 항상 원하기 때문에 담뱃불을 붙이는가? 글쎄, 그렇지 않다. 원해서가 아니라 단순히 습관적으로 불을 붙이는 경우가 있다는 것을 우리는 잘 안다. 사실, 하루에 거의 스무 개비를 펴대는 흡연자가 실질적으로는 두 개비 정도만 즐기고 나머지는 단순히 습관적이라는 것을 거리낌 없이 인정한다. 하지만 이게 사실이라면 스스로 절제하는 문제는 단순한 것이어야 한다. 담배를 서랍에 넣고 잠그는 것과 같이 불붙이는 것에 실제적인 방해물을 만든다면 충동이 일 때마다 잠시 멈추어 생각할 수 있을 것이다.

열쇠에 손을 내밀면서 스스로에게도 물어볼 수 있을 것이다. 지금 흡연을 즐기기 위해서 불을 붙이는가? 아님 단지 습관에서인가? 단순히 습관적인 것이라면 그 담배를 피울 필요가 없다.

이러한 방법으로 더 이상의 성가심 없이 하루 스무 개비에서 두 개비로 줄일 수 있을 것이다. 이와 비슷한 방법을 시도해 보았다면, 이것이 얼마 안 되는 시간 동안만, 즉 의지력이 고갈될 때까지만 효과가 있다는 것을 알 것이다. 당신의 아이들이나 손자 혹은 절친한 친구들에게 담배를 맡김으로써 도움을 받아보려 한 적이 있는가? 불을 붙이고자 하는 충동에 내가 여러분에게 불을 간청하더라도 무시해 달라고 그들에게 선언했음에도 그 담배를 다시 되찾는 데에 시간이 얼마나 걸리는지는 누구보다 당신이 더 잘 알 것이다. 주지 않으려는 그들의 강한 결의에도 담배 한 개비가 **지금 당장** 필요한 지경에 이른 흡연자의 공황상태와 교묘함, 결단력 앞에서는 이겨낼 재간이 없다.

부당한 일이 발생할 때 여성은 모성애 보호본능과 보복이라는 분별력을 발휘하는 것으로 알려져 있다. 그러나 아이들을 집에 남겨두고 본인은 시내나 외국에서 즐거운 시간을 보내는 엄마들의 무서운 이야기를 듣는다. 우리는 책임감이 없다고 그들을 비난하고 비웃는다. 하지만 스스로 냉엄할 정도로 솔직해진다면, 당신은 아이들이 잠든 그 잠깐의 순간에 집을 몰래 빠져 나와 주유소로 달려가 담배를 산 적이 결코 없는가? 시동을 걸어둔 차에 아이들을 그대로 두고 구멍가게로 달려간 적이 없는가? 나는 심지어 담배가 지독하게 생각나 담배를 구하려고, 갓 태어난 아기를 산부인과 병동 간호원에게 맡기려고 한 산모에 관해 들어본 적도 있다. 일이 많았던 그 간호사는 거절했다. 말할 필요도 없이 그는 전에 한 번도 담배를 피운 적이 없는 비흡연자였던 것이다. "담배 하나는 꼭 필요한 게 아니다.", "산모와 아기의 건강을 위해서 좋지 않다." 그리고 "그거 없이도 열 네 시간의 산고를 잘 버텼다." 와 같은 충고는 단지 산모의 죄의식을 악화시킬 뿐이었다. 당시 병원에서 갓 태어난 영아의 유괴에 관한 방송이 상당히 있었음에도 그 간호사의 충고는 산모를 막지 못했다. 산모가 돌아왔을 때 아기는 사라진 상태였고, 뒤이은 그녀의 공황 상태와 비명소리는 병원 전체에서 들릴 정도였다. 다행히도 아기는 다른 간호사에 의해 안전하게 다른 병동으로 옮겨진 것이었지만, 그 사실을 알기 전까지의 시간 동안 그녀가 어떤 심정이었을지 상상해보라.

세뇌의 결과와 영향력에 대해 보여주기 위해 이 예를 들었다. 여성들은 임신한 친구가 담배를 피우면 그녀를 비방한다. 하지만 본인이 임신을 하면 비방했던 친구처럼 담배를 피운다. 마찬가지다. 위에 든 예를 보고 대부분 여성흡연자들은 자기 일이 아닌 것처럼 여길 것이다. 그녀를 비난히기 진에 당신 스스로 솔직해져야 한다. 담배가 떨어져서 밤새도록 담배 가게를 찾아 운전한 적이 결코 없는가? 담뱃갑에 들어 있는 담배 개비의 수가 줄어들 때 혹은 최악의 경우 하나도 남아 있지 않을 때 공황상태에 빠져본 적이 결코 없는가? 당연히 당신은 그런 적이 있을 것이다.

많은 흡연자가 주장하듯, 담배를 피우거나 끊거나 마음대로 할 수 있다면 왜 이 책을 읽겠는가? 다름 아닌 두려움 때문이다.

두려움

　더 이상 걱정하지 말라. 그게 바로 흡연자들이 계속해서 흡연하는 유일한 이유니까. 그 산모가 암을 유발하는 연기를 폐 속으로 집어넣는 게 즐거워서 갓난아이를 위험에 처하게 했던 것은 아니다. 단지 담배가 없어 공황 상태에 빠졌기 때문이다. 헤로인 중독자에게 헤로인이 없는 상황을 상상해 보라. 공황, 고통 그리고 불안한 그 상태를 그려보라. 그가 과녁판과 같이 되어버린 팔의 정맥에 헤로인을 직접 넣을 때 느낄 안도감에 대해 상상해 보라. 헤로인 중독자가 정말로 그걸 즐겨서 주사를 놓는 것이라고 생각하는가? 헤로인 중독자가 아닌 사람들은 그들이 즐기는 것을 이해하지 못한다. 비흡연자들도 흡연자가 건강에 치명적인 연기를 폐 속으로 흡입하는 걸 즐기는 것을 이해하기 힘들어한다. 당신도 니코틴에 걸려들기 전에는 아마 그랬을 것이다. 나는 헤로인 중독자들이 상상할 수 없을 정도로 즐거운 환각이나 몽상을 얻기 위해 스스로에게 주사하는 것이라고 믿었다. 사실 그 마약이 몸에서 사라지면서 겪게 되는 떨리고 불안한 심리 상태를 없애려고 다시 주사하게 되는 것인데 말이다.

　모든 종류의 마약 중독에 대해 흔히 가지고 있는 오해는 중독자들이 끊으려고 할 때 갖는 금단증상이 유일한 고통이라고 생각하는 것이다. 사실 그들의 고통은 첫 번째 복용한 약이 몸에서 사라지기 시작할 때부터 시작되며, 다시 복용하게 되는 유일한 이유는 이전의 약이 만들어 놓은 공허함과 불안한 감정을 없애기 위해서다.

헤로인에 중독되지 않은 사람은 그러한 공포 상태의 기분을 모른다. 흡연도 같은 논리다. 비흡연자들은 흡연자들이 자기 돈을 써 가면서 끔찍한 병에 걸릴 위험에 스스로를 내던지는 이유와 불결한 연기를 폐 속으로 집어넣는 이유를 이해하지 못한다. 그 산모가 한 시간 더 기다리기보다 자신의 아기를 위험에 내던진 사건에 대해서도 비흡연자에게는 그게 잔인한 일일 뿐만 아니라 전혀 이해도 되지 않는다. 당시 나는 같은 흡연자로서 그녀의 행동을 용인할 순 없었지만, 어떻게 해서 그 지경에 이르게 되었는지는 이해할 수 있었다. 스스로 머리에 비닐봉지를 씌워놓고 원하면 언제든지 벗길 수 있다는 걸 알면서도 그러지 못하는 것은 전혀 유쾌한 일이 아니다. 당신을 사랑하는 누군가가 당신을 위한 것이라는 생각에 당신의 머리에 비닐봉지를 씌워주는 것도 아주 곤욕스런 일이다.

내가 지금까지 말해 온 것을 정리해보자. 나는 흡연자와 비흡연자의 차이점에 대해서 생각해보라는 질문을 던졌다. 뻔한 대답은 담배를 피우는지 여부에 관한 것이다. 이런 대답은 가끔 정답으로 오인되기도 하고, 너무나 분명히고 징확하나는 이유로 흡연 문제의 해결책으로 여겨진다. 다시 말해 담배를 피우지 않음으로써 이 문제를 해결하려 드는 것이다. 지금 단계에서는 이 말이 아마 논리적으로 들릴 것이다. 왜 그렇지 않은지는 다른 문제를 제시하면서 설명하겠다.

지붕에 기왓장 하나가 없다고 가정해 보자. 비가 올 때마다 바닥에 놓인 비싼 카펫의 한 쪽이 젖는다. 당신은 이 문제를 어떻게 해결하겠는가? 취할 수 있는 조치가 몇 가지 있을 것이다. 카펫을 걷거나 비가 떨어지는 곳에 물통을 하나 계속 두든지, 아니면 이사를 나가는 극단적인 방법을 선택할 수도 있을 것이다. 하지만 어느 것도 문제를 해결해 주지는 못한다. 가장 상식적이고 효과적인 해결책은 없는 기왓장 하나를 메움으로써 문제의 원인 자체를 없애는 것이다.

삶의 다른 문제를 해결할 때도 같은 논리를 적용할 수 있다. 즉, 우리는 종종 근본적인 원인에 달려들지 않고 다른 해결책을 택한다는 것이다. 만약 자동차나 자전거의 바퀴가 바람이 빠져 있다면 아마 펌프로 공기를 다시 집어넣어서 문제를 해결하려 할 것이다. 며칠 뒤 바퀴가 다시 바람이 빠졌다면 어떻게 할 것인가? 게으르거나 낙관적인 사람 또는 두 가지 성격을 모두 가진 나 같은 사람은 다시 펌프질을 할 것이다. 그리고 바보처럼 이 과정을 반복할 것이다. 하지만 똑똑한 사람이라면 두 번째로 바람이 나갔을 때 서서히 바람이 빠지게 하는 구멍이 있다는 것을 알아차릴 것이다. 그리고 올바른 해결법인 바퀴 수선을 할 것이다.

흡연자와 비흡연자의 차이점은 흡연 여부가 결코 아니다. 담뱃불을 붙이는 것은 단지 다른 진짜 문제의 결과일 뿐이다. 다시는 담배를 피우지 않음으로써 금연을 하겠다는 것은 기왓장을 메우기보다 물통을 구멍 난 지붕 밑에 영원히 두겠다는 것이다. 혹은 구멍 난 바퀴를 고치기보다 며칠마다 자전거 펌프질을 하겠다는 말과 같다.

흡연자와 비흡연자의 진정한 차이점은 바로 흡연자는 흡연을 해야 하는 필요성이나 욕망이 있다는 것이고, 비흡연자에게는 그것이 없다는 것이다. 그게 바로 없어진 기왓장이나 구멍 난 바퀴와 비슷한 문제의 본질이다. 다른 누구도 아닌 흡연자 본인이 스스로에게 담뱃불을 붙이도록 강요한다는 명백한 사실을 인정해야 한다. 다른 누군가가 못하도록 온갖 수단방법을 다 동원하더라도, 흡연자 본인은 그걸 피할 방법을 또 찾아낸다. 담배를 줄이거나 영원히 끊으려고 스스로 노력할 때조차도, 단 한 가지 어려움은 뇌의 다른 부분이 "하지만 난 담배를 원해." 라고 말한다는 명백한 사실을 또한 인정해야 한다. 그게 아니라면 담배를 '포기' 하는 것은 쉬울 것이다. 이해하기는 어렵겠지만, 금연은 당신을 포함한 누구에게나 쉬운 일이며 가야 할 올바른 길을 안내해 준다.

그러니까 금연하기 위해서는 근본적인 원인에서부터 문제를 풀어야 한다. 즉, 흡연하고 싶어 하는 욕망이나 필요성을 단 몇 시간, 며칠, 몇 달, 혹은 몇 년 동안만이 아니라 영원히 없애야 한다. 심지어 전문가조차도 조금의 의지력도 사용하지 않고 금연하는 것이 가능하다는 것을 믿기 어려워한다. 이렇게 생각해 보라. 담배 한 개비를 붙이고자 하는 필요성이나 욕망 자체가 없다면 무슨 이유로 끊으려는 의지가 필요하겠는가?

당신은 이렇게 생각할 것이다. "다 맞아요. 그리고 지금까지 얘기한 걸 반박할 수도 없군요. 사실 담배를 피우도록 강요하는 건 누구도 아닌 나 스스로이기 때문에 본인에게 결점이 있는 거 같아요. 그런데 책 한 권이 어떻게 그 결점을 없앨 수 있지요?"

유레카! 당신은 바로 문제의 요지를 건드렸다. 없어진 기왓장 하나와 서서히 바람을 빼는 구멍에서 우리는 문제점과 해결책 모두를 분명히 찾을 수 있다. 흡연에서도 마찬가지로 해결책은 흡연하고자 하는 욕망을 영원히 제거해야 한다는 걸 분명히 알 수 있다. 쉽게 얘기하긴 했지만, 그런데 어떻게 그게 가능할까?

한 단계 더 나아가야 한다. 그 필요성이나 욕망을 없애기 전에, 우리가 그것을 왜 가지고 있는지를 알아야 한다. 무엇보다 그건 타고난 게 아니다. 인간은 수천수만 년의 시간을 담배 없이 살았다. 당연히 일부러 지저분하고 암을 유발하는 연기를 들이쉬는 것이 자연스럽다고 생각하는 사람은 아무도 없을 것이다. 담뱃불을 붙이기 이전에는 누구에게나 담배가 필요하지 않다는 것은 명백한 사실이다. 만약 당신이 불행하게도 너무 어린 나이에 덫에 빠져 담배를 피울 필요성이 없었던 때를 기억하지 못한다면, 걱정하지 않아도 된다. 기억하지 못한다고 느끼는 것만으로도 벌써 그걸 기억했다는 뜻이니까! 이전에 세뇌의 사전적 정의에 대해서 다음과 같이 얘기했다.

"한 사람의 사고와 믿음에 있어서 급진적인 변화를 초래하는 것."

태어나면서부터 소위 '진실'이라고 불리는 것들이 매일 우리를 다그친다. 종종 담배가 긴장을 늦추어주고 집중을 도와주고 스트레스와 지루함을 덜어준다는 말을 듣는다. 바보같이 장난 삼아 담배를 처음으로 피워 보면 곧 그것에 걸려들어 자신의 건강과 재산을 갉아먹을 지저분하고 역겨운 습관이 된다는 말 또한 듣는다. 아이러니하게도 그 부정적인 면을 가장 강조하는 사람들, 즉 우리 부모님들이 바로 그 말씀을 하시는 동시에 종종 본인들이 담배를 피운다는 것이다. 그들을 믿기는 하지만 그분들이 흡연의 폐단을 아무리 강조한다 해도 우리는 바보가 아니다. 어머니가 긴장하실 때 담뱃갑에 손이 가야 한다는 것을, 그리고 아버지가 전화를 받으실 때 반드시 담뱃불을 붙여야 한다는 것을 우리는 안다. 그들이 니코틴을 갈망할 때면 늘 급한 성미와 날카로워진 신경을 보이면서 다음과 같은 말씀을 늘어 놓으신다. "담배 한 개비 있으면 소원이 없겠어!", "여기서 나가자, 나 담배가 필요해!" 혹은 담배를 끊고자 하는 경우에는 "담배를 버릴 거야!"

이 시기는 아직 사고와 믿음이 형성되고 있는 단계이기 때문에, 이미 무언가에 세뇌되어 버린 상태라고 말하는 건 무리가 있다. 물론 찬성과 반대 양면 모두를 지니고 있는 이러한 정보의 홍수는 우리들에게 별로 큰 영향을 주지 못한다. 이 단계에서 우리는 양쪽 모두를 믿는다. 하지만 걸려들기 전에는 흡연에 대한 필요성이나 욕구가 없고 그것 없이 사람들과 어울리고 스트레스를 풀 수 있기 때문에, 우리는 흡연을 하게 된다면 얻는 건 전혀 없고 피해만 받게 될, 아직은 행복한 상황에 있는 것이다. 역사상 스스로 걸려들게 될 것이라고 처음부터 믿었던 흡연자, 알코올 중독자, 마약 중독자는 결코 없다. 그럴 가능성이 있다고 믿었다면 그들은 아예 처음부터 손도 대지 않았을 것이다. 처음 무는 담배는 다소 불쾌하기 때문에 우리는 결코 담배에 중독되지 않으리라고 믿게 된다.

하지만 그 덫에 빠진 다음에야 비로소 세뇌가 일어난다. 다시 말해 그 미끼에 들기 전에는 흡연은 단지 지저분하고 몸에 안 좋으며, 돈이 드는 습관이라고 생각한다. 첫 담배로 이러한 믿음은 더욱 확고해지고 동시에 흡연은 즐길만한 것이라는 미신을 갖게 된다. 그렇지만 머지않아 흡연은 즐겁고 긴장을 늦춰주며 자신감을 불어넣어주는 추진제로 변해버린다. 이내 우리는 담배를 반드시 필요한 존재로 생각하고, 곧 그것 없이는 못 살게 된다. 이 과정이 얼마나 빨리 혹은 천천히 진행되느냐와 상관없이, 우리는 이것을 감지하지 못하는 듯하다. 하지만 우리의 인식이 바뀌었다는 것을 부정할 도리가 없다. 낙관주의자에게는 병에 물이 반이나 차 있는 것이요, 염세주의자에게는 병에 물이 반밖에 없는 것이다. 누구의 인식이 정확한가?

물이 반이나 남았나, 반밖에 안 남았나?

병에 정확히 50퍼센트만 물이 담겨져 있다면 낙관주의자와 염세주의자 둘다 옳다. 두 사람은 같은 사실에 대해 다른 인식을 가지고 있을 뿐이다. 누구든지 자기만의 고유한 생각을 가질 자유가 있지만, 이 책에서 다루는 건 의견이 아니라 오직 사실이다. 병 안에 반보다 다소 많은 혹은 적은 양이 들어 있다면, 낙관주의자와 염세주의자 둘 모두 실제 상황에 대해 약간은 왜곡된 인식을 가지고 있는 것이다. 나의 클리닉에서 상담을 받았던 몇몇의 고객들에게 "알렌 카가 어떻게 금연을 도왔는가?"라고 물어보면 "흡연이 다시는 필요하지 않다는 것을 믿도록 세뇌시켜 주었다"고 대답한다.

이러한 대답이 바로 나를 깜짝 놀라게 한다. 이 대답은 내가 쓰는 요법이 어떤 종교단체가 구성원들의 생각을 조정하기 위한 목적으로 사용하는 방법과 비슷하다는 것을 의미한다. 더욱 걱정스러운 것은 그렇게 생각하는 사람은 아주 쉽사리 그 과정을 뒤집어 버리고는 흡연을 다시 필요로 하게 될 것이라는 확신을 준다는 것이다.

우리 클리닉에서는 최면 요법을 상담의 한 부분으로 사용한다. 한 번의 상담 후에 고객들은 더 이상 담배를 원하지 않을 것이라고 강하게 믿으며 클리닉을 나선다. 그러나 흡연자 및 비흡연자 모두에게 그 상담 동안 실제로 무슨 일이 있었는지 조사하기 위해 질문을 하면, 대부분의 고객은 설명하지 못하고 "그게 미스터리긴 하지만 어쨌든 효과가 있는 거 같다."처럼 도움이 안 되는 대답만 할 뿐이다.

우리는 신비주의에 관해서 다루고 있는 게 아니라는 걸 확실히 하고 싶다. 진실 자체에서 멀리 떨어져 있는 무언가가 아니다. 알리바바가 "열려라 참깨"라고 말해서 보물을 얻을 수 있었을 때 아마 굉장히 기뻤을 것이다. 하지만 당신은 현관문을 열기 위해서 정말 신비주의라는 것과 장난할 필요가 있을까? 오히려 갖고 있는 자물쇠와 열쇠 덕택에 더 마음이 편하지 않은가? 나는 오직 사실에만 관심이 있을 뿐이다. 강조하겠지만, 나는 결코 세뇌와 같은 방법을 사용하지 않는다. 사실 'Easyway 금연법'이라고 부르는 나의 요법은 세뇌를 무너뜨리는 것에 기초를 둔다.

이 책의 목적을 위해 다시 한 번 세뇌를 재정의할 필요가 있다.

"어떠한 사실이나 믿음이 실제적으로는 잘못된 것임에도 불구하고 진실이라고 믿도록 효과적으로 설득시키는 것."

역세뇌에 대해서는 다음과 같이 정의하겠다.

"진실한 상황을 볼 수 있도록 세뇌를 제거하기 위해 고안된 기법."

당신은 이렇게 생각할지도 모르겠다. "아, 안돼, 필자는 지금 담배는 건강을 해치고 돈이 많이 드는 지저분하고 역겨운 습관이 아니라고 말하려고 해요." 라고.

'Easyway 금연법'은 그러한 방법에 의존하지 않는다는 것을 확실히 하고 싶다. 당신은 이미 흡연은 건강에 나쁘고 이러한 지식이 걱정하게 만든다는 것을 안다. 흡연자들이 스트레스를 받을 때 무엇을 하는가? 그렇다. 바로 담배를 찾는다.

사회는 흡연자를 다소 정신박약하고 의지력이 약한 사회의 패배자로 인식하는 경향이 있다. 흡연자들의 대다수도 스스로를 그렇게 생각한다. 유능하고 대다수의 일상생활을 잘 조절할 능력이 되는 사람이라 할지라도 담배에 관한 한 그 얘기는 사라져 버린다. 이것 역시 세뇌다. 사실 옆에 있는 사람이 비흡연자든 금연에 성공한 사람이든 간에 그 사람만큼 혹은 그 사람보다 더 큰 의지력을 당신도 가지고 있을 것이다. 문제는 지금 현재 당신이 그 의지력을 부정적인 방향으로 쓰고 있다는 것이다.

내가 말하는 것 중 어떤 것은 믿기 힘들지도 모르겠다. 이따금 이 책을 쓰레기통에 집어 던지고 싶은 충동을 느낄지도 모르겠다. 제발 그렇게 하지 말라. 여기에는 어떠한 공포 이야기도 없다. 반대로, 당신을 위해 오직 좋은 소식들만을 준비했다. 사실 상황이 닭이 먼저야 달걀이 먼저냐의 문제다. 금연을 시도조차 못하도록 막아버리는 주된 요인은 바로 두려움이다. 이 두려움이란 것이 실질적인 것이고 다양한 형태로 나타난다. 성공하기 위해서는 비참과 고문으로 가득한 불확실한 시간을 우선 거쳐야 한다는 두려움. 성공하기 위해 필요한 의지력이 없다는 두려움. 실패에 대한 두려움. 아이러니하게도 가장 큰 두려움은 바로 성공에 대한 두려움, 즉 남은 생애 동안 식사 시간이나 다른 교제 모임을 그만큼 즐길 수 없게 될 것이라는 두려움이다. 아무튼 그걸 겪은 친구를 옆에서 봤다면 누가 그 비참함을 겪고 싶어 하겠는가?

담배 없이는 전화를 받을 수 없고 스트레스를 풀 수 없을 거라는 두려움. 설사 성공하게 된다 하더라도, 감히 담배 한 개비 피울 수 없다는 사실을 슬퍼하며 남은 생애를 항상 우는소리를 하는 투덜이가 될 거라는 두려움. 이러한 두려움이 없는 척 하지는 말자. 실제로 존재하고 또 강력한 것이다. 내가 많이 그랬듯이 당신도 '의지력' 요법을 사용해서 금연을 시도해 본 적이 있다면, 그것의 전반적인 느낌은 흡연을 포기하는 것이기보다는 삶을 포기하는 것 같고 게다가 삶을 지탱해주는 장치를 포기하는 것처럼 느껴진다는 걸 알 것이다.

그러니까 여기서 당신이 하나 혹은 그 이상의 두려움을 가지고 있다고 인정하라. 끊기 위해서 참된 용기 또한 필요하다는 것을 인정하라. 그러나 여기까지 왔다는 것 자체가 벌써 그 장애물을 넘어섰다는 것을 의미한다. 멋지게도 진실은 그러한 두려움이 전부 세뇌 때문이라는 것이다. 따라서 실제로 금연하기 전에 제거할 수 있다는 것이다.

모든 흡연자들에게는 정신분열증이 있다. 그들은 흡연이 전쟁과도 같은 줄다리기라고 생각한다. 한편으로는 돈을 좀 먹고 삶을 조정하면서 나를 죽이고 있다고 두려워한다. 다른 한편으로는 나의 즐거움, 친구, 버팀목이라 여긴다. 솔직해지자. 병원에서의 그 산모 이야기를 떠올려 보면, 우리는 결코 흡연을 즐기고 있지는 않다. 단지 흡연을 하지 않고는 삶을 즐길 수 없고 삶에 대처할 수도 없다고 믿기 때문이 아닌가? 줄다리기에서 이쪽 역시 두려움인 것이다.

다른 마약 중독과 마찬가지로, 흡연은 두려움의 줄다리기다. 즉, 마약이 만들어내는 두려움 그리고 담배 없이는 인생을 즐기고 대처할 수 없을 것이란 두려움. 비흡연자는 둘 중 어떠한 두려움도 없다는 것을 상기해 보라. 덫의 교묘함 중 하나는 한쪽에 대한 두려움이 바로 미래에 대한 두려움을 낳는다는 것이다. "그래, 폐암에 걸릴지도 모르지만, 그땐 다시 운이 따를지도 몰라."라고 생각하는 것처럼 말이다.

하지만 끊으려고 시도하는 순간, 당신은 실패에 대한 두려움과 담배 없는 삶에 대한 두려움으로 가득 차게 된다. 두려움에서 벗어나려고 스스로에게 계속 운이 따를 거라고 희망하거나, 교통사고로 갑자기 죽게 될지도 모를 일이라고 생각한다. 또는 흡연하고자 하는 필요성이나 욕구가 하루아침에 사라지는 기적이 일어날 것을 기대하면서 금연을 자꾸만 미루는 경향이 생긴다.

내가 그랬던 것처럼 당신도 이러한 일이 일어났던 흡연자들에 대해서 들어본 적이 있을 것이다. 30년 동안 그게 나한테 일어나기를 얼마나 기도했는지 모른다. 하지만 당신은 이런 헛된 기대가 니코틴 덫의 교묘한 함정 중 하나라는 것을 정확하게 알아야 한다. 그리고 담배가 당신의 건강과 지갑에 악영향을 주면 줄수록 더욱더 강력하게 당신은 걸려든다는 것을 알아야 한다. 물론 소수의 흡연자들이 하루아침에 흡연할 욕구를 잃어버리는 일이 종종 일어나기는 한다. 그들에게서 공통적으로 발견되는 사실은 흡연함으로써 즐거움을 얻고 버팀목이 된다는 착각에서 벗어났다는 것이다. 불행히도 대다수의 흡연자들은 그 단계를 너무나 늦게 벗어난다. 그러니 제발 당신은 그러지 않도록 하라. 흡연자는 사는 동안 내일 금연할 것이라고 스스로에게 약속한다. 나는 운이 좋게도 그러한 일이 일어나기 전에 벗어났다. 그러지 못했다면 나에겐 오직 자기비난만 남아 있을 것 같다. 내가 실제로 폐암에 걸린다면 분명히 모든 세뇌가 갑자기 사라지고 다음과 같은 태도를 보이게 될 것이다.

"바보천치, 멍텅구리! 넌 운 좋게도 강하고 건강하게 태어났어. 그런데 어떻게 그렇게도 감사할 줄 모르는 바보처럼 너의 폐에 이런 쓰레기 같은 독을 퍼부으면서 살 수가 있어? 어떻게 너를 사랑하는 사람들에게 괴로움을 주는지도 모를 정도로 이기적일 수가 있어? 넌 자신을 이성적이고 지적인 사람이라고 생각했지. 어떻게 이런 일이 일어날 정도로 바보스럽고 나약한 거야?"

내가 합리성에 호소하고 있다고 여전히 생각하고 있을지도 모르겠다. 그렇다기보다 단지 그런 상황일 때 나 자신이 무슨 생각을 하고 있을지 상상하고 있을 뿐이다. 중요한 것은 그런 상황에 이르러서야 비로소 깨닫는다는 것이다. 나는 단지 덫의 교묘함을 지적하려고 노력하고 있을 뿐이다. 내가 말했듯 이것이 바로 닭이 먼저냐 달걀이 먼저냐의 상황이다. 훌륭하게도 진실은 두려움의 두 가지 종류 모두가 단지 세뇌일 뿐이고, 그런 것들은 당신이 이 책을 다 읽기 전에 사라질 것이라는 점이다. 그러니 미리 마음의 준비를 하라. 당연히 도중에 책 읽기가 그만두고 싶어질 때도 있을 것이고, 살림을 꾸리고 아이들에게 밥을 먹이고 일을 하는 것과 같이 더 긴급한 여러 일 때문에 산만해져서는 좀 더 천천히 읽어야 할 때도 있을 것이다.

삶은 도박이란 걸 우리는 모두 안다. 삶을 즐기고 삶에 대처하려고 분투하는 과정에서, 어떤 특정한 일의 방향이 우리에게 득이 될지 실이 될지는 미리 장담하기 어렵다. 하지만 우리의 삶 중에서 우리가 결심함에 따라서 전부를 얻고 잃을 게 하나도 없는 처지에 놓이게 될 일이 또 얼마나 있을까? 당신이 바로 그 부러운 처지에 놓여 있다. 내가 과장하는 것처럼 보이는가? 그렇지 않다. 당신이 이 책을 끝까지 읽을 것이라고 나에게 그리고 더 중요하게 당신 자신에게 약속하기를 바란다. 그 덫은 평생 당신을 옭아매 두려고 만들어진 것이란 걸 알아야 한다. 그것에 속지 말라.

당신은 잃을 것이 하나도 없다!

당신이 원한다면 계속 흡연할 수도 있다. 사실 기분이 더 좋아질 수도 있다. 바보스럽고 죄스럽게 느끼는 대신, 가족이나 친구들에게

"난 최선을 다했어. 끝까지 다 읽었는데도, 난 아직 못 끊겠어."라고 말할 것이다. 나뿐만 아니라 다른 사람이 주문했던 모든 것을 당신

은 해냈고, 더 이상 양심의 가책 없이 담배를 계속 피울 수 있을 것이다. 다시 한 번 명확히 말하지만 당신은 잃을 것이 하나도 없다. 그러니까 이 책을 계속 읽으면서 우울해 할 필요가 없다. 내가 당신을 위해 좋은 소식들만 준비했다는 것을 약속하겠다. 이 책을 읽는 동안 담배양을 줄이거나 끊을 필요도 없다. 오히려 그 반대다.

어리석은 충고로 들릴지 모르겠으나, 이미 마지막 담배를 끝내 버렸다고 스스로 결심하지 않는 이상, 이 책을 끝내기 전에는 실제로 줄이거나 끊는 데에 도움을 받지 못할 것이다. 도움을 못 받는다고 해서 하루에 한 줄 읽는 것에 대한 핑계를 대지는 말라. 마지막 담배가 되기를 간절히 바라는 담배를 이미 피웠다면, 이 책을 될 수 있는 한 빨리 끝내도록 하라.

내가 이 책에서 흡연에 대해서 얘기할 때는 파이프 담배나 엽궐련에서부터 직접 말아 만들 수 있는 담배에 이르기까지, 코담배, 씹는 껌 담배, 붙이는 패치담배, 코에 뿌리는 스프레이 형태의 담배 형태 등 니코틴을 함유하고 있는 모든 종류의 흡연을 뜻한다.

잃을 게 하나도 없다는 사실 때문에 'Easyway 금연법'을 통해 얻게 될 강력한 이득을 간과해서는 안 된다. 단순히 지갑에 돈이 더 모이고 담배보다 달콤한 것을 맛본다는 것 이상의 이득이 있을 것이다. 'Easyway 금연법' 요법을 통해 자유를 발견하게 되는 사람들로부터 받은 찬사는

"저에게 제 삶을 주셔서 고맙습니다."

혹은

"금연을 했을 때 제 삶이 시작되었어요." 라는 것이다.

남녀노소 불문하고 나처럼 오랜 시간 골초였던 사람들에게서 편지를 받는다. 우리는 니코틴의 노예가 되어 있을 때의 위험을 알아야 한다. 우리는 니코틴의 노예 상태에서 계속 금연에 실패하면서 점점 금연하려는 의지조차 없어진다. 그저 어느 날 담배 때문에 죽게 되겠구나라고 체념한다. 죽음에 이르는 과정이 느리기에 감당할 수 있을 것이라는 착각마저 든다.

물론 흡연이 나를 그러한 상태에 몰아넣는 지경에 이르지 않았고, 당신에게도 분명히 일어나지 않을 것이다. 흡연이 점점 내가 숨쉬는 걸 힘들게 하고 있다는 걸 알고 있긴 했지만, 무기력하고 항상 피곤함을 느끼는 것은 나이가 들고 너무 많은 일을 하려는 상황으로 탓을 돌리곤 했다. 담배 때문에 그런 것임에도 원인을 담배가 아닌 다른 것에서 찾았다.

빈대로 담배는 나에게 용기와 자신감을 준다고 진정 믿었다. 카페에서 담배 하나 없이 카푸치노를 마시는 것은 마치 발가벗겨진 것과 같으며, 담배 없이 파티에서 어색한 분위기를 깨려고 하는 건 훨씬 더 노출된 듯한 느낌이라고 우리는 생각한다. 담배 없이는 절대 집중할 수 없을 거라고 나도 생각했다. 담배를 위한 휴식시간이 없다면 어떻게 그 느낌들을 견뎌낼 수 있었을까? 사실 담배야말로 내 친구이자 내 힘이었다. 그거 없이는 난 삶을 즐기고 대처할 수 있는 능력이나 욕구가 없는 의지박약의 흐물흐물한 해파리와도 같았다.

내 눈앞에서 그 안개가 걷혔을 때, 그건 영원한 악몽에서 깨어나는 것과 같았다. 두려움과 우울로 가득한 흑백의 세계에서 벗어나 힘과 자신감, 자제력으로 가득 찬 밝은 천연색의 세계로 들어갔다. 거의 삼분의 일 세기 동안을 살아 있음이 위대해지는 느낌을 몰랐던 것이다. 대부분의 흡연자처럼 나도 10대 때에 빠져들었고, 삶의 기쁨을 잃어가는 것은 단지 나이 듦과 어른으로서 가진 많은 책임감 때문이라고 생각했다. 금연하게 되었을 때 좀 더 건강하고 금전적으로 풍족해지리라 기대했고, 그게 가장 큰 이득이 될 거라고 믿었다. 실제로 금연했을 때 여러 다른 것들이 그 두 가지를 대신하게 되었는데, 다음과 같다.

1. 자기 경멸이 자기 존중으로 대치된 것.
2. 불안한 마음이 무조건적인 자신감으로 대치된 것.
3. 모든 마약 중독자가 두 번째로 약을 하는 순간 겪게 되는 마음에 드리운 어둠의 그림자, 마음에서 지우려고 아무리 노력해도 점점 더 짙어만 가는 그 그림자가 사라진 것. 두 번째 손을 대는 순간, 의식적으로든 무의식적으로든 우리는 자신에게 거짓말을 하며 평생을 살게 된다. 처음에는 절대 걸려들지 않을 것이라고 스스로에게 말한다. 그 갈고리에 이미 걸려들었다는 것이 결국 드러나기 시작하면, 오늘이 아닌 내일부터 끊을 것이라고 스스로에게 다짐한다. 항상 내일부터다. 내일은 왜 절대 오지 않는지를 나중에 설명하도록 하겠다.
4. 예속에서 벗어난 것. 본인뿐만 아니라 사회로부터 받는 금연에 대한 압력에 저항하느라 우리는 실제로 담배로부터 어떠한 특별한 즐거

움도 얻지 못하고 있다는 사실을 인지하지 못한다. 사실 당연한 것으로 생각했던 것이다. 이래서 우리가 피우는 담배 대다수는 단지 습관성이라고 생각한다. 많은 흡연자가 식사 후의 한 개비가 가장 달콤하다고 말할 것이다. 이 주장에 대해 생각해보자. 왜 같은 담뱃갑에서 나온 같은 담배가 다른 것들과는 다른 맛이 난다는 것일까? 실제보는 그렇지 않은데 말이다. 내용물에는 차이가 없다.

흡연자가 식사 후의 담배 한 개비를 특히 즐긴다기보다는, 담배 없이도 즐거울 수 있는 상황인데 그걸 금지당한다는 생각에 오히려 비참해진다는 데에 있다. 비흡연자의 삶은 이러한 방식으로 좌우되지 않는다. 이것이 무슨 즐거움이 될 수 있겠는가? 흔히 일어나지는 않지만 우리는 흡연으로 인한 폐해를 직접 경험해야만 시작도 하지 말았어야 했다고 바란다. 흡연이 허락되지 않을 때에야 비로소 담배가 그토록 소중해지는 것이다. 마약 중독말고는 이러한 방식으로 작용하는 다른 종류의 기분전환에 대해 떠오르는 게 있는가? 피우지 못할 때는 바라게 되고, 막상 피우면 끊는 것을 바라는 것이 마약 중독 말고 또 있을까?

금연함으로써 얻게 되는 총체적인 이득은 살펴본 각각의 이득보다 훨씬 크다. 비흡연자가 되기 전에는 열 시간의 수면 후에도 매일 아침 피곤함과 무기력함을 느끼면서 일어났다. 그리곤 침대에서 나와 그날의 시련과 고난에 억지로 스스로를 집어넣어야 했다. 70대에 이른 지금의 나이에도 나는 푹 잔 듯 활력이 넘치는 느낌으로 일어나 그날 놓인 일들을 기대한다. 이게 바로 사람들이 다음과 같은 말을 했을 때의 느낌일 것이다.

"금연했을 때 제 삶이 시작되었어요."

데비 세쿨라(Debbie Sekula)라는 어린 여성이 이례적으로 격려하는 편지를 보냈다.

"내가 얼마나 담배를 끊고 싶어 죽을 지경이었으면 책 한 권에 의지하고 있나를 생각하니 그때는 제 자신이 우스웠어요! 비논리적이고 어처구니없었죠. 과학적으로 고안된 금연 요법들은 실패했는데도 책 한 권 가지고 성공하리라고는 상상을 못 했었죠."

삶의 다른 부분에서도 그러하듯 금연의 문제에 성공하려고, 가장 최선의 행동을 취하고 있다는 확신을 받기 위해서 전문가의 견해를 종종 찾기도 한다. 하지만 니코틴 중독의 세계에서는 그 덫에 관해서 우리가 믿는 모든 것과 그것을 제거하려는 방법은 보통 현실과는 정반대다.

이상하게 들릴지 모르나 이 책을 다 읽었다면 당신의 여생 내내 담배에 대한 인식이 바뀔 것이다. 나를 가장 흥분시키는 것은 이 책이 니코틴의 덫에서 어떻게 빠져나가는지를 이해하기 위해서 필요한 마음가짐에 대한 정보를 제공해 준다는 사실이다. 아는 것이 힘이다. 그것 없이는 당황하게 되고, 그것이 있음으로써 승리자가 된 것처럼 느껴질 것이다. 데비의 편지가 그것을 다 보여준다.

"바로 그 때 그 지식과 함께 벗어날 수 없을 거라는 생각에 미소 지으며 극복할 수 있었어요. 그 일요일 오후 책의 마지막 페이지를 덮으면서, 내가 다시는 흡연을 하지 않으리라는 걸 알았죠. 제가 치유되었다는 걸 확실히 알았죠.

정말인지 놀라운 느낌이었어요. 설명할 수 없지만 제가 무슨 느낌을 말하는 건지 아실 거예요.

지금 2주째예요. 제가 선생님의 책을 끝냈을 때만큼은 아니라 하더라도 여전히 행복하고 즐거워요. 냄새와 맛, 에너지에서 새로운 세계를 경험하고 있어요. 삶이 얼마나 근사한지 믿을 수가 없어요!

이 순간 제 삶이 하나의 큰 기적 같아요. 모든 것이 새롭고 환상적으로 느껴져요. 선생님의 책은 제가 걸어나갈 수 있는 문을 열어 주었고, 어떻게 감사를 드려야 할지 모르겠어요.

3주 내에 일어날 수 있는 일종의 계시 같은 것에 관해서 선생님께서 말씀하셨죠. 저에게는 단 몇 초 안에 일어났어요! 다시 담배 피우는 것은 생각조차 하지 않아요.

감사의 말씀을 드리면서 끝맺도록 할게요.

언젠가 직접 만나 뵙고 감사의 말씀을 드릴 기회가 있기를 바라며, 그 기회를 대신해 여기서 인사를 드립니다. **어떻게 살아야 하는지 가르쳐 주셔서 정말 감사합니다!**

선생님과 선생님의 가정에 무한한 축복과 사랑이 있기를 바라며,

데비 세큘라 드림."

나는 지난 수년 동안 이와 비슷한 편지를 많이 받아왔다. 나의 금연법에 관련해서 얼마 전에 내가 언급했던 것을 떠올려 보라.

"흡연의 덫에서 벗어나는 기적이 일어났을 때, 저는 악몽에서 깨어나는 듯한 안도감이 들었어요."

데비는 편지에서 "이 순간 제 삶이 하나의 큰 기적 같아요."라고 말
한다. 이러한 편지들에서 공통적으로 나오는 다른 문구는"그건 마법
같았어요." 혹은 그 비슷한 류의 것이다. 쌍둥이와도 같은 이 두 단어
에 대해서 좀 더 살펴보자.

나는 절대 흡연중독자가 아니다

사실 기적도 아니고 마법도 아니다. 그 당시에 그렇게 보였을 뿐이다. 20년이 지난 지금에서도 여전히 그렇게 느껴진다. 거의 한 세기의 삼분의 일을 줄담배를 피우는 흡연자로 살았다. 흡연을 즐겼다기보다는 그것 없이는 제대로 기능할 수 없을 것 같았다. 무수히 많은 실패를 거듭했고, 한 번은 6개월 이상 담배 없이 산 적도 있다. 하지만 스스로가 비흡연자라고 느껴지지 않았다. 의심할 여지없이 당신도 그러하겠지만 나는 다른 종류의 흡연자가 있다고 믿었다. 예를 들어 비즈니스 제안에 동의할 때만 담배를 피우는 사회적 흡연자가 있다. 그들은 담배를 즐기지 않고 있는 것처럼 보인다. 그들은 진정한 흡연자를 별로 좋아하지 않는다. 대중 속에서 한 부분이기를 바라면서 단지 사회적으로 일이 있을 때만 흡연한다. 그들은 또한 불편해 보이고 깊이 흡입하지 않으며, 재를 털어 내는 것을 계속해서 잊어버린다. 그리고 규칙처럼 '프리만' 담배만을 피운다.

그 다음에는 조금씩 흡연하는 보통 흡연자다. 이들은 골초들에게 부러움의 대상이 된다. 그들은 한 개비, 한 개비를 즐기는 것 같다. 기침하지 않고 깊이 들이쉴 수 있으며 흡연을 뽐내는 기색이 있다. 또한 실제로 그렇게 보이기도 한다. 하지만 놀랍게도 하루에 다섯 개비 정도만을 필요로 하는 듯 보일 뿐이다. 요전에 언급한 적이 있는 또 하나의 흡연 형태는, 널리 퍼져 있는 집단으로 하루 스무 개비 중 두 개만을 즐기는 습관적인 흡연자다. 흡연에서 어떤 특별한 즐거움을 찾기보다는 그 습관에 빠져 건강이 나빠지면 끊을 것이라고 말할 뿐이다.

그다음에는 내가 속했었던 집단이 있는데 바로 진정한 흡연자들이다. 마음 속 깊은 곳에서부터 스스로가 담배에 의존하고 있으며 그것 없이는 삶을 즐길 수도, 집중할 수도, 스트레스를 풀 수도 없다고 생각한다. '흡연중독자' 라는 말은 아직 만들어지지 않았다. 하지만 알코올중독자가 일반 사람들과는 다른 화학적 체질이라고 믿는 것처럼, 나 같은 흡연자들과 일반 흡연자들 사이에는 확실히 다른 화학적 체질이라고 믿었다. 얼마나 갈지 모르지만 설사 충분히 내 의지력으로 금연하게 된다 하더라도 나는 언제나 흡연이 허용되지 않는 것을 의식하면서 살아가는 흡연자가 될 것이라는 사실 또한 확신했다.

그때 두껍고 늘 거기 있을 것만 같았던 베일이 내 눈 앞에서 걷혀지기 시작했다. 그리고 나는 드디어 세뇌란 것 없이 흡연을 바라볼 수 있었다. 마지막 담배를 끄기도 전에 이미 내가 비흡연자가 되었단 사실을 알았다. 담배 피우고 싶은 필요성이나 욕구가 다시는 결코 없으리라는 사실 또한 확실히 알았다. 그 자리에서 이해할 수 없었던 건 어떻게 해서 그렇게도 쉬웠는지에 대해서였다. 전에 끊으려고 할 때 겪었던 그 무시무시한 금단고통이 왜 이번에는 없었을까? 어떠한 금단증상도 없었으며 오히려 끊는 과정 전체를 즐기고 있었다.

여기서 당신은 몇 가지 의문이 생길 것이다. 의심할 여지없이, 첫 번째는 "선생님에게 무슨 일이 있었는지 그리고 어떻게 하면 나에게도 그게 일어날 수 있는지 알려주세요." 이다.

내가 어떻게 당신에게도 그 일이 일어나게 할 수 있느냐? 그건 내가 아니다. 바로 당신이 이미 혼자 힘으로 그 일을 하는 중이다. 당신이 오직 해야 할 일은 마음을 열고 이 책을 끝내는 일이다. 이 책에서 말하는 모든 것을 그대로 받아들이라는 뜻은 아니다. 그와는 반대로, 내가 말하는 모든 것과 사회가 당신에게 믿도록 강요한 세뇌에 의문을 가져야 한다. 흡연에 관한 당신의 인식과 그렇게 만들어진 상황에 도전할 수 있을 정도로 마음을 연다면, 이 책의 후반부에 제시된 여러 대안 중에서 스스로 선택할 수 있을 것이다.

그 '왜' 라는 것이 지금 현재 당신이 책을 읽는 이 순간에 일어나고 있으며 앞으로 읽는 내내 일어날 것이다. 내가 그랬던 것처럼 당신도 자신이 파괴되는 단계에 이르면, 어렵지 않게 금연할 수 있을 거라고 생각하고 있을지도 모르겠다. 그러한 생각 또한 나를 멈추게 하지 않았다는 사실을 기억하라. 내가 죽을 거라고 예상하고 있었지만 그럼에도 난 여전히 끊을 수가 없었다. 흡연과 관련된 병으로 젊은 나이에 죽어 가면서도 여전히 금연하지 못했던 사람들의 얘기를 들어본 적이 있을 것이다. 당신이 그 상황에 있더라도 크게 다르지 않을 것이다. 아프거나 죽어가는 친척이나 친구를 문병한다는 것은 슬픈 일이지만, 이런 상황에서 수치와 죄의식을 느끼면서도 오히려 더 담배를 찾게 된다. 이런 사실을 확인하고 싶다면 병원 정문 밖을 살펴보면 된다.

흡연자들의 형태에 대해서 좀 전에 언급했는데, 'Easyway 금연법'이 다루지 않는 특이한 형태의 집단에 자신이 속한 건 아닌지 아마 궁금해 할 것이다. 나 자신도 니코틴 덫에 걸리기 전에는 그렇게 생각했다. 잠시 흡연을 자신을 가두는 감옥으로 상상해 보라. 쉽게 열려면 자물쇠에 맞는 열쇠가 있어야 한다. 'Easyway 금연법'이 바로 니코틴 덫으로부터 즉시 빠져나올 수 있도록 도와주는 열쇠다. 다른 형태의 흡연자들이 있긴 하지만 일란성 쌍둥이도 완벽하게 똑같은 건 아닌 것처럼 개개인이 모두 다 다르다.

당신은 이미 나의 명성에 대해 들어봤고 이미 '탈출'한 사람들로부터 권유받아 이 책을 읽고 있으리라고 기대한다. 어쩌면 내가 쓴 다른 책 한 권이나 혹은 그 이상을 벌써 읽어봤을 수도 있고 나의 클리닉을 이미 방문했을 수도 있다. 그렇다면 'Easyway 금연법'을 시도해 보았지만 실패한 사람들에 대해서 들어본 적도 있을 것이다. 그들은 왜 실패했을까?

나는 그들에게 열쇠를 줄 수 있을 뿐, 원하지 않는데 버스에 억지로 태우는 것처럼 그것을 사용하라고 강요할 수는 없다! 이제는 당신의 뇌 한 부분이 그 열쇠를 사용하는 걸 원치 않는다면 어떻게 하나 걱정할 것이다. 몸서리치도록 흡연자인 스스로가 싫고 흡연이 왜 좋은지 단 한 가지도 생각해 낼 수 없더라도, 담뱃불을 붙이는 건 결국 당신 스스로다. 이해할지 모르겠지만, 당신의 뇌 안에는 이성적인 사고 자체를 방해해 비흡연자가 되는 것을 막는 무언가가 있다. 지금 단계에서는 걱정하지 말라. 'Easyway 금연법'이 당신의 의심을 없애줄 것이다. 잃을 게 하나도 없다는 걸 명심하라. 일단 이 책을 끝마친 다음에 끊을지 많을지를 결정하라. 이 책이 끝날 때쯤이면 당신도 데비처럼 자유로워질 것이다.

지금 시점에서는 담배에 관한 당신의 관점은 뚜렷하지 않은 3차원의 입체사진처럼 흐려 보이고, 정확한 접근법이 없는 상태로 남아 있을 것이다. 재조명된 관점에서 상황을 제대로 볼 수 있게 되는 순간 그 이미지는 더욱 명백해질 것이다.

데비의 편지를 굳이 언급한 이유가 몇 가지 있다. 그녀가 제시한 몇몇 관점에 대해서 다시 살펴보자.

"내가 얼마나 담배를 끊고 싶어 죽을 지경이었으면 책 한 권에 의지하고 있나를 생각하니 그때는 내 자신이 우스웠어요! 비논리적이고 어처구니없었죠. 과학적으로 만들어진 금연 요법들은 실패했는데도 책 한 권 가지고 성공하리라고는 상상을 못 했죠."

다른 흡연자가 처음에 그러했듯 데비도 'Easyway 금연법'의 요법에 대해서 굉장히 회의적이었다. 그럼에도 그녀는 책을 끝까지 읽었고 끝내 성공했다. '왜'라는 것을 분명하게 이해했기 때문이다. 그런데 장기적으로는 그녀가 실제로 성공했는지가 궁금해질 것이다. 편지를 쓸 당시는 단지 2주째였고 여러 사람은 그것보다 훨씬 오래 걸린다고 말한다.

이것이 우리가 예속되어 있는, 우스꽝스러운 조건 붙이기의 한 예다. ASH(Action on Smoking and Health의 약자로 흡연과 관련된 위험성을 널리 알리고 좀 더 제약을 가하고자 운동을 벌이는 영국의 압력단체)에 속해 있는 '전문가' 는 담배 없이 일 년을 넘겼는가로 성공을 판단한다. 이게 과학적으로 보이는가? 왜 굳이 일 년? 어떤 과학적 근거로 시간이라는 척도에 근거를 두는가? 이게 틀림없는 진리이고 일 년 동안 금연할 수 있는 사람이라면, 다시 빠져드는 사람은 절대 없을 것이다. 하지만 수년 동안 끊었다가 다시 걸려드는 경우도 수없이 많다. 실제로 의지력으로 금연에 성공해서 몇 년을 잘 견뎌오던 흡연자들이 우리 클리닉을 종종 찾기도 한다.

그 이유는 그들이 아직도 유혹에 넘어가기 쉽다고 스스로 느끼며, 여전히 그 유혹을 견뎌내려면 의지력을 필요로 하고 있기 때문이다. 우리 클리닉에서는 이러한 '유혹을 견뎌내기' 위한 필요성 자체를 제거해준다. 나 자신을 정신적인 지도자로 지칭하는 것을 꺼리는 이유 중 하나가 바로 'Easyway 금연법' 이 신비적이거나 영적인 힘에 의존하는 것 같은 인상을 주기 때문이다. 기적이나 마법처럼 보이는 건 사실이지만 이 요법은 과학과 상식, 사실에 근거한다. 마지막 담배 한 개비를 피우기 전에 이미 내가 자유로워졌다는 걸 느꼈던 것처럼 데비도 그러했다. 2주째가 될 때까지 기다릴 필요도 없었다.

"솔직히 말하자면 제 의심이 책을 반쯤 읽었을 때 사라졌어요. 바로 그 때 그 지식과 함께 벗어날 수 없을 거라는 생각에 미소 지으며 극복할 수 있었어요. 그 일요일 오후 책의 마지막 페이지를 덮으면서 내가 다시는 흡연을 하지 않으리라는 걸 알았죠. 제가 치유되었다는 걸 확실히 알았죠."

말이 난 김에 덧붙이자면 이러한 일은 우리 클리닉에서 꽤 흔히 일어난다. 치료 중간에 고객이 다음과 같은 말을 한다.

"말이 더 필요 없어요. 이제 담배를 피우지 않으리라는 걸 알겠어요."

이러한 경우에도 치료를 끝까지 끝내도록 설득한다. 독자들의 의견을 통해 많은 흡연자가 책을 끝마치기도 전에 똑같은 경험을 즐기게 된다는 것을 알게 되었다. 바라건대 이런 일이 당신에게도 일어날 것이다. 그러려면 이 책을 끝마쳐야 한다. 데비가 정확하게 진술했던 그 도취감의 상태를 그저 얻는 것만으로는 부족하다. 다시는 유혹에 빠지지 않도록 그 상태를 유지할 수 있도록 해야 한다.

여기까지 얘기했으니 내키지는 않지만 전해야 할 말이 조금 더 있다. 'Easyway 금연법'을 통해 몇 주 동안 혹은 몇 년 동안 성공했지만 결국 그 덫에 다시 빠져 버린 사람들에 대해 들어본 적이 아마 있을 것이다. 그 사람은 그 도취감의 상태를 잃어버린 듯 보인다. 불행하게도 이런 일이 일어날 수 있다는 게 사실이다. 논의를 위해 데비가 3개월 후에 다시 덫에 빠져 버렸다고 가정하자. 그러면 '전문가'라고 불리는 의사는 보란 듯이 고개를 흔들며 말할 것이다.

"보세요! 완전히 치유된 게 아니에요. 적어도 일 년 동안 금연했는지를 보지 않는 이상 흡연자가 치유되었다고 말할 수 없어요."

이 '전문가'는 똑같은 논리에 의해 일 년 동안 완전히 금연한 사람조차도 완전히 치유되었다고 볼 수 없다는 사실을 간과하고 있다. 이 '전문가'가 성공을 가늠하는 방법으로는 절제하는 기간에 금연하는 사람의 정신상태는 성공 여부와는 관련이 없는 것처럼 치부해 버린다. 이러한 연유에서 나는 이런 사람을 '전문가'이기를 의도하지만 실제로는 그렇지 않은 사람으로 정의한다.

흡연 '포기'는 지금까지 가장 인기 있는 새해 결심이다. 내가 아는 몇몇 경우의 예를 들자면 흡연자들이 담배 없이 일 년을 잘 버텨내고, 마침내 "유레카! 나 끊었어!"라고 외친다. 그리고 자신이 안전지대에 있다고 믿고는 한 개비를 입에 물면서 경축한다. 스스로 알기도 전에 그들은 벌써 그 덫에 다시 걸려든 것이다. 당신에게도 이런 경험이 있을지 모르겠다. 이런 경우에서는 일 년 동안 절제했으므로 성공했다기보다는 일 년 동안만 멈춘 것이기 때문에 실패한 것이라고 보는 것이 옳다. '의지력' 요법으로는 성공할 확률이 10퍼센트도 되지 않는다는 사실을 그 치료사는 간과하기 쉽다. 우리 클리닉에서는 고객이 3개월 이내에 금연하지 못하면 상담료를 환불해준다. 전 세계적으로 우리 고객의 10퍼센트보다 적은 사람들이 환불을 받고 80퍼센트보다 많은 사람들이 상담 후 원하는 결과를 얻어 나간다.

이 수치는 받아들이기 힘들 것이다. 사실 이걸 인용하는 것에 비난을 받긴 했지만 사실은 사실이다. 막대한 양의 후원과 자선기금을 받는 강력한 단체인 ASH나 QUIT와는 다르다는 것을 명심하라. 매해 새로 나온 약과 몸에 붙이는 패치를 광고하려고 대량의 텔레비전 캠페인을 내보내는, 다국적 약물 복합 기업의 재력이 나에게는 없다. 이 책이 끝나기 전에 그들이 선전하는 생산품이 단지 속임 장치에 불구하다는 걸 알게 될 것이다.

나는 광고를 하지 않는 단 한 명의 개인이다. 하지만 나의 첫 번째 책 《The Easy Way to Stop Smoking》은 처음 출판된 1985년부터 줄곧 매해 베스트셀러였다. 스무 개가 넘는 언어로 번역되어 출판되고 있고 독일에서 일년 동안 판매 1위, 네덜란드에서는 판매 2위에 도달하기도 했다. 남극대륙을 제외한 모든 대륙에 마흔 군데가 넘는 클리닉이 있다. 이 클리닉을 이용하여 'Easyway 금연법'의 치료를 받은 사람들은 한 때 흡연자였으나, 우리 요법으로 금연한 뒤 특별한 효과에 대해 인정한 사람들이다. 데비는 지구 반대편에 살고 있었지만, 당신이 내 명성을 듣고 이 책을 읽는 것처럼 그녀와 그녀의 남자친구도 그러했다. 그러면 왜 전 세계적으로 골프 하면 타이거 우즈가 떠오르는 것처럼 금연 하면 알렌 카가 떠오르게 된 걸까?

바로 단 한 가지 이유다. 'Easyway 금연법'이 효과가 있기 때문이다.

약간 옆길로 빠졌다. 이 순간 당신이 자신에게 던져야 할 중요한 질문 하나를 잠시 잊어버리게 할 정도로 내가 산만하게 만든 것 같다.

내 몸이 치유되고 있음을 느낄 때

'Easyway 금연법'을 발견하기 전에는 금연법에 대해 나도 절대 알 수 없을 것이라 믿었다. 특히 '전문가'라는 사람들 때문에 그 생각은 더 확고해졌다. '의지력' 요법을 사용하면서 금연을 시도하는 방법에 대해 살펴보자.

'Easyway 금연법'이 아닌 다른 모든 방법을 '의지력' 요법이라 정의하겠다. Zyban(금연을 도와준다고 알려진 약의 한 종류)이나 NRT(니코틴대체요법, *Nicotin Replacement Therapy*의 약자로 패치, 껌, 흡입 스프레이와 같이 니코틴을 대체할 수 있는 치료제)도 거기에 포함된다. 이런 요법을 통해 시작하면 보통 우울한 느낌이 든다. 동시에 비참함과 갈망이 가득한 그 시간을 견뎌야 성공할 수 있다고 믿는다. 그런데 얼마나 기다려야 하는가? 아는 사람이 있을까? 일 년 동안 절제했다고 실패하지 않았다고 볼 수 없다는 걸 우리는 이미 안다.

괴롭고 무시무시한 상황일 뿐만 아니라, 실질적으로는 어떠한 것도 일어날 수 없는 우스운 상황에 놓여 있는 것이다. '전문가'가 상투적으로 내뱉는 말은, "그 비참함을 오래 견딜수록 성공할 가능성이 커진다는 걸 명심하세요."이다. 좀 더 견뎌낼 수 있게 의지력을 사용하도록 생각해 낸 부양책인 것이다. 문제는 효과가 있기는 하다는 것이다. 이 방법을 분석해 보지 않는 한 긍정적인 조언처럼 보이기는 하다.

이 작은 말 한마디가 실질적으로 의미하는 것은 내가 담배 없이 10년을 견뎌낼 수 있다면 성공할 확률이 한 시간 내에 포기하는 것보다 훨씬 높다. 기막히다! 나 스스로 절대 그런 방법으로 성공하지 못했을 것이다. 실제로 그 조언을 따른다면 그 비참함을 더 연장시킬 뿐이다. 내가 언급했듯이 이것이 바로 의지력을 부정적인 방향으로 쓰고 있는 것이다. 이 상황을 인내할수록 고문은 더 길어진다.

다른 예를 들겠다. 아이가 장난감을 원하고 있는데 그것을 당신이 뺏었다. 무슨 일이 일이날까? 의시력이 없는 아이는 순식간에 투쟁을 그만두고 거기서 문제는 끝이 난다. 하지만 상당한 의지력을 가지고 있는 아이는 계속해서 집착할 것이고, 성인이 되어 술로 정신과 혀가 풀릴 때면 그 사건을 때때로 끄집어내기도 할 것이다. 마찬가지로 우는소리를 잘하는 사람은 담배를 끊은 지 20년이 지난 시점에도, 술에 취하거나 스트레스 받는 상황이 오면 니코틴이 없다는 사실을 불평할 것이다.

내가 마지막으로 '의지력'을 사용했던 때를 설명해 보겠다. 담배나 엽궐련 없이 6개월을 견딘 적이 있다. 의지력으로 금연에 성공한 사람들 때문에 처음에는 힘들었지만, 잘 참아 내니 점차 줄어들면서 결국 갈망하는 마음이 줄어들었다. 그리고 더 이상 나를 힘들게 하지 않을 것이라고 믿게 되었다. 사실 일단은 그다지 나쁘지는 않았다. 아마도 끊지 않으면 오래 살지 못하니까 성공을 위해 굳게 결심한 상태였기 때문일 것이다. 당신도 경험했듯이 문제는 그 비참과 갈망함이 점차 줄어드는 게 아니라 오히려 점점 더 나빠진다는 것이다.

6개월 뒤 나는 머리를 조금이라도 써야 하는 일이 있으면 완성하지 못하는 신경과민의 상태가 되었다. 그리고는 포기했다. 마음이 매우 우울해서 성취하려고 노력했던 무언가에 실패했다. 그래서 앞으로 절대 자유로워질 수 없다는 생각 때문에 아이처럼 울어 버렸다. 하지만 울었던 진정한 이유는 하루 혹은 한 주, 한 달 더 견뎌냈다 하더라도 성공하지 못했을 거라고 생각했기 때문이다. 포기한 데에 대해 스스로를 경멸했다. 당신도 이 이야기에 어느 정도 공감할 것이다.

당신이 조금씩 이해하기 시작했듯 현재 나는 흡연을 완벽하게 이해해서, 얼마나 견뎌내는지와 상관없이 이렇게 해서는 금연의 성공률이 마터호른 산을 거꾸로 스키 타고 올라 갈 수 있는 가능성보다 낮을 거라는 걸 지금은 안다. 단지 그 비참함을 연장하려고 내 의지력을 쓰고 있었던 것이다. 마지막이 되리라 기대했던 담배 한 개비 불을 끄기 전에는 담배 없이는 삶을 즐길 수도, 집중할 수도, 스트레스를 풀 수도 없다고 믿었다. 그런데 끊은 후 겪는 고통은 그 믿음을 제거해 주기는

커녕 오히려 그 믿음을 더 확실하게 했다. 그렇게 될 줄은 몰랐지만, 내 결심은 내가 가진 정보와 믿음에 근거해 내린 철저히 이성적인 것이었다. 결국 "이것이 니코틴이 없는 삶이라면 짧지만 더 달콤한 흡연자의 길을 선택하겠다."고 결심하게 되었다. 당신도 똑같은 생각을 하겠지만, 흡연자의 삶이 짧은 건 사실이지만 결코 더 달콤하지는 않다. 이것에 관해 나중에 좀 더 이야기하겠다.

이 모든 고통은 내가 애초에 그 덫에 빠져서 일어난 것이지 거기서 벗어나려고 노력하지 않아서가 아니라는 것을 명심해 두라. 비흡연자는 절대 그러한 고문을 당할 이유가 없다. 약속하건대, 당신은 이 책을 마치고 내 조언을 따르면 곧 진정한 즐거움이 무엇인지 알게 될 것이다.

도대체 어떤 이가 '의지력'을 이용해 도망칠 수 있었는지 궁금할 것이다. 설명해줄 수는 있지만 어떻게 하면 탈출을 쉽고 즐겁게 할 수 있는지에 집중하는 게 나와 당신의 시간을 절약할 것이다. 그럼에도 그렇게 해서 끝내 성공하는 사람들이 진정 있다. 분명히 그들은 얼마나 걸릴지 생각해 볼 것이다. 그리고 우리 주변의 동료가 알코올중독에서 어떻게 벗어났는지 얘기하는 것냥, 그렇게 대부분은 하루아침에 단번에 되는 것이라 여긴다. 하지만 '의지력' 요법에는 또 하나의 주된 결점이 있는데, 바로 우리는 절대 자유로워질 수 없다고 생각하게 하는 것이다.

다음의 질문에 대해 깊이 생각해 보는 것이 중요하다. 언제 치유되었는지 어떻게 알 수 있는가? 당신에게 정답이라고 생각되는 것이 떠올랐다면, 우리 클리닉에서 고객으로부터 받는 다음과 같은 전형적인 대답과 비교해 보라.

"흡연하지 않고 하루 (혹은 한 달) 지낼 수 있을 때"

데비가 "과거에 시도했던 모든 방법의 결과는 수 시간 내에 실패였어요."라고 말했던 걸 상기해보자. 이 말은 흡연이 주는 두려움을 설명하는 데 도움을 준다. 종종 담배가 너무 좋아서 끊어야겠다는 생각을 한 번도 해본 적이 없는 장기 흡연자가 있기는 하다. 한때 난 그들을 그대로 믿었다. 사실은 시도 자체가 너무 두려웠던 것이다. 다른 모든 문제에 아무리 솔직하더라도 모든 흡연자는 거짓말쟁이이며, 자기 자신에게조차도 그런다는 사실을 알아야 한다. 아니, 그들은 그래야만 한다! 애석하게도 전에 하루도 금연을 시도해 본 적이 없다는 사실은 그 사람이 어떻게 해서든 끊게 된다면 완전히 담배에서 해방될 수 있음을 약속하지는 않는다.

"담배 없이 일 년을 견뎌냈을 때"

이미 논의해 보았던 아주 흔한 생각이다. 그런데 이러한 대답이 이전의 대답을 한 사람들에게 얼마나 큰 공포가 될지 상상할 수 있는가? 그런 두려운 시간을 미루게 되는 게 어쩌면 당연할지도 모른다.

"파티에 가서 즐길 수 있을 때"

정답에 가깝긴 하지만 다음 파티도 즐길 수 있을 거라는 건 어떻게 아는가?

"스스로가 비흡연자라고 느껴질 때"

나 역시 흡연자는 비흡연자와 다르게 느껴질 거라고 믿은 적이 있다. 하지만 헤로인 중독자가 아닌 사람이 헤로인 중독자가 아니다고 느끼지 않듯이 비흡연자라고 해서 비흡연자처럼 느끼지는 않는다. 흡연자처럼 느껴지는 것은 삶을 즐길 수 없을 거라는 혹은 담배 없이는 살 수 없을 거라는 느낌이다. 그리 즐거운 느낌이 아니고, 당신은 곧 그 느낌 자체가 사라져 기뻐할 것이다.

"담배 없이 집중할 수 있을 때"

내가 빠졌던 생각이다. 담배가 집중하는 데 도움이 된다고 믿는다. 그런다면 아무리 오랜 기간 금연할 수 있을지라도 다른 모든 사람들에게 닥치는 정신적인 장애물이 생길 때마다, 당신은 앉아서 담배가 없어서 당연히 집중할 수 없을 거라고 우는소리를 할 것이다.

"모르겠어요."

유망하진 않지만 적어도 솔직한 대답이며, 이런 식으로 대답한 사람은 앞에서 본 다섯 가지의 대답은 정확한 게 아니라고 추론해낸다.

"절대 불가능!"

나도 한 때 이렇게 믿기도 했었다. 그랬던 내 생각이 잘못된 것이었다는 게 참 기쁘다.

"흡연에 대해 더 이상 생각하지 않을 때"

데비의 말을 다시 인용하겠다.

"다시 담배 피우는 것은 생각조차 않아요."

이것이 내가 받는 편지들에서 찾아볼 수 있는 공통된 화제인데, 그렇다면 이것이 바로 그 잃어버린 기왓장인가? 이것이 'Easyway 금연법' 으로 가는 열쇠인가? 어쨌든 데비가 비흡연자가 되어 꽤 행복했다는 것을 부정할 사람은 없을 것이다. 그녀는 다음과 같이 적었다.

"당신의 책을 읽은 것, 그 기회를 잡았다는 것은 내가 한 결심 중에서 가장 놀라운 최선의 것이었어요. 제 얼굴에 번진 미소를 숨길 수가 없었어요. 제가 선생님의 책을 끝냈을 때만큼은 아니더라도 여전히 행복하고 즐거워요. 냄새와 맛, 에너지에 있어서 새로운 세계를 경험하고 있어요! 삶이 얼마나 근사한지 믿을 수가 없어요! 저 정말 감정이 북받쳐요! 이 순간 제 삶이 하나의 큰 기적 같아요. 모든 것이 새롭고 환상적으로 느껴져요. 감정이 솟아 넘치고 있어요! 제가 얼마나 흥분되어 있는지 보세요. 정말인지 놀라운 느낌이었어요! 설명할 수 없지만 제가 무슨 느낌을 말하는 건지 아실 거예요! 선생님은 제가 걸어 나갈 수 있도록 문을 열어 주었고, 어떻게 감사를 드려야 할지 모르겠어요! 선생님은 저의 삶에 너무나 큰 영향을 주셔서 제가 당신과 요법에 대해서 어떻게 표현해야 할지 시작을 모르겠어요."

데비, 그래요, 당신이 자유로워진 지 18년이 지났지만 난 아직도 그때의 그 느낌을 잘 기억합니다. 그녀가 느낀 감정과 감사의 말을 훌륭하게 잘 표현했다는 것에 누구나 동의할 것이다.

종종 "'Easyway 금연법'이 어떠한 방식으로 작용하는 건가요?"라는 질문을 받으면 다음과 같이 대답한다.

"다양한 단계의 공황상태에 있는 흡연자들이 우리 클리닉에 도착한다. 그들은 이제 막연한 고통의 시기를 겪어야 하며 운 좋게 성공하더라도 사회생활이 그다지 즐겁지 않을 것이며, 스트레스를 풀 능력이 줄어들 것이라고 믿으면서 발을 들여 놓는다. 그들 중 90퍼센트 이상이 4시간 뒤에 이미 행복한 비흡연자가 되어 밖을 나선다.

"그들에게 도대체 뭐라고 얘기하지요?"

"4시간을 할애하실 수 있나요?"

그들은 내가 회피하고 있다고 생각하고, 이 글을 읽는 당신 역시 그런 결론에 이를지도 모르겠다. 확신컨대 그렇지 않다. 분명히 데비는 그 편지를 쓰는데 상당한 정성을 들였다. 그녀의 도취감을 아주 또렷하게 표현했으며 관대하게 다음과 같은 최대의 칭찬을 해주었다.

"선생님은 제가 걸어나갈 수 있는 문을 열어 주셨어요."

그런데 그녀는 그 '문'을 걸어 나간 후에야 비로소 이러한 도취감을 경험할 수 있었다. 단 하나 실마리를 제외하고는, 즉 어떻게 해서 'Easyway 금연법'이 전에는 금연에 실패했던 사람을 그토록 쉽게 금연하게 했는지는 설명하지 않았다. 그녀가 받았던 진정한 이득에 관해서는 구체적으로 나열했지만 그것이 실마리는 아니다. 그 책을 읽기 이전에 그녀는 이미 이득이 무엇이 될지 알았다. 모든 흡연자가 금연하게 된다면 강력한 이득을 얻으리라는 걸 안다. 그렇지 않다면 왜 시도하겠는가? 그렇다면 그 실마리가 무엇인가? 혹시, "다시 담배 피우는 것은 생각조차 하지 않아요."가 실마리일까?

아니다. 이건 전문가들이 던져주는 또 하나의 조언이고, 그 어떤 것보다 이것 때문에 의지력요법이 그토록 악몽이 된다. 이런 식의 조언이 논리적으로 들리기는 한다.

전문가 : "정신을 딴 데 돌리도록 해보세요. 흡연을 생각나게 하는 상황을 피해보세요."
당신 : "훌륭하군요! 내가 왜 그 생각을 못했죠?"

계속 생각해 보라.

당신 : "물론 내 배우자가 담배를 피우긴 하지만 별거하면 되죠. 담배 피우는 친구들은 그냥 만나지 말죠. 결국 새로운 친구를 곧 사귀겠죠. 그런데 식당이나 술집 혹은 클럽처럼 새 친구를 만나야 할 장소에도 흡연자들이 있겠군요. 흠, 그 사람들도 피해야 하겠군요. 사실 흡연자가 단 한 명도 없는 곳에서만 사교생활을 할 수 있겠네요. 그런데 잠깐만요. 사교생활은 말할 것도 없이 담배는 이 지구상의 모든 가게에서 다 팔기 때문에 다시는 외출을 할 수 없겠네요. 그런데 전 직업이 있고, 회사에서는 사람들이 담배를 피워요. 직장도 포기해야겠군요."
전문가 : "자, 자, 이 문제를 너무 지나치게 생각해서 상황을 과장하고 있어요. 성공할 때까지만 흡연자들을 피하면 돼요."

당신 : "얼마나 걸릴까요?"

아마 여기에서 그 장애물이 등장한다. 전문가는 적어도 일 년이 걸릴 거라고 조언한다. 의지력요법을 사용할 때 성공하는 사람이 많지 않은 건 놀랄만한 일이 아니다.

고민거리가 있어서 밤에 잠을 들 수가 없었던 적이 있는가? 양을 세어 보는 게 도움이 되었는가? 혹은 다른 데에 정신을 돌리려고 아무리 노력해도 그 문제가 계속해서 머릿속에서 맴돌았던 적이 없는가? 또한 수면 부족이 문제를 악화시켜서 걱정할수록 잠들 수가 없지 않았는가? 그리고 장담하건대 잠들게 된다 해도 5분이 채 안 돼 알람시계가 당신을 깨워 버렸을 것이다.

흡연은 삶 전체를 잠식해 버린다. 데비가 그 편지를 썼을 때 역시 흡연을 생각하고 있었다. 편지 전체가 흡연이라는 주제에 관한 것이었다. 흡연자가 의지력을 사용해서 '포기'를 시도하는 처음 몇 시간, 며칠, 몇 주, 혹은 몇 달에 이르기까지, 그들 역시 흡연이라는 주제로 사로잡혀 있다. 그러나 다른 점은 그들은 끊임없이 "언제 이 고통이 끝날까? 언제쯤 담배를 갈망하지 않게 될까?"를 생각하는 것이다. 반면 데비와 나는 "나는 자유다! 전혀 담배를 피울 이유가 없다."라는 생각을 한다.

그래서 이게 바로 그 열쇠인가? 정말 이렇게 간단한 것인가? 지금 이 순간부터는 담배 유혹이 있을 때면 실제로 그렇게 행동하는 대신, 스스로에게 "나는 자유다! 전혀 담배를 피울 이유가 없다."라고 되뇔 것이다. 이게 정말 효과가 있을까? 며칠 동안 그럴지는 모르지만 한 번

해본다고 시간 낭비할 필요는 없다. 요지는 당신은 이게 사실이란 걸 알아야 한다. 단순히 그렇게 말하는 건 소용이 없다. 당신은 이걸 이해하고 믿어야 한다.

스스로 그렇다고 인정할 용기가 있는지는 모르겠지만, 모든 흡연자는 자신을 바보스럽고 의지박약의 사람이라 생각한다. 흡연이 즐거움을 주고 버팀목이 된다는 이유로 설득하려는 흡연자들 때문에 나는 빈번히 구석에 몰린다. 그들을 바꾸려는 내 노력에 저항하려고, 그러는 것이라고 생각한다면 그건 오산이다. 어떤 경우에서건 흡연자가 스스로 결심하기 전에는, 그에게 '포기'하라고 설득하는 일은 큰 조개에게 입을 열라고 설득하는 것보다 더 힘들다는 것을 나는 깨닫게 되었다. 내 환자가 지치면 본인의 자녀나 손주의 흡연을 격려하겠느냐고 물어본다.

그 다음에는 자식들이 본인의 조언에 귀를 기울이고 담배를 피우지 않고 있어서 얼마나 기쁜지, 혹은 본인의 조언과 간청에도 흡연을 해서 얼마나 실망스러운지를 설명하느라 남은 저녁 시간을 다 보낸다. 그들이 흡연에서 즐거움을 얻고 본인에게 그토록 버팀목이 되는데도, 자식들에게는 흡연을 권고하지 않는 이유에 대해서 내가 이해하지 못하겠다고 말하면, 그들은 마치 내가 혼란스러워한다는 양 쳐다본다.

나중에도 설명하겠지만 종종 골초들이 특히 명석하고 의지력이 강하다. 하지만 대부분의 흡연자는 담배를 피운다는 사실 때문에 스스로를 바보 같다고 생각하고, 몇몇은 그 반대로 스스로가 바보 같기 때문에 흡연을 한다고 생각한다. 둘 다 사실이 아니다. 가장 똑똑한 사람도 가끔 바보스런 행동을 할 때가 있다. 총명한 사람과 어리석은 사람 모두 사고로 지붕에서 떨어지거나 버스에 치일 수는 있다. 하지만 일부러 그렇게 하는 사람은 오직 자살하려는 사람이다. 놀랄 정도로 높은 지능지수를 가지고 있든 심각할 정도로 지능 장애가 있든 상관없이, 아무도 일부러 담배를 계속 피우는 사람은 없다. 우리가 피우는 대부분 담배는 잠재의식적인 것이다. 담뱃갑에 손을 내밀고 불을 붙이는 행위는 보통 잠재의식에 의한 것이다. 하지만 담배가 떨어졌을 때 사거나 구걸하는 행위는 고의적이고 지각에 의한 행동이다.

정확하게 이해해야 한다. 당신이 피우는 한 개비마다 이유가 있고, 그 이유는 당신이 의지가 약하거나 바보스러워서가 아니다. 진정한 이유가 뭔지 알고 싶은가? 그 이유를 알고 있다면 이 책을 읽고 있을 이유가 없으니 분명히 당신은 진정한 이유를 아직 모른다. 당신은 행복한 비흡연자가 될 것이고 평생 그 상태로 남아 있게 될 것이다.

중요한 것은 그 결과다. 우울하고 비참하고 두려움으로 가득한 상태에서 이 책을 시작했겠지만 곧 의기양양해질 것이다.

'Easyway 금연법'이 어떻게 효과가 있을지는 걱정하지 말라. 데비도 처음에는 회의적일 뿐만 아니라 책 한권으로 금연할 수 있다는 생각 자체에 비웃었다. 거부할 수 없는 사실은 그녀가 책을 마쳤을 때 도취감으로 가득했으며, 일주일 이상 더욱 그러했으리라는 건 누구나 짐작할 수 있다. 말 그대로 수백만 명이 넘는 흡연자가 'Easyway 금연법'을 통해 쉽게 성공했다. 이제는 다음에 대해서 말해 보겠다.

금연에 성공할 수 있는 유일한 방법

나의 요법을 'Easyway 금연법'이라고 부를 뿐만 아니라 금연의 유일한 방법이라 명명한다. 이것 때문에 나는 멍청하고 거만하다고 비판받아 왔다. '유일한 방법'이라 말할 때 다른 요법이 존재하지 않는다는 것을 뜻하지는 않는다. 반대로 이미 다른 요법들에 대해 반복해서 언급했으며, 그것을 '의지력 요법'이라고 불렀다. 'Easyway 금연법'이 다른 것들보다 더 효과적이기 때문에 '유일한 방법'이라고 부른다. 다른 요법들은 실질적으로 금연을 더 어렵게 한다. 설명해 보겠다.

흡연과 관련된 건강 전문가들이 펼치는 논리는 수영을 전혀 못하는 사람에게 공기튜브 대신 납으로 된 밴드를 팔에 감아 보라고 하는 것이나 다리를 묶고 시도해 보라는 것과 비슷하다. 이 전문가들은 환자들의 이익을 위해 최선을 다하고 있다고 믿는다. 하지만 사실은 그렇지 않다는 결론에 이르기까지는 그리 오래 걸리지 않는다. 그들이 최상의 방법에 대해 몰라서 그렇게 하고 있다고밖에는 볼 수 없다.

내 관점을 증명하기 위해 수영에 유추해 설명해 보겠다. 수영을 배우고자 하는 사람에게 당신은 어떤 조언을 주겠는가? 평영, 크롤법, 배영을 시작해보라고 제안할 수도 있고, 혹은 물에 뜨는 연습이나 물에서 걷기를 해 보라고 할 수도 있다. 사람마다 다른 방법을 선호한다는 것은 별로 놀랄만한 일이 아니다. 그렇다면 똑같은 명제를 금연하는 것에 적용할 수는 없는가? 초보자에게 공기튜브 대신 납으로 된 밴드를 팔에 감거나 발을 묶으라고 가르치겠느냐고 물어본다면, 당신은 주저없이 그 생각에 반박하지 않겠는가? 어떤 어리석은 수영 강사가 자신의 학생에게 두 가지 방법 모두를 제안하겠는가?

당신은 금연에 성공할 수 있는 방법에 대해 이미 알고 있다고 상상해 보라.

- 쉽게, 즉시, 그리고 영원한 방법
- 금단증상으로 고생하는 것 없는 방법
- 의지력 사용을 요구하지 않는 방법
- 약이나, 보조제, 속임장치, 혹은 비참함으로 고생하는 고통의 시기가 없는 방법
- 사회생활을 좀 더 즐길 수 있도록 해주는 방법
- 스트레스를 해결할 수 있는 더 나은 방법을 제안해 주는 방법
- 덜 초조해하고 덜 긴장하는 방법

- 즉시 자신감과 용기가 생기는 방법
- 즉시 잘 집중할 수 있는 방법
- 담배 한 개비도 절대 갈구하지 않는 방법
- 살이 찌는 부작용 없는 방법

이러한 제안에 대해 어떻게 생각하는가? 전문가에 의하면 이러한 요법은 너무 이상적이라서 존재하지 않는다. 어떻게 존재할 수 있을까? 한 가지 분명한 것은 의지력 요법과는 전혀 반대의 결과를 낳을 것이며 금연도 쉬울 것이다. 그러나 잠깐만 그러한 요법은 존재하지 않는다고 그리고 어떻게 그 요법을 적용하는지 배우기 전까지는 계속해서 담배를 피울 수 있는 보너스가 주어졌다고 상상해 보라. 이것 말고 다른 요법이 필요하겠는가?

내가 말한 것처럼 이 요법이 가진 효과를 충분히 이해하게 된다면 당신은 금연을 실제로 더 힘들게 한 다른 방법을 추천하겠는가? 만약 그렇다면 그건 공기튜브 대신 납으로 된 밴드를 팔에 달라고 말하는 수영강사와 비슷하지 않은가?

당신을 위해 좋은 소식이 있다. 내가 위에서 설명한 요법이 존재한다는 것이다. 그것은 'Easyway 금연법'이라 불리며 당신은 이미 그것을 사용하기 시작했다.

나의 주장이 사실이라면, 의학전문가들이 그것에 대해 알아야 하는 게 아닌가? 그들이 환자들에게 다른 요법을 추천하고 있다면 금연하는 것을 실제로 더 어렵게 하고 있는 것이 아닌가?

우리는 금연은 매우 어렵다고 믿도록 세뇌됐다. 하지만 수천명의 흡연자들이 어떠한 어려움도 없이, 알렌 카나 다른 사람 혹은 보조제나 속임 장치 같은 것의 도움을 받지도 않고, 하룻밤에 금연을 한다. 그러한 사람들에 대해 들어본 적이 있을 것이다. 하지만 그들은 데비와 나, 그리고 'Easyway 금연법'을 이용한 많은 사람이 가진 도취감을 경험하지는 않는다. 두드러지게도 그들에게 금연은 무척이나 쉽다.

나와 다른 점은 그 사람들은 어떻게 해서 그리도 쉬웠는지 설명하지 못한다는 것이다. 이유에 대해서 분석하고 종종 금연을 도운 전문가에게 영광을 돌리면서 기뻐한다. 내가 'Easyway 금연법'을 발견하기 전에는 나도 그런 요법을 시도했었다. 어떤 건 효과가 있기는 했지만 그리 오래 가지 않았다. 나의 클리닉에서 이러한 요법들에 대해 다른 사람들이 이야기하는 것을 듣곤 한다. 때때로 그룹 상담 시간에 어떤 고객은 다른 사람들에게 자기만의 '요법'을 추천하기도 한다. 그 요법이 그리 쉬웠다면 왜 이 클리닉에 왔는지를 물어본다.

"정말이라고 장담해요! 수년 동안 담배에 대한 욕구가 전혀 없었는데, 문제는 저였어요. 단 한 개비만을 피운다는 게…. 피울 필요도 없었는데 말이죠….

나머지는 더 말할 필요도 없다. 그 다음엔 왜 그 요법을 다시 사용하지 않았냐고 물어본다. 대답은 항상 "해봤는데, 이번에는 잘 되지 않았어요." 이다.

한 번도 담배를 피워 본 적이 없는 사람은 물론 사회 전체가 금연은 힘들다고 믿는다. 내가 그러했듯 많은 흡연자들은 금연이 어떤 이들에겐 불가능한 것이라고 믿기도 한다. 그런데 이 믿음에 대해 잠시 생각해 보라. 불가능하다는 건 말할 필요도 없이 왜 끊는 게 어려워야 하는 가? 담뱃불을 붙이는 건 다른 사람이 아닌 바로 스스로라는 사실을 벌써 논의해 봤다. 그렇다면 자신이 다시는 절대 원치 않을 거라고 결심한다면 그렇게 하는 것이 왜 어려워야 하는가? 그러는 데에 절대적으로 아무것도 필요하지 않다. 아주 단순한 문제다. 바로 당신은 이미 비흡연자라는 것!

결코 그렇게 쉬울 리가 없다? 누구나 흡연은 습관이고 습관은 깨기 어렵다는 걸 안다. 이것 역시 전문가가 자신의 지식을 보여주기 위해 사용하는 진부한 이야기다. 힐끗 봐도 전문가들이 보여주는 것은 온통 이해력의 부족이다. 사실 두 가지 진술 모두 현혹시키는 것이다. 즉 흡연은 습관성이 아니며, 그럴지라도 그걸 깨는 건 우스울 만큼 쉽다. 그러니까 지금 당장 습관으로 흡연한다는 미신은 버리자.

습관이 무엇인가? 행동이 반복되는 형태다. 그 반복을 없애 버리면 습관도 없다. 여기에서 재미있는 것은 그 반복의 원인이다. 좀 더 명백하게 하기 위해 한두 가지 예를 들어보겠다.

나는 사는 동안 대부분 길의 왼쪽으로 운전을 해왔다. 습관 때문에 이렇게 하는 것은 아니다. 미국이나 유럽대륙에서 운전할 때는 분명한 이유로 그 습관을 쉽고 그리고 즉시 깨어 버린다. 핵심이 보이는가? 우리가 어떤 행동을 왜 반복해서 하는지는 습관으로 설명이 안 된다. 습관을 깨려면 무엇 때문에 그 습관성 행동을 반복하는지를 찾아야 한다. 다행히 나는 손톱 물어뜯는 습관이 없다. 하지만 그런 사람들은 아무리 본인이 원한다 하더라도 그 습관을 깨는 건 무척이나 힘이 든다고 말한다. 어려운 이유는 그렇게 만드는 진정한 원인이 무엇인지 알더라도 그 원인을 어떻게 제거해야 하는지를 몰라서다.

흡연을 계속하게 되는 유일한 원인은 그 습관에 빠져들기 때문이라고 잠시 가정해 보자. 이게 사실이라면, 도대체 왜 그 습관을 깨는 게 어려운가? 아주 단순한 문제다. 그냥 담뱃불을 붙이지 말라. 다른 건 할 것도 없다!

전문가가 건네는 '포기'가 힘든 다른 이유 중 하나가 무시무시할 정도의 신체적 금단고통을 겪어야 한다는 것이다. 이것 역시 미신의 하나며 타파해내기 쉽다. 솔직히 나 자신도 마지막 담배의 불을 끄고 다시는 피우지 않으리란 걸 알았을 때에도 여전히 신체적인 금단고통은 참아내야 한다고 예상했다. 그런데 어떠한 고통도 없었다. 어떻게 내가 피할 수 있었을까? 니코틴 대체재를 사용하지도 않았다. 이 전에 '의지력'요법을 사용했을 때 결과가 어땠는지를 다시 떠올려 보았을 때 비로소 이번에는 그런 신체적 고통이 일어나지 않았다는 것을 깨닫게 되었다.

우리 클리닉에서 고객 대부분은 4시간으로 이루어진 상담을 하루만 하면 된다. 때때로 고객의 전화에서 다음과 같은 대화가 오간다.

고객 : "선생님은 신체적 고통이 없을 거라고 말씀하셨지만, 저는 지금 고통스러워요."

나 : "어디가 아픈가요?"

고객 : "독감 같아요."

나 : "그리고 의사가 그게 니코틴 금단 때문이라던가요?"

고객 : "의사를 만나보진 않았지만, 확실히 독감은 아니에요."

나 : "증상에 대해서 말씀해 보세요."

고객 : "갑자기 식은땀이 막 나요!"

나 : "마리온 존스는 미국의 유명한 육상 선수로, 2000년 시드니 올림픽에서 다섯 개의 금메달을 땄지만 이후에 약물복용이 밝혀지면서 모두 박탈당했어요. 달릴 때마다 그런 증상이 있었는데, 그녀한테는 그다지 거슬리지 않았던 거 같은데요."

고객 : "근데 전 밤에 잠을 잘 수가 없어요."

나 : "누구나 잠을 못 이루는 날이 있어요."

고객 : "근데 집중도 잘 안돼요!"

나 : "고객님이 말씀하시는 걸 의심하는 건 아니지만, 설명하신 증상 어떤 것도 신체적 고통에 해당되지 않아요."

우스운 것은 금연하기 위해서 모두가 겪어야 하는 것이 며칠 동안의 독감 정도라면 우리 모두 그 기회를 잡아야 한다는 것이다. 독감에 걸려들 때 죽을 것 같은 느낌이 들기는 하지만 울거나 전전긍긍하지는 않는다. 그 정도는 받아들이고 묵묵히 참고 견뎌낼 수 있다. 오해하지 말라. 그녀와 당신이 겪는 심한 고통을 낮추어 보자는 것이 아니다. 그 고통은 실제로 있고, 나도 6개월 동안이나 겪은 적이 있다. 그녀와 당신에게 전하고 싶은 말은 신체적 고통은 없었다는 것이다. 흡연자도 밤새도록 담배 하나 없이 깊이 잘 수 있다. 담배 하나 없이 여덟 시간이 지난다. 아침에 본인의 머리를 뜯으면서 일어나지는 않는다. 사실 대부분 흡연자는 침대에 나오고 나서야 담뱃불을 붙인다. 대부분은 침대 위에서 바로 흡연하지는 않는다. 많은 이가 차나 커피, 아침을 먼저 먹을 것이다. 어떤 이는 집을 나설 때까지 혹은 회사에 도착할 때까지 담뱃불을 붙이지 않는다. 괴로워 소리를 지르거나 벽을 기어오르거나 하지는 않는다. 그런데 만약 그들이 회사에 도착해서 불을 붙이려는 순간 누군가가 입에서 담배를 뺏고 담뱃갑을 낚아채 버린다면, 그들은 아마 그 사람의 손을 부러뜨려 놓으려 할 것이다!

"담배를 원해"라는 느낌이 올 때 겪는 증상을 상담하기 위해 의사를 찾아간다고 상상해 보라. 그 느낌과 그것이 일어나는 위치를 어떻게 설명하겠는가? 30분 동안 담배를 피우지 말고 그때 어떠한 느낌이 오는지 실험해 보라. 그러한 느낌이 들기 시작할 때 담뱃불을 붙이지 말고 정확히 몸의 어느 부분이 고통스러운지 찾아내 보라.

당신의 몸이 침술요법 한의사들이 사용하는 신체 부위 도형과 크게 다르지 않다는 걸 상상해 보라. 그 느낌이 일어나는 지점을 대충이라도 가리킬 수 있는가? 사실 그러지 못할 것이다. 지금 겪는 것은 단지 불안하고 불안정한 느낌인데, 당신은 늘 담뱃불을 붙임으로써 그걸 해결할 수 있다고 생각한다. 이 실험이 끝날 때 손을 내민 곳에 담배가 없다고 상상해 보라. 즉시 공황상태에 빠져 주머니고 서랍, 핸드백 같은 걸 모두 뒤져 미친 듯이 니코틴을 찾아댈 것이다. 이건 참으로 언짢은 느낌이며, 우리 흡연자들은 곧 이걸 피하는 방법을 배울 것이다.

한밤중에 담배가 떨어졌거나 남아 있는 담배 수가 줄어들고 있을

때 일어나는 이러한 공황의 느낌은 실제로 다 떨어지기 전부터 시작되
며 마지막 개비를 피우게 될 때 더 악화된다. "이 파티에서 적어도 두
시간은 있을 건데 담배가 네 개밖에 안 남았다."라는 셈을 속으로 하
고 있는 것이다.

사하라 사막을 건널 때 물이 소중한 것처럼 그렇게 담배를 배급 식량
으로 다룬다. 파티가 끝나가고 있음을 느낀다. 공황상태가 시작된 그
순간부터 당신은 오직 이때에 자리를 떠야 한다는 말만 사람들에게 하
고 끝나는 것이다. 아주 매력적인 사람 한 명만 만나면 처음에 아주 지
겨웠던 파티는 돌변한다. 거기서 유일한 흡연자를 만난 것이다. 처음에
는 그가 내 담배를 빌려갈 수도 있고, 그냥 가버릴 수도 있는 흡연자 중
한 명일뿐이라는 사실이 그다지 성가시지는 않다. 그리고 그가 자신의
담배를 꺼낼 필요가 없다는 사실조차 간과하게 된다. 그가 당신의 흡연
소비의 정도에 대해 설교를 시작하고, 특히 그가 피우는 담배가 당신의
것과 똑같아서 결국엔 당신 담배를 빌려 피우게 될 때 비로소 그 사람
의 매력은 점점 없어진다. 담배가 줄어들고 있어 당신은 점점 우울해지
고 있는데 말이다. 하지만 이 중에서 제일 화나게 하는 것은 구체적으
로 말하고 있지는 않지만 당신이 나쁜 흡연의 본보기가 되어서 자기도
그렇게 담배를 피울 수밖에 없었다는 듯한 말투다.

물론 당신은 사람이 너무 좋아 이 어떤 것도 지적하지는 않는다. 담
배가 다 떨어져 간다는 것을 알아차렸을 때, 더는 나누어 줄 게 남아
있지 않은 상태다. 결국 지겨움을 느낀 남자는 그걸 알아차리고는 사
라진다. 마지막 두 개 남은 담배를 꺼내어도 안전하다고 느낀다. 그런

데 어느새 그 남자가 번개처럼 다시 나타나 당신의 대답을 받기도 전에 마지막 남은 그 소중한 담배 한 개비를 집어가 버린다.

"하나 빌려도 괜찮겠습니까?"

"안돼요! 안된다고요! 이 눈치 없고 멍청한 사람아! 당연히 안된다고요!"

미음속으로만 그렇게 외칠 뿐이다. 그가 아픈 곳을 찔렀지만 당신은 아무렇지도 않은 듯 노력한다. 그리고는 실제로는 "당연히 괜찮습니다. 당신처럼 나도 담배를 빌려갈 수도 있고, 빌려줄 수도 있는 걸요."라고 말한다. 그 남자는 당신의 빈정거림을 알아듣지 못하고 그 마지막 담배 개비는 그 남자의 입으로 들어간다. 이러지도 저러지도 못하는 상황이다.

다시 한 번 명확히 하자. '포기'하려 노력할 때 흡연자는 어떠한 신체적 고통도 겪지 않으며, 금연을 스스로 원한다면 그 '습관'도 깨기가 쉽다. 이건 당신뿐만 아니라 모든 흡연자에게 적용된다. 하지만 대부분의 흡연자가 금연이 불가능하지는 않지만 상당히 힘들다고 느낀다. 그 이유는 담배를 갈구할 때의 두려움, 공황, 그 불안한 느낌 그리고 그 갈망을 해결할 수 없는 상황 때문이다. 그 공황상태가 실제로 일어나는 것이라는 사실을 부인할 필요는 없다. 자신의 담배 한 개비나 마지막 남은 캐러멜 초콜릿을 낯선 사람에게 기꺼이 줄 수 있지만, 낯선 사람이 마지막 남은 담배 한 개비를 부탁한다면 체면을 생각하지 않고 이렇게 대답할 것이다.

"내 피 한 파인트만큼 줄 수도 있어요. 정중히 부탁한다면 내 신장 하나를 떼어 줄 수도 있지만, 내 마지막 남은 담배를요? 절대 안돼요!!!"

흡연을 '포기'하기로 결정하기 전이나 후에 겪는 유일한 고문은 담배를 원하지만 그러지 못하는 상황이다. 다시 말해 그 '갈망'을 해결하기가 허락되지 않는 상황. 그 고문은 순전히 정신적이긴 하지만 실제로 일어나는 것이고, 언제 끝날지 혹은 끝나기는 할지 어떻게 알 수 있는가? 정신적인 것이긴 하지만 여전히 '포기'하는 게 상당히 힘들다!

아니다, 사실은 그렇지 않다!

'의지력' 요법을 가까이 살펴보자. 의지력이 충분하다면 그 비참함을 오래 견뎌낼 수 있으리라 생각한다. 그런데 왜 비참해야 하는가? 금연을 원한 건 본인 스스로인데 말이다. 더 이상 흡연하지 않아도 되는데 왜 행복하지 않은가? 아마도 전에 논의해 보았던 공황상태의 기분을 느끼고 있다고 생각해서일 것이다. 그러나 그것도 충분한 설명이 되지 않는다. 담배 피우고 싶은데 허락되지 않은 상황 때문에 그 공황상태가 일어나는 것일 뿐이라고 이미 얘기했다. 그렇다면 금연을 결심했는데도 왜 이런 일이 일어나는가?

아마도 니코틴은 중독성이 있는 성분이고, 그에 중독 된 사람은 끊은 다음에는 그 성분을 끊임없이 갈망할 수밖에 없다고 생각할 것이다. 매우 논리적으로 들리기는 하지만 실질적으로는 어떤 것도 명확히 밝혀주지는 않는다. '갈망'이라는 게 무엇인가? 이 문맥에서는 "담배가 필요해"라는 말의 그 이상도 이하도 아니다. 다시는 흡연하지 않겠다고 결심을 했는데도 왜 아직 한 개비를 갈망하고 있는가? 사실 완전히 비논리적이다. 두 친구가 커피를 마시며 나눈 다음의 대화를 보라.

A : "토요일에 나도 같이 쇼핑하고 싶어."

B : "네가 합류한다면 나야 좋지. 혼자 쇼핑하는 건 정말 싫어."

A : "근데 존이 럭비 경기하는 걸 봐야 해. 정말 지겨워. 걔도 인정하긴 했지
만, 걔 허리가 다치지나 않을까 노심초사하면서 비가 오나 바람이 부나 그
냥 거기 서 있어야 해. 근데 그건 그나마 나아! 젤 안 좋은 건 경기 뒤에 아
이들이 부르는 노래를 들어야 한다는 거야."

B : "어머, 걔도 이제 어른이 돼야지. 걔를 북돋워주는 만큼 너도 나빠."

A : "네 말이 맞아, 정말. 계속 혼자서 다 해보라고 겁을 주고 있기는 해. 결심
했어, 너랑 같이 쇼핑 갈 거야."

토요일 'A'는 불쌍하게 이 가게 저 가게 돌아다니다가 결국 말한다.

"B야 미안해, 럭비 게임에 지금 당장 서둘러 가야 할 거 같아. 이렇게 주저 하
지 않으려고 무던히도 노력했는데, 토요일마다 겪는 이런 고문이 더 이상 없으
면 좋겠어."

내가 개인적으로 쇼핑을 싫어하고 럭비 게임 보는 걸 좋아해도 그렇
게 대답하지는 않을 것이다. 이 예가 흡연을 '포기' 하려 시도하는 '의지
력' 과는 관련이 없어 보일지도 모르겠다. 그런데 흡연자가 이렇게 말하
는 걸 들어본 적이 있을 것이다. "끝이야! 이 지저분한 습관이 정말 싫
어. 내 몸을 망가뜨리는 데에 돈을 쓰고 있어. '포기' 할거야!" 흡연을
'포기' 하는 게 가장 흔한 새해 결심인 이유가 이것 말고 또 있는가? 그
리고는 그렇게 시작한 그는 "담배 하나 구하려고 살인도 저지를 거 같
아!" 라고 외치면서 그 다음 몇 시간, 며칠, 몇 주를 보내지 않는가?

당신도 이렇게 말도 안 되게 비논리적인 과정을 겪었을 것이다. 나도 몇 번이나 그랬다. 이럴 때 '중독'이란 단어를 쓰기도 한다. 하지만 습관성이라고 치부해 버리는 상황과 마찬가지로, 이 단어를 쓴다고 해서 명석한 사람들이 어째서 그렇게 멍청한 행동을 하는지는 설명하지 못한다.

그렇다면 왜 그토록 비이성적으로 행동하는가? 해답은 '포기'라는 표현에 있다. 'A'라는 사람이 더 이상 존을 응원해주지 않으리라 설명해야 하는 까다로운 상황에 놓여 있을 때 "난 이제 네 경기를 보러 가는 걸 '포기'했어"라고 말하지는 않았을 것이다.

'포기'라는 단어 주위에 따옴표를 사용한다는 걸 알았을 터인데, 오직 '의지력' 요법에만 이 표현을 쓴다. 흡연자는 자신이 흡연자인 사실이 싫다. 지저분하고 치명적인 연기를 폐 속으로 흡입하는 게 즐거울 수 있고, 집중하는 것과 스트레스를 푸는 데에 도움을 준다는 것은 말도 안된다고 생각한다. 그렇지만 실제로 흡연하는 모두가 즐거움과 삶의 버팀목을 얻을 수 있다고 믿는다는 것이다. '포기'라는 표현은 희생을 함축한다. 왜 어떤 음식이 다른 음식보다 맛있는지, 왜 망치로 엄지손가락을 찧었을 때 아픈지, 왜 스위치를 켰을 때 전등에 불이 들어오는지는 굳이 이해할 필요가 없다. 똑같은 논리로 당신은 왜 담배가 식사나 사회생활을 향상시켜 주는지, 혹은 어떻게 집중을 도와주고, 지루함과 스트레스를 덜어주는지는 이해하려고 하지 않는다. 당신이 아는 건 담배가 그렇다는 것뿐이다.

담배에 불을 붙이면 잠시 이전보다 긴장이 완화되고 덜 괴로운 것은 논란의 여지가 없는 듯하다. 마지막이길 바라며 피웠던 담배를 끄기 전에 이렇게 믿었다면 왜 그 이후에는 이렇게 믿는 걸 중단해야 하는가? 그 마지막 담배 후 전화가 오거나 긴장될 때 당신의 뇌가 담뱃불을 붙이도록 하는 게 놀라운 일인가? 친구는 식사 후 담배를 피우는데 당신은 그렇게 해서는 안 될 때 혼자서만 소외되는 것처럼 느껴지지 않는가? 담배가 없다는 사실이 더 갈구하게 만들지는 않는가? '의지력' 요법에서는 언젠가는 **"유레카! 나 끊었어! 나는 자유야!"** 라고 외칠 수 있기를 희망한다.

하지만 거의 일어나지 않는다. 성공하는 소수가 있다는 걸 부정하는 것은 아니다. 그들은 비흡연자인 것을 열광하며 조금도 흡연을 그리워하지 않는다고 진심으로 말할 것이다. 그들의 문제를 해결해주는 것은 시간이다. 충분히 오랫동안 참을 수 있다면 점차 그 상황을 받아들이고 갈망하는 간격이 줄어들어, 결국 비흡연자가 되었음을 인정할 수 있다. 하지만 '포기' 를 성공하는 소수가 있는 반면, 대다수는 식사 후에 맛보는 특별한 담배와 같은 걸 그리워한다고 고백한다.

바로 이렇게 우는소리를 하는 사람들 때문에, 다른 사람들도 한 번 흡연자는 영원히 그렇게 살 것이라 생각한다. 그리고 절대로 완벽하게 자유로워질 수 없다는 미신이 생긴다. 결국 그들이 금연 시도조차 못하게 한다. 덧붙여 얘기하자면 흡연자였지만, 지금은 금연한 사람들이 식당에서 당신이 피우는 담배연기를 맡기라도 하면, 오히려 비흡연자보다 훨씬 더 크게 소리치는 걸 본 적이 있는가? 흡연 자체를 마땅찮게 여긴다기보다는 스스로에 대한 보호의 차원에서다. 그 담배 연기 때문에 더 이상 자신에게 흡연이 허용되지 않는다는 사실을 떠올리게 되고, 당신의 자존심을 상하게 함으로써 자신의 결심을 더 굳건히 한다.

'의지력' 요법은 무척이나 어려운 것이라고 태어나면서부터 세뇌되어 왔기 때문에, 대부분 흡연자에게 불가능하거나 대단히 어렵다. 용기를 충분히 내서 그들 중 한 가지 요법을 시도해 본다 하더라도, 그 믿음을 타파하기는커녕 그게 사실이란 걸 발견하고 말 것이다. 이렇게 해서 오직 5년에 한 번 정도 심각하게 금연을 시도해 보는 결과를 낳는다. 비참했던 기억이 사라지는 데에 그토록 오랜 시간이 걸리는 것이다.

당신이 'Easyway 금연법'으로 성공한다면 자연스럽게 친구들도 도움을 받을 수 있도록 도와줄 것이다. 당신이 건네는 좋은 소식에 친구가 그다지 열정적인 반응을 보이지 않는다고 해서 실망하지는 말라. 의심스러운 마음에서 혹은 'Easyway 금연법'이 당신에게는 효과가 있었지만 자기한테는 그렇지 않을 거라는 믿음에서 꺼릴 것이다. 당신의 말을 믿는다고 하더라도 친구가 '의지력' 요법으로 최근에 실패해 본 경험이 있는 사람일 수도 있다. 그렇다면 'Easyway 금연법'을 시도해 보라고 권하는 것은 결승선까지 백 야드를 남겨 두고, 무너졌던 마라톤 선수에게 30분 정도 쉬었다가 처음부터 다시 시작하라고 설득하는 것과 같다.

하지만 '의지력' 요법이 가지고 있는 주된 어려움은 얕은 의심과 불확실성이다. 성공하리라 믿거나 안다기보다는 그렇게 되길 바라면서 시작한다. 이건 부정적인 생각이다. 수영을 배우는 게 어렵고 겁이 나는 과정이기는 하지만 방금 수영을 배운 어린 아이의 도취감을 본 적이 있는가? 몇 야드만 수영에 성공하고 나머지는 푸푸 소리를 내면서 수영장 물의 반을 마셨을지도 모른다. 그렇다고 해서 그 아이가 느낀 도취감이 줄어들지는 않는다. 공기튜브나 그런 도구 없이 온전히 자기의 힘으로 물에 떠 있었다는 걸 확실히 안다. 그 아이는 수영할 수 있다! 또한 연습만 더 하면 끝까지 수영해서 갈 수 있으며, 성공하면 더 큰 흥분의 도가니로 빠질 것이란 걸 안다. 이 아이가 처음에 수영해 나아가면서 느꼈던 도취감과 앞으로 평생 수영을 하면서 살 것이라는 확실성은 올림픽 금메달에 견줄 만하다.

당신의 목표가 담배 없이 일 년을 버텨내는 것이라면 그 해가 끝나기도 전에 실패하리라는 게 뻔할 정도로 명백하다. 당신의 목표가 담배 없이 평생을 버텨내는 것이라면, 삶이 다하기도 전에 역시 실패하리라는 게 명백하다. 말하자면 성공하게 된다 하더라도 앞으로 계속해서 성공할 수 있을지 모른다. 실패하지 않기 위해 늘 노력하고, 절대 성공할 수 없으리라 생각하면서 사는 것은 그다지 가망 있어 보이지 않는다. 물론 '의지력' 요법의 다른 큰 결점은 흡연자가 진정 뭔가 희생하고 있다고 믿게 하는 것이다. 그가 흡연하면서 얻은 불이익이 얻은 것보다 훨씬 많다는 걸 알고 있다. 그렇지만 문제는 담배에서 즐거움을 얻는다고 진정으로 믿는다는 것이다. 혹은 부주의하게 술을 마신 잠깐의 순간에 결국 그 덫에 다시 빠져버리게 된다. '의지력' 요법을 통해 금연하는 게 어려운 건 별로 놀랍지 않다.

앞의 장에서 "언제 성공했는지 어떻게 알 수 있는가?"라는 질문에 대해 생각해 보라고 했다. 우리 고객들이 제시한 대답을 하나하나 자세하게 이야기했다. 그때 나 스스로는 어떠한 훌륭한 대답도 제안하지 않았다는 사실을 알아챘을 것이다. 삶이 끝날 때까지는 절대 다시는 담배를 피우지 않을 거라는 확신은 불가능하다는 것을 암시했을 뿐이다. 그렇다면 어떻게 데비와 알렌 카 같은 사람은 절대 다시는 담배를 피우지 않을 것을 확신할 수 있을까?

곰을 잡는 덫을 놓는 사람에게 "당신 스스로는 절대 덫에 발이 걸리지 않으리라고 단정할 수 있나요?"라고 묻는다. 아마 "아니요."라는 대답이 돌아올 것이다. 질문을 살짝 바꾸어서 "일부러 덫에 발이 걸리도록 하지는 않을 것이라고 단정할 수 있나요?"라고 질문해 본다.

아주 공손하게 "어느 정신 나간 사람이 일부러 덫에 발이 걸리도록 하겠습니까?"라고 대답할 것이다. 그 사람은 평생을 덫에 걸리는 사고가 일어나지 않을까 걱정하면서 살겠지만, 결단코 일부러 그런 일이 일어날 것을 걱정하지는 않는다. 특히 덫에 걸려 넘어진 경험이 정말 있었다면 말이다!

곰덫과 흡연의 유추가 비약적으로 보일 수도 있다. 이 예를 '의지력' 요법을 사용해서 금연하려는 흡연자에게 적용하면 더욱 그렇다. 하지만 중요한 것은 결국엔 정말로 담배가 주는 즐거움과 버팀목 역할을 '포기'한다고 믿는다는 것이다. 그리고 스스로 이런 고통이 계속된다고 생각하고, 다시 담배를 피울 수도 있다. 사실 그들의 90퍼센트 이상이 그런다. 당신이 어떤 약물에 걸려들었는데 운이 좋게도 빠져 나왔다고 하자. 다시 걸려드는 것을 걱정하겠는가? 하지만 내가 말할 디베스테이션(Devastation)이라는 약물에 대해서는 생각이 달라질 것이다.

달콤한 과즙? 사실은 독이 든 술잔

‘디베스테이션’은 남미에서 서식하는 식물에서 추출한 것으로 치명적인 식물의 한 종류다. 인류에 알려진 가장 중독성이 강한 약물 중 하나다. 이 약물을 사용하는 원주민 성인의 60퍼센트 이상이 빠진다. 강력한 독성을 지니고 있으며 상입적으로는 해충제로 쓰인다. 점차 면역체계를 무너뜨리고 호흡곤란과 무기력증을 유발하며, 희생자의 세 명 중 한 명은 죽는다. 냄새는 지독하고 신경조직을 체계적으로 파괴하며, 불안과 자신감 상실을 초래한다. 중독되면 평생 영국 돈으로 5만 파운드가 든다. 중독자들을 위해 하는 게 뭔가? 절대 전혀 없다. 이 약에서 어떤 황홀감과 흥분을 얻는단 말인가? 절대 아무것도 없다.

당신이 ‘디베스테이션’과 관련된 사실을 믿는다면, 내가 설득할 때 당신은 이 약물을 시도해 보겠는가? 중독되게 만들 거라는 걸 안다면, 아무리 모험심 많고 겁 없는 사람이라고 해도 혹은 멍청한 사람이라고 해도, 시험 삼아 한 번 시도해 보지는 않을 것이다. 그러나 이 약물에는 특별한 효능이 있고, 부정적인 면은 오직 빠져들었을 때만 나타나는 것이고, 한 번 시도해본다고 해서 쉽게 빠져들지 않는다고 그렇게 믿도록 세뇌됐다. 그렇다면 실제로 빠져드는 데 그리 오랜 시간이 걸리겠는가? 이런 상황에서도 우리 중 모험심이 강한 사람은 시도해 볼 수도 있다. 이제는 당신이 몇 년을 중독되어 있다가, 이제야 그 약물에 대한 진실을 나를 통해 물릴 정도로 명확히 알게 되었다고 가정해 보자. 또한 당신은 운 좋게도 즉시, 쉽게 그리고 영원히 당신을 풀어줄 요법 하나를 발견했다고 가정해 보자. 그 요법을 사용하기를 꺼리겠는가? 그게 정말 효과가 있다는 걸 알았다면.

일부러 그 덫에 다시 걸어 들어가려 하겠는가?

지금쯤이면 지금까지 설명한 그 약물이 바로 우리의 오랜 친구이자 버팀목인 니코틴이라는 것을 추측했을 것이다. 내가 제시한 몇몇 사실을 의심할 수도 있다. 특히 "신경조직을 체계적으로 파괴하며, 불안과 자신감 상실을 초래한다."는 것과 당신을 위해 좋은 건 "전혀 없다."는 것에 대해서 말이다. 하지만 그저 잠깐 내 설명이 진리라고 받아들여 보라. 이번에는 흡연과 연관시키지 말고 다시 한 번 읽어보라. 이제 다음이 당신에게 해당되는 것이라면 계속해서 스스로 담배를 갈구할 것이라고 잠시나마 그렇게 생각할 수 있는가?

- 흡연을 순전히 내가 설명한 약물로 인지할 수 있다.
- 흡연은 긴장을 완화시켜 주고, 집중을 도와주며, 용기와 자신감을 주거나, 스트레스와 지루함을 덜어주는 것과는 완전 정반대의 일을 한다.
- 탈출하기 위해 해야 할 일은 절대 다시는 담배에 불을 붙이지 않는 것뿐이다.
- 흡연과 관련된 주제가 머릿속에 떠오를 때면, "담배 하나만 있었으면…" "언제 내가 자유로워질까?"가 아니라 "유레카! 난 끊었어! 난 자유로워!"라고 생각한다.

담배를 갈망하는 것은 달콤한 과즙과 독을 함께 섞은, 독이 든 신성한 술잔과 같다. 흡연자는 그 과즙을 원하고 필요로 하는데 그 독을 함께 마시지 않고는 불가능하다. 흡연하는 사람 누구든 흡연자가 되는 것의 좋은 점과 나쁜 점을 나열하도록 하고, 각각에 점수를 매기도록 한다면 나쁜 점들의 점수 합계가 좋은 점의 점수를 훨씬 능가할 것이다. 그렇다면 우리의 이성이 하지 말아야 한다고 할 때 왜 우리는 계속하는가? 그것은 바로 그 잔 안에 세 번째 요소가 들어 있기 때문이다. 바로 우리의 이성적인 면을 압도하는 신비로운 힘, 중독!

능력 있는 마술사는 우리를 혼란스럽게 해서 그가 가진 속임수가 마술처럼 보이게 할 것이다. 하지만 그 속임수가 일단 설명이 되면, 그 신비는 사라져 버린다. 사실 그 잔 속에 달콤한 과즙은 없다.

‘Easyway 금연법’은 중독의 그 신비로움에 대해 설명해주고, 어떻게 해서 흡연자가 진정한 즐거움을 얻고, 버팀목이 된다고 믿는지 보여준다. 세뇌에 의한 인식 없이 흡연을 보게 되고, 헤로인이나 ‘Devastation’을 이해할 때처럼 있는 그대로 인지할 수 있게 된다. 그리고 포기해야 할 게 전혀 없고 실로 대단한 이득만 있다는 것을 알면, 우울함과 희생과 같은 느낌은 없을 것이다. 이 책이 끝나갈 때쯤 조급한 마음에 얼른 마지막 담배 한 개비와의 의식을 치르고, 그 다음에는 이미 비흡연자라는 걸 알면서 즐기고 있을 것이다.

담배는 인류와 자연이 함께 만들어 놓은 가장 미묘하고 교묘한 덫이다. 많은 흡연자가 스스로 선택했기 때문에 피운다고 믿는다. 다른 사람이 강요하는 것이 아니라는 건 사실이다. 하지만 흡연자가 되기를 스스로 선택하지는 않았다는 건 마찬가지로 사실이다. 그 덫에 대해 완벽히 이해만 한다면 당신은 자연스럽게 자유로워지고, 곰덫을 놓은 사람이 일부러 그 덫에 걸어 들어가지 않는 것과 마찬가지로 더 이상 흡연에 대한 욕구가 없을 것이다.

그렇다면 왜 나는 중독의 신비로움에 대해서 바로 설명하지 않는가? 이 단계에서는 당신이 나를 믿지 않을 것이기 때문이다. 진정 흡연에서 즐거움과 버팀목의 느낌을 얻은 사람이 없다는것을 어떻게 확신시켜 줄 수 있을까? 그 환상에 대한 설명은 간단하지만, 흡연에 대해 잘못 세뇌된 생각들을 모르면 내 설명을 믿지 않을 것이다. 하지만 먼저 살펴볼 절박한 문제가 있다. ‘Easyway 금연법’의 효과에 관한 것이다.

금연은 매우 쉽고 즐거운 일이다?

지금 청소년이라고 가정하고 공원 입구로 들어가 서성이다가, 거기가 너무 마음에 들어서 떠나고 싶지 않다고 상상해 보라. 시간이 지나면서 당신이 먹었던 그 정원 안의 과일에 독이 들어 있는 건 아닌지 의심하게 된다. 정원에 살고 있는 사람들에게서 음식에 독이 들어 있지 않았다는 것을 알게 되었다. 그리고 사람들이 대체로 총명하게 보이기 때문에 독에 대해 심각하게 걱정하지 않는다.

어느 순간 당신도 떠나고 싶어지는 시점이 온다. 정원은 거대한 미로이며 유일한 출구는 처음 들어왔던 입구임을 발견한다. 그 미로 안에는 스무 개의 교차점들이 있다. 빠져나가기 위해서는 각각의 교차점에서 정확히 어디로 가야 할지 추측해야 한다. 각각 교차점에서 제대로 선택할 가능성은 100만 분의 일보다 약간 큰 수치다. 단 한 번의 실수로 그 미로에 남는다. 다시 한 번 시도해 본다. 문제는 어디에서 실수를 했는지 알지 못한다. 그러면서 선택한 것 중 몇 개가 맞고, 몇 개가 틀린지 전혀 알지 못하면서 진척은 전혀 없이 헤메고만 있는 것이다. 결국은 다시 시도해 볼 이유도 없다고 결론짓는다.

이 비유로 인해 '의지력' 요법이 자연스럽게 떠오르는가? 사실 매우 비슷하다.

이번에는 각각의 교차점에서 올바른 길을 보여주는 미로의 공식적인 평면도가 있다고 가정해 보라. "이 평면도만 있다면 미로를 빠져 나가는 건 쉬운 문제야" 라고 생각할 것이다. 하지만 각각의 교차점에서 잘못된 정보를 준다면? 빠져나오기란 불가능하지 않지만, 어려움을 느낄 것이다. 이것이 바로 흡연자들이 니코틴 덫에서 빠져나오려고 할 때 대면하게 되는 상황이다. 보통 '전문가' 와 흡연자는 담배에 대해 모든 걸 안다고 믿는다. 그들이 당신에게 심어준 지식을 좀더 깊게 살펴보자.

대부분의 사람들이 대답하리라 생각되는 것에 "예" 혹은 "아니요" 로 표시하면서 다음의 설문지에 대답하면 된다. 당신이 실제로 생각하는 것은 일단 보류해 두라. 잠깐은 일반 대다수를 대변해서 당신이 대답하게 될 것이다.

나 역시 개인적으로 설문에 답하는 걸 좋아하지 않는다. 그래서 당신이 시장조사를 하거나 머리를 혹사하는 걸 원하는 것은 아니다. 또한 당신의 의견을 답하는 것이 아니다. 그건 이 설문지의 목적이 아니다. 최선을 다 해보라.

1. 흡연자들은 스스로 선택해서 담배를 피우는가?

2. 사람들은 습관적으로 흡연하는가?

3. 장기적으로 흡연해 온 사람들은 10대들보다 더 깊이 빠져들어 있는가?

4. 골초들은 보통 흡연자보다 더 깊이 빠져들어 있는가?

5. 젊은이들은 어른스럽고 근사하고 반항하는 느낌을 가지려고 흡연하는가?

6. 흡연자들은 바보 같은가?

7. 흡연자들은 특정한 담배의 맛을 즐기는가?

8. 식사 후의 한 개비와 같이 특정한 담배는 다른 것보다 맛이 더 좋은가?

9. 담배가 지루함을 덜어주는가?

10. 담배가 집중할 수 있도록 도와주는가?

11. 담배가 긴장을 완화시켜 주는가?

12. 담배가 스트레스를 풀 수 있도록 도와주는가?

13. 흡연자들은 흡연을 즐기는가?

14. 어떠한 사람은 중독에 약한 성격을 가지고 있는가?

15. 담배가 체중을 줄이는 데 도움을 주는가?

16. 니코틴 껌이나 패치, 스프레이가 도움을 주는가?

17. 금연하려면 의지력이 필요한가?

18. 신체적 금단고통을 겪어야 하는가?

19. 금연을 시도 중인 사람은 처음에 갈망과 신경과민의 시간을 참아내야 하는가?

20. 금연하는 게 어려운가?

당연히 당신의 대답은 "예"와 "아니요"가 섞여 있을 것이다. 놀랍게도 "아니요"가 모든 문제에 대한 정답이다. 이 연습의 핵심으로 돌아가 보자. 1998년 베이징에서 있었던 제10회 담배나 건강에 관한 세계 회의(World Conference on Tobacco or Health)에서 일명 세계적으로 손꼽히는 '전문가'로 알려진 사람들에게 이와 비슷한 설문지를 나누어 주었다.

이러한 '전문가'들이 흡연 '포기'를 도와주려면 흡연자들에게 건네는 각각의 조언은 미로에 대한 공식적인 평면도에 해당한다. 흡연자들이 의존하는 '전문가'들의 조언이 잘못된 것이라는 걸 깨닫는다면, 포기하는 것이 왜 그토록 힘든 것인지를 알 것이다.

나는 'Easyway 금연법'이 흡연자의 100퍼센트를 쉽고, 즉시 그리고 영원히 금연하게 만든다고 주장한다. 그렇다면 왜 그 100퍼센트가 모두 성공하지 않는가? 모든 가르침을 그대로 이해하고 따르기가 쉽지 않기 때문이다. 앞에 예를 들었던 미로에서는 실수를 한 번이라도 하면 그대로 남아 있게 된다. 흡연에 관해서는 한 번 혹은 그 이상 가르침을 무시한다고 해서 금연을 못하거나, 금연이 쉬움을 알지 못하게 되지는 않는다. 하지만 덜 쉽고 덜 즐거워지고 그 덫에 다시 빠질 가능성이 더 높아진다.

'Easyway 금연법'의 모든 가르침을 잘 따른다면 절대로 실패할 수 없다. 종종 다음과 같은 편지를 받는다. "선생님께서 말씀하신 모든 걸 이해하고 동의하였고, 또 모든 가르침을 그대로 따랐어요. 심지어 패치 보조제를 사용하기까지 했는데도, 전 여전히 담배를 피우고 있어요."

말할 필요도 없이 가르침 중 하나가 바로 어떤 대체재도, 특히 니코틴을 함유하고 있는 것은 쓰지 말라는 것이다. 아마도 이제는 수십 개의 어려운 가르침이라고 생각하여, 아인슈타인 정도로 똑똑해야 이해할 수는 있는 게 아닌지 걱정할지도 모르겠다. 하지만 실제로는 이 책을 읽는 동안 따라야 할 몇 개의 가르침만이 있을 뿐이다. 가장 힘이 드는 첫 번째 가르침이 있다.

열린 마음을 가져라.

아마 당신은 잘난 체하는 얼굴로 거기 앉아서 "이게 가장 힘든 가르침이라면 아주 누워서 떡먹기네."라고 생각할 것이다. 그렇게 생각한다면 이미 당신은 실패할 운명에 처해 있는지도 모른다. 친구들에게 마음이 열려 있는지를 물어보라. 그들 중에서 "아니 별로, 반대로 난 오히려 속이 좁아." 라고 말하는 친구가 한 명이라도 있는지 보라.

세상에는 믿어지지 않을 정도로 모든 사람이 편협과 편견을 가지고 있다는 사실을 이미 알고 있을 것이다. 이 세상에서 오직 당신과 나만이 열린 마음으로 절대 성급하게 결론내지 않으며, 모든 진실을 파악한다. 그리고 양방의 입장을 모두 들어본 후에야 판단을 하는 유일한 사람이라는 게 우습지 않은가? 세뇌라는 걸 얕보지 마라. 그것은 강력하다. 내가 말하는 것에 대해 의심해야 할 뿐만 아니라, 당신의 관점과 '전문가' 들이 믿도록 세뇌시켜 놓은 사실들에 대해서도 의문을 가져야 한다.

그 다음으로 힘이 드는 두 번째 가르침이 있다.

행복한 마음가짐을 내내 유지하도록 하라.

흡연 문제로 인해 당신의 정신 상태가 아주 나빠졌으며 실패를 두려워한다는 것을 안다. 그렇다면 이 단계에서 당신이 낙관적이기를 어떻게 기대할 수 있을까? 다시 한 번 말하지만 당신은 얻을 건 많고, 잃을 건 절대적으로 하나도 없는 누구나 부러워할 만한 상황에 있다. 최악의 상황은 성공하지 않는 것인데 이 상황에서도 당신은 잃을 게 하나도 없다.

어떤 사람은 'Easyway 금연법'은 단지 긍정적인 생각을 연습하는 것이라고 생각한다. 당신은 할 수 있다고 말할 것이다. 하지만 그 이상의 것이다. 순전히 논리적으로 보이기 때문에 나는 항상 긍정적으로 생각하는 사람이다. "난 할 수 없어."라는 태도로 시작한다면 성취하는 건 아무것도 없다는 건 자명하다. 그렇지만 "할 수 있고 그럴 거야."라고 태도를 가진다고 해서 성공이 보장되는 건 아니다. 바꾸어 말해 긍정적으로 생각하려는 노력에도 우리는 여전히 '의지력' 요법을 사용하고 있기 때문에 담배 '포기'에 실패한다.

의심스럽다면 헤로인 주사를 놓지 않기 위해서 또는 코카인을 들이키지 않기 위해서 그리고 암페타민 중추신경을 자극하는 각성제를 사용하지 않기 위해서 긍정적인 시야를 가져야 하는지 자신에게 물어보라. 간단히 이러한 일은 절대 일어나지도 않을 거라고 말하는 것이 좀 더 현실적인가?

'Easyway 금연법'은 모든 가르침을 그대로 따르는 사람이면 누구에게나 효과가 있다고 보증하며, 담배가 당신을 황폐하게 만들면 만들수록 이걸 간절히 원할 것이다. 그러니까 모든 부정적인 생각은 치우라.

'Easyway 금연법'을 흥미진진한 모험으로 생각하라. 이 지구 상의 모든 흡연자가 남몰래 갈구하는 그것을 성취하기 위해서. **니코틴의 예속에서 벗어나기 위해서.**

세 번째 가르침이 있다. **이 책을 끝내기 전에는 끊거나 줄일 시도를 하지 말라.** 이 점은 제2장에서 간단히 논의했다. 이 가르침에 대한 이유는 적당한 시점에서 명백해질 것이다.

네 번째 가르침이 있다. **조급히 굴지 말라.** 이 책을 쓰인 순서대로 읽어야 하며 어떠한 경우에도 건너뛰지 말아야 한다는 것을 의미한다. 다시 읽으려고 또는 기억을 다시 살리려고, 의심이 드는 마음을 정확히 하려고, 필요하다면 언제든지 읽었던 앞부분으로 가도 좋다. 특히 때때로 내가 지금 제시하고 있는 가르침들을 다시 읽으면 도움이 될 것이며, "내가 진정으로 이 가르침을 따르고 있는가 아니면 그저 시늉만 하고 있는가?"를 자신에게 물어보라.

이 가르침들은 언제든지 이해하기가 쉬우며 이 책의 끝에 첨부되어 있는 부록A에서 찾을 수 있다. 내가 하나를 잊어버렸다고 생각하는 걸 대비해서 다섯 번째 가르침은 조금 후에 다룬다는 것을 미리 알려두겠다. 다음으로 넘어가기 전에, 이 장의 제목에 대해서 상기시켜주고 싶다. **왜 'Easyway 금연법' 누구에게나 효과가 있는가?**

이에 대한 대답은 간단 그 자체이다. 가르침을 그대로 따르라. 오직 다섯 개의 가르침만이 있고 모두 어렵지도 복잡하지도 않다. 데비가 느꼈던 그 도취감의 느낌을 얻으려고 당신은 그저 따르기만 하면 된다. 데비는 관대하게도 최고의 찬사를 주었으며 겸손하게도 그녀 스스로의 공헌을 무시했다. 금연을 쉽게 만드는 것은 내가 아니다. 멋지게도 금연하는 것은 쉽다는 게 사실이다. 이것은 진실이다. 내가 하는 일은 단지 당신에게 가르침을 한 다발을 주면서 어떻게 하면 당신도 금연이 쉬운지를 찾을 수 있도록 설명해주는 일이다. 당신은 단지 가르침을 따르기만 하면 된다.

이제 당신은 이렇게 생각할 수도 있다.

"정신을 놓지 말자. 데비가 편지를 썼을 때는 단지 2주째였어. 그녀가 지금 이 순간 담배를 피우지 않는다고 누가 장담할 수 있어?"

전적으로 옳다. 데비가 담배를 피우고 있다고 동의하는 것은 아니지만, 그녀가 그럴지도 모른다고 생각하는 것은 옳다. 실패의 뚜렷한 두 가지 단계가 있다. 첫 번째에서는 도취감을 얻지 않는다. 두 번째에서는 도취감을 얻기는 하지만 여전히 다시 빠져들게 된다. 의심할 여지없이 초창기에 내 클리닉을 찾아왔던 사람 중에서 엠마 프로이드는 가장 총명하고 괜찮은 사람이었다. 친절하게도 그녀는 내 비디오의 앞부분을 맡겠다고 자청했다. 그녀가 한 말은 여기에서 반복해 볼 가치가 있다.

"제 생애 정말로 후회하는 한 가지는 바로 14살이 되던 날 처음으로 물었던 담배였어요. 12년이 지난 시간에, 저는 하루에 스무 개를 피는 진정으로 즐기는 애연가가 되어 있었어요. 하지만 건강을 생각하면 몹시 무서웠어요. 신문을 펼 때마다 암이나 흡연의 영향에 관한 기사를 보곤 했죠. 그 페이지는 될 수 있는 한 빨리 넘겼어요. 누군가가 와서 담배로 내가 스스로를 죽이고 있다고 말할 때마다 전 담배 한 개비를 또 물었어요. 좋아하면서도 증오했고 친구가 어떤 치료사를 찾아 갔는데, 결국 하룻밤 만에 완전히 그리고 너무나 쉽게 담배를 포기하게 되었고, 제 갈등은 더 심해졌죠.

우리는 같이 담배를 피웠어요. 그녀도 저만큼 피우고 즐겼는데도, 그녀는 포기했고 전 그럴 수가 없었어요. 몇 주가 흐른 뒤에 다른 세 명의 친구가 같은 치료사를 찾았어요. 그런데 대단한 발표라든지 승리의 나팔소리라든지 하는 것 없이, 그들도 조용히 담배를 포기해 버렸어요. 그리고는 체중이 늘거나 하지 않았어요. 금단 증상도 없었어요. 나에게 설교를 하지도 않았어요. 그들은 흡연 클럽에서 빠져 나갔지만 전 아니었어요. 제 친구 중 일곱 명이 이 치료사로 인해 쉽고 완전하게 포기에 성공하게 되었을 때, 더 이상 이 사람을 모른 척 할 수가 없었어요.

1988년 12월 10일 알렌 카 선생님과 함께 했던 시간은 제가 처음 담배를 피웠던 14살 이후 가장 중요하고 효과적인 순간이었어요. 그때부터 많은 사람들이 그토록 쉽게 금연할 수 있도록 그가 뭘 말했는지를 물어보았어요. 설명하는 데 몇 시간이 걸릴 수도 있다고 말하면서 그들에게 전화번호를 주었죠. 당황스럽게 들리지만 않는다면, 이것으로 인해 제 인생이 바뀌었다고 말하고 싶어요. 이 요법은 정말 쉬우며, 효과가 있어요. 체중이 늘지도 않아요. 즐기세요!"

내가 그녀는 절대 다시는 빠져들지 않을 사람이라고 믿었다는 것을 당신도 이해하리라 본다. 하지만 그녀는 다시 빠져들었다.

그 문제는 논의를 해야 하지만 아직 여기서는 아니다. 순서대로 이야기하겠다. 성취하지 않는 한 잃어버릴 도취감도 없으므로, 우선은 어떻게 하면 행복한 비흡연자가 될 수 있는지에 집중하자. 마지막 장에서 어떻게 하면 평생 그대로 남을 수 있는지 논의하겠다. 하지만 지금이 바로 다섯 번째 가르침에 대해서 다룰 적절한 순간이다.

'개인적인 의견'을 기록해 두라.

'개인적인 의견'이 무엇인가? 남성이든 여성이든 모든 흡연자는 똑같은 감옥에 갇힌다. 그 감옥으로부터 빠져 나오는 열쇠는 세뇌를 제거하는 것이다. 'Easyway 금연법'의 목표가 모든 흡연자의 세뇌를 제거하는 것이다. 그러나 남성과 여성 사이에 실제적인 차이점 그리고 왜곡된 차이점이 분명히 있는 것처럼 각각의 흡연자는 개인이 가진 세뇌에 대항해 싸워야 한다.

잠깐 멈추어서 흡연이 당신을 위해서 무얼 하는지, 왜 흡연하는지, 왜 금연을 원하는지에 대한 당신의 생각을 적어보기를 바란다. 책을 읽고 조금씩 세뇌를 벗겨 가면서, 당신의 마음을 찌르는 어떤 것이건 그 '개인적인 의견' 자리에 써놓고 어느 페이지에서 일어났는지 기록해 두라. 지금은 관련성을 못 찾을지 모르겠지만 엠마와 똑같은 실수를 하지 않도록 도와줄 것이다.

니코틴의 덫은 대자연과 인류가 함께 만든 가장 교활한 속임수다. 능력 좋은 마술사는 그 속임수에 대한 열쇠를 절대 내놓지 않는다. 왜? 왜냐하면 그렇게 하면 신비로움과 환상은 사라져 당신이 어떻게 해서 처음부터 희롱 당했는지 의아해하게 될 것이기 때문이다. 니코틴 덫이 이와 똑같다. 일단 설명하면 우스울 정도로 이해하기 쉽다. 다른 신용 사기의 경우처럼 일단 그것이 속임수라는 걸 알게 되면 다시는 그것 때문에 쓰러지지 않을 것이다. 다시 말해 흡연하고자 하는 욕구가 영원히 사라질 것이다.

그게 그렇게 쉽다면 왜 나는 간단히 그 덫의 성격을 설명하지 않는가? 당신이 니코틴 덫을 확실히 알도록 하기 위해서다. 열쇠는 바로 그 설문지에 있다. 내가 발견하기 전에는 아무도 그 덫의 실제 성질을 이해하지 못했다. 그 주제의 간단함이 지나칠 정도로 혼란스러워졌고, 지금은 믿을 수 없을 정도로 복잡해 보인다.

소위 말하는 '전문가' 를 포함한 사회 전체가 의도치 않게 이러한 환상과 잘못된 생각을 굳어지게 했다. 우리는 그들의 말을 그대로 믿어 버린다. 전문가들 중 일부는 실제와 다른 정보들을 제공하여 흡연자들을 혼란에 빠지게 한다. 니코틴 덫을 간단히 설명하기 전에 우선 태어나면서 사실이라고 세뇌된 것들이 그렇지 않다는 것을 알아야 한다.

바꾸어 말하면 설문지 각각의 질문에 대한 성답이 "아니요"라고 내가 주장하는 것은 흡연에서 절대 진정한 즐거움을 얻을 수 없고, 흡연이 절대 버팀목이 되지 않는다는 것을 의미한다.

금연하는 것은 누구에게도 어렵지 않다. 흡연자들은 모두 건강, 재산, 에너지의 관점에서 흡연에는 상당한 불이익이 있다는 것을 안다. 따라서 흡연은 즐거움을 주고 버팀목이 되는 게 절대 아니며, 스트레스와 지루함의 주된 원인이며 실제로는 긴장완화와 집중을 방해한다는 사실을 이해하면 금연은 쉬울 뿐만 아니라 즐거운 일이라고 생각할 것이다. 사실 그것은 6장에서 설명한 '디베스테이션'이라는 약물의 그 이상도 그 이하도 아니다. 자유로 가는 길로 한 단계 더 가까이 가 보자. 다음을 자세히 살펴본다.

물고기가 미끼를 물듯이 점점 빠져들다

이 단계에서는 아직 사회가 사실로 인정하는 것들이 분명히 잘못되었다는 것을 증명하지는 않겠다. 내가 원하는 건 당신이 마음의 문을 열고 이러한 '사실' 들이 진정 옳은 것인지에 대해 스스로 의문을 던져보라는 것이다. 첫 번째 미신인 습관성으로 담배를 피운다는 명제에 대해서 이미 질문을 던져 보았다. 이 명제는 근본부터 뒤엎어버리는 경우다. 흡연을 하기 때문에 그것이 습관이 되는 것이지 그 반대는 아니다.

다른 사람이 강요하는 것이 아니기 때문에, 누군가가 금연한다면 그 스스로가 결정해서 그렇게 된 것이라고 자연스럽게 간주한다. 대부분의 흡연자는 처음 장난삼아 입에 물어봤던 담배를 잘 기억한다. 나도 그렇다. 아이러니하게도 우리가 기억하는 이유는 맛이 역겨웠고, 기침하게 하고 아픈 것 같은 느낌을 줬기 때문이다. 즐거움이란 건 없었다. 이게 바로 덫의 용수철을 움직이는 것이다. 젊은이들은 "왜 사람들이 이런 지저분한 것에 빠지는 거지?" 라는 자연스러운 반응을 가려 버리고 흡연자들은 보통 이걸 즐긴다는 환상을 묵묵히 받아들인다. 이 환상을 믿으면서 물고기가 미끼를 물 때처럼 그렇게 본인들도 빠져들고 있다는 것을 알지 못한다.

흡연으로 인한 즐거움은 습득하는 것이라고 말하는 사람도 있을 것이다. 그런데 왜 귀찮게 그걸 얻으려고 하는 건가? 몇 년을 줄곧 피워 왔더라도 담배의 브랜드를 바꾸거나 공짜로 하나 얻어 피운거라면, 여전히 그 새로운 맛을 습득해야 한다. 아주 약한 담배 브랜드(extra light brand)로 완전히 바꾸는 경우에도, 이미 적응되어 있는 강도를 얻어 보려는 요량으로 담배의 그 미세한 구멍들을 탁탁 치는 자신을 발견할 것이다. 덫에 빠지기 전에는 아무도 흡연이 필요한 사람은 없다는 것에는 논란의 여지가 없다. 긴장되고 집중이 안 될 때나 식사나 전화대화를 즐기기 위해서는 담배가 있어야 하는 사람들은 흡연자뿐이다. 다음에 당신이 여기서 빠져나오게 되면 비흡연자를 살펴보라. 그들이 담배를 피우지 않기 때문에 그렇게 행동하는가?

시험 삼아 피워봤던 처음 담배를 당신도 잘 기억할 것이다. 시험 삼아 해본 것이었지만, 결과적으로는 훨씬 그 이상이었다. 언제 의식적으로 장기적인 흡연자가 되어야겠다고 결정했는지, 언제 매일 흡연하기로 결심해서 그 후로 담배가 손에 없을 때 불안하고 초조해지고 안

절부절못하는 지경에 이르렀는지는 기억해낼 수 있는가? 이걸 기억하는 흡연자는 없다. 이유가 분명히 보이지 않는가? 우리가 모국어를 결정하지 않듯이 흡연도 결정에 의한 것이 아니다. 흡연은 우리가 자라온 문화의 한 부분일 뿐이다. 결국에는 우리 모두가 장난삼아 시작해 단번에 90퍼센트가 빠져든다.

진실은 우리 스스로 흡연자가 되기를 결정한 적도 없고 계속해서 담배 피우는 걸 결정한 적도 없다. 그 결정권이 본인에게 있다면 왜 금연이 그토록 어렵겠는가? 당신이 왜 이 책을 읽고 있어야 하겠는가? 나는 금연시도를 많이 했지만 실패했다. 그렇다면 분명히 흡연은 선택에 의한 것이 아니라 선택의 능력을 발휘할 수 없기 때문에 하는 것이다. 사실 우리가 어떻게 빠져나오는지 알 수 없는 덫에 걸리기 때문이 아닌가? 물론 본인 외에는 탈출을 막는 철창이나 교도관 같은 것은 없다. 자유로워지기를 간절히 바라지만 본인의 선택권을 발휘할 힘이 없는 이 상황이 바로 중독이란 게 아닌가? 나는 그 힘을 발견하게 되었을 때, 즉시 그리고 영원히 스스로 선택권을 발휘하는 즐거움을 맛보았고, 당신도 그렇게 될 것이다.

습관적으로 담배를 피운다고 믿어서 흡연이 오래되고 양이 많을수록 그 습관은 아주 깊이 뿌리 박혀 있다고 추정한다. 하지만 금연하는 사람은 보통 흡연자가 아니라 오랫동안 흡연을 해온 골초라는 명백한 사실을 보라. 사회는 젊은이들이 거기에 빠져들지 않도록 하는 데에는 참담히 실패했다. 이것은 어린 소녀들의 문제에서 더 심각했다. 보통 흡연자들에게는 금연할 필요나 욕구가 없다고 생각할지도 모르겠다.

하지만 그들은 선택이 아닌 덫에 걸려 담배를 피우는 것이라면, 누가 더 효율적으로 빠져들겠는가? 본인의 선택으로 흡연한다고 생각하는 사람이겠는가? 아니면 스스로가 덫에 걸려들었다고 믿는 사람들이겠는가? 덫에 걸려들었다는 걸 깨닫지 못한다면 거기서 빠져 나오고자 하는 욕구가 없을 것이고, 멈추고자 하는 욕구가 없다면 금연 가능성은 제로다. 물론 스스로가 덫에 빠져 들었다는 걸 인정한다고 해서 탈출이 보장되는 건 아니지만 그 가능성은 아직 살아 있다.

당신 혹은 주위의 흡연자에게 왜 흡연하는지 물어본다면 다음과 같이 대답할 것이다.

"그 맛이, 특히 식사 후에 담배 한 대의 맛이 기가 막혀요."

당신 혹은 그들이 실제로 담배를 먹거나 씹는다는 말인가? 어떻게 실제로 맛이 날 수가 있는가? 그렇다하더라도 같은 담뱃갑에서 나온 똑같은 담배가 경우에 따라 맛이 다를 수 있단 말인가? 대답을 못해 당황하고 있을 것이다. 담뱃갑 안에 있는 각각의 담배에 '아침용', '커피용', '식사 후용' 이라고 표시해 두지는 않는다. 흡연자는 담배가 지루함과 스트레스를 덜어주고 집중과 긴장완화를 도와준다고 말한다. 하지만 가만히 생각해 보면 스트레스 받는 상황과 긴장이 완화되는 상황이 정반대인 것처럼, 지루함과 집중도 상반된 것이다. 이 흡연자도 당신도 바보가 아니다. 한 시간 전에 복용한 똑같은 알약이 이번에는 정반대의 효과가 생기는 마법과 같은 약을 내가 팔려고 한다면, 당신은 나를 돌팔이 의사나 저능아로 간주할 것이다. 하지만 사회는 일반적으로 담배가 이러한 모순된 '혜택' 을 가지고 있다는 것을 즐거이 인정하는 듯하다.

그렇다면 왜 이런 모순을 받아들여야 하는가? 그 마법의 알약을 팔려는 돌팔이 의사나 저능아에게는 그토록 가차없이 다룬다. 그러면서 흡연의 모순되는 혜택은 그토록 순진하게 인정하고 믿으며 실제로 주장하는가? 특히나 그 조그만 친구 혹은 버팀목이 지나치게 비싸고, 끔찍한 부작용을 갖고 있다는 걸 충분히 알고 있으면서도 왜 그러는가?

모순은 여기서 끝이 아니다. 서양 사회에서 자신의 자녀가 담배를 피우도록 놔두는 부모는 한 명도 없을 것이다. 또한 본인이 흡연을 하는 경우에는 그렇지 않은 부모보다 더 맹렬히 그러지 못하도록 한다는 것이다. 그러나 이러는 부모들이 동시에 자녀들이 다 듣고 있는 상황에서도 흡연이 주는 즐거움과 버팀목의 역할에 대해서 이야기하면서 많은 시간을 보낸다는 것이다.

왜 이런 뻔한 위선을? 사실 위선은 아니다. 모든 흡연자가 선택에 의해서가 아니라 스스로 덫에 빠졌기 때문에 피우는 것이라는 걸 느낀다.

나는 이 단계에서 당신이 계속 담배를 피우고 있기를 바란다. 그 이유 중 하나가 일단 끊고 나서는 그것의 진실을 파악할 수 없다는 것이다. 당신은 이 순간 담배로부터 환상적인 즐거움을 얻고 있다고 믿는다. 그래서 끊고 나서도 여전히 그렇게 믿는다면 평생 그렇게 믿으면서 살게 될 것이다. 일단 담배로 얻는 즐거움이란 없다는 것을 알게 된다면 평생 그리워할 일도 없다는 걸 스스로 알게 될 것이다. 마음 속 깊은 곳에 그렇게 담배가 맛있고 즐겁다고 생각하고 있는지, 당신 스스로 확인해보라. 지금 한 개비를 피워보라. 집중해서 여섯 번 깊이 들이쉬어 보고 정말 즐기고 있는 게 무엇인지 스스로에게 물어보라.

여기서 중요한 것은 담배를 피울 때 느낌에 집중하는 것이다.

이 연습은 상상하는 것보다 훨씬 어렵다. 보통은 대부분 담배를 자동으로 피우기 때문에 그렇다. 담배를 피울 때마다 의식적으로 지저분하고 암을 유발하는 연기를 폐 속으로 들이마신다고, 그 순간의 담배가 암을 일으키는 시초의 담배라고 그리고 평생 5만 파운드의 돈을 써야 한다고 생각한다면 그 즐거움이라는 환상은 사라질 것이다.

이것이 바로 다른 방면에서는 솔직한 사람이 흡연에서는 스스로와 주위 사람들에게 왜 거짓말을 하는지, 그 이중 잣대와 위선을 설명해준다. 이것은 계획적인 기만이라기보다는 선택의 여지가 없는 상황의 문제다. 겉보기로는 도움을 준다고 아는 담배와 함께 바쁜 삶을 살면서, 이미 잘 정립되어 있는 근거들로 흡연하는 동기를 정당화하려는 상황의 문제다.

사람들은 그 근거를 반복하여 사용하며 여성의 경우에 실질적으로는 주위의 친구들이 합세하여 그걸 확고히 해준다. 일반적으로 여성은 어렸을 때부터 생각과 조언을 나누는 인간관계라는 좋은 정보망이 있다. 그래서 그러한 근거에서 핑계를 찾는 과정은 놀라울 정도다. 그녀는 살면서 어느 단계에서 계속해 흡연을 할 때 적절한 이유를 찾아 핑계 댈 것이다. 동시에 흡연하는 여성들의 지지를 받게 된다.

인간관계가 실패할 때 역시 담배는 위안이 된다. 진지하게 임하고 있는 관계에서 스트레스나 팽팽한 긴장감이 나타날 때, 담배가 있어 머리를 쥐어뜯어 버리고 싶은 광란을 멈출 수 있다. 그리고 롤러코스터처럼 갑자기 변하는 감정으로부터 잠깐 휴식을 취할 수 있다. 좀 더 나이가 들어 호르몬 불균형이 일어나는 등의 자연스러운 신체변화를 겪는 시기가 되면 여성 흡연자는 담배가 그 균형을 회복시켜주는 데에 절대적으로 필요하다고 단언한다. 하지만 삶의 어떤 굴곡의 경우와 시기에서건 이런 건 변명일 뿐이다.

진정한 진실을 감추는 변명 말이다. 어찌 되었건 누가 친구들 사이에서 홀로 당당히 일어서서 모두가 니코틴 덫에 빠져 있다고 말할 수 있고, 또 다음과 같은 결론에 다다를 수 있겠는가. **"나는 바보야! 이제 제발 그만해!"**

그런데 이것보다 더 끔찍한 건 '포기'라는 것과 담배 없는 삶에 대한 두려움이다. 따라서 우리는 "포기할거야, 그런데 오늘은 말고. 오늘은 시도해 볼 좋은 날이 아니야."라고 타협한다. 그리고 담뱃불을 붙일 때마다 자신이 얼마나 바보 같은지 되뇜으로써 스스로를 괴롭힐 이유가 없다. 그래서 결국 진실로 가는 마음의 문을 닫아 버린다.

스트레스, 긴장완화, 축하, 지루함과 집중의 시간에 흡연하고 싶어 한다. 그것 말고 삶에 다른 시간이 있기는 한가? 대부분이 담배가 가장 맛있다고 얘기하는 시간은 식사 시간과 잠자는 시간이다. 그런데 그때는 담배 자체를 피울 수가 없다. 나에게는 결코 '포기'할 적절한 시간이 절대 없을 거라는 생각이 들지 않는다. 이것이 바로 니코틴 덫뿐만이 아니라 모든 약물중독이 가지고 있는 교묘함 중 하나다. 당신이 평생 걸려들어 있도록 만들어진 것이다.

흡연자가 흡연에서 즐거움을 얻고, 든든한 버팀목이 되는 것이 사실과 다르다는 것을 확실히 말하지 않았다. 하지만 당신이 마음의 문을 열면 사회가 담배에 대해 세뇌시켜 온 '사실'이 앞뒤가 맞지 않는다고 생각할 것이다. 그리고 그러한 사실들은 모순적이고 상투적인 것들로 가득차 있다는 것을 확실하게 알게 될 것이다. 조금만 대충 조사해 보더라도, 이것은 바로 드러난다. 그렇다면 무엇이 진실인가? 다음을 깊이 살펴보자.

니코틴 중독으로 350만 명이 죽는다

담배 나무는 치명적인 식물과 같은 종에 속하는 강력한 독성을 지니고 있으며 해충제로도 쓰인다. 실험실에서 다루어질 때는 과학자들은 핵폐기물을 처리할 때 입는 것과 별반 다르지 않은 오염방지용 옷을 입는다. 이런 종류이 해충제 큰 병 하나를 (대략 안약 한 병 크기 정도의 15 mL에 해당하는 양) 사려면 허가를 받아야 한다. 헤로인 1그램을 살 때처럼 길거리에서 니코틴 1그램을 살 수 없다.

현재 350만 명의 사람이 매년 니코틴 중독으로 죽는다. 이 수치가 매년 증가하고 있다는 걸 알면 놀랄 것이다. 세계보건기구는 2030년대까지 이로 인한 사망수가 매년 천만 명을 넘을 것이라고 추정한다.

담뱃갑 하나에 보통 스무 개비가 들어 있는데 한 개비당 0.5마이크로그램의 니코틴이 들어 있다. 1그램은 1000마이크로그램이다. 담배 한 개비에 들어 있는 니코틴 양 그대로를 직접 정맥에 주사해 넣는다면 당신은 죽는다. 제발 내가 하는 이 말을 믿고 절대 실제 시험해 보지는 마라.

니코틴은 인류에게 알려진 가장 강력하고 중독성이 강한 약물이다. 한때 서양사회에서는 성인 남성의 90퍼센트가 넘는 사람들이 중독되어 있기도 했다. 담배를 한 모금 들이쉴 때마다, 작은 양의 니코틴이 같은 양의 헤로인을 정맥에 직접 주사해 넣었을 때보다 더욱 빠른 속도로 폐에서 뇌로 전달된다. 담배 한 개비 피우는데 스무 번 들이쉬어야 한다면, 단 한 개비로 니코틴 스무 번을 주사하는 것과 같다.

담배를 끄자마자 니코틴이 몸에서 빠르게 사라지기 시작하고 흡연자는 금단고통을 겪는다. 그는 금단고통은 '포기'를 시도할 때만 겪는 끔찍한 충격이라고 믿는다. 니코틴 때문에 실제로 신체가 겪는 금단고통은 아주 미비해서 거의 눈에 띄지 않는다. 공허하고 불안한 느낌으로 배고플 때 오는 느낌과 거의 같다. 손으로 뭔가를 해야 한다는 느낌을 알게 되고 그걸 "담배를 원해 혹은 필요로 해."라고 해석한다.

담배를 끈 지 30분 이내에 혈관 속에 있는 니코틴의 양은 반으로 떨어지고 한 시간 후에는 4분의1로 줄어든다. 바로 이 때문에 흡연자의 대부분이 하루에 스무 개비의 담배를 피운다. 다음 담배의 불을 붙이자마자 니코틴은 재충전되고, 그 공허하고 불안한 느낌은 사라진다. 이것이 바로 흡연자에게 만족을 주며 긴장을 완화시켜준다고 설명하는 즐거운 느낌이다. 이건 마치 쫙 조이는 신발을 벗어 버리는 것과 비숫하다. 젊은이들은 이걸 '일격' 혹은 '윙윙거림' 이라고 설명한다. 왜 서로 다르게 묘사하는 걸까? 그건 흡연을 배우고 있을 때에는 그 경험이 절대 즐거움으로 묘사될 수가 없어서이다.

그 공허하고 불안한 느낌을 '작은 괴물' 이라고 부르겠다. 왜 '작은 괴물' 이냐고? 실제로 신체에 해를 가하고 있으면서도 지각할 수 없을 정도여서, 거의 알아차리지 못하기 때문이다. 진실은 흡연자들의 99.99퍼센트가 그 '작은 괴물' 을 알지 못하고 살고 있다. 수년 동안 나는 자신을 니코틴 중독자로 불렀다. 또한 스스로 골프 중독자로 부르기도 했다. 두 경우 모두 내가 약물에 중독되어 있다고 생각하지는 않았다. 니코틴은 단지 내 손과 이를 더럽히는 갈색의 약간 지저분한 물질 정도로 생각했다. 결코 만족할 줄 모르는 그 '작은 괴물' 의 식욕을 채우는 것이 나를 포함한 모든 흡연자들이 담뱃불을 붙이는 유일한 이유라고 생각하지 않았다.

지금 이 단계에서 이 개념을 받아들이는 게 어렵다면 걱정하지 마라.

당신은 아마 "이렇게 간단한 것이라면 알렌 카가 이걸 적용한 유일한 사람이 아니겠지?"라고 생각할 것이다. 하지만 속임수는 진실이 밝혀진 후에야 그 교묘함이 더욱 분명해진다. 갈릴레오 이전에는 태양이 동쪽에서 떠서 서쪽으로 지기 때문에 '전문가' 를 포함한 모든 사람들이 태양이 지구 주위를 돈다고 믿었다. 그래서 사실이라 알려진 것을 의문시해야 한다는 것이 명백하다. 지금은 단순히 잘못된 생각 하나가 만든 환상이었다는 걸 안다. 하지만 그 단순한 환상은 너무나 강력한 것이어서 인류가 그 미신을 타파하는 데에는 백만 년이 걸렸다. 심지어 오늘날에도 우리는 태양이 우리 눈에 보여서 지구가 지축을 중심으로 돌고 있다고 그리기보다는 태양이 동쪽에서 떠서 서쪽으로 지는 걸로 시각화해 생각한다.

그런데 니코틴 덫을 제대로 파악하기 힘든 이유가 여럿 있다. 첫째, 그 '작은 괴물'이 단지 하나의 느낌이란 것이고, 그 느낌의 영향을 파악하게 된다 하더라도 그 느낌 자체는 여전히 눈에 보이지 않는다. 둘째, 그 느낌 자체는 지각할 수 없을 정도다. 셋째, 그 느낌은 배고픔이나 불안과 구별하기 힘든 것이어서, 상황을 더 혼란스럽게 한다는 것이다. 그리고 마지막으로 그 속임수의 주된 원인이라 할 수 있는 넷째, 앞뒤가 전도되어 작용한다는 것이다. '작은 괴물'이 당신을 꼼짝 못하게 붙들어 매고 담뱃불을 붙이게 할 때는 바로 담배를 피우고 있지 않을 때다. 그리고 물론 마지막 담배와 또 하나 피우고 싶은 느낌 사이에는 시간적 간격이 있다. 그러나 불을 붙이는 순간 안도감은 거의 즉각적이다. 조금 전보다는 긴장이 완화되고 스트레스가 줄어들었음을 느낀다. 어떻게 해서 불을 붙이는지 그것만 알 뿐이다. 어떻게 해서 이 작은 기적이 일어나는지는 이해하지 못한다. 알 필요도 없다. 그저 그 기적이 일어난다는 것만 알면 된다. 흡연자가 담배를 즐거움과 버팀목이라 여기는 건 당연하다.

덧붙여 말하자면 이 앞뒤가 전도되어 있다는 양상은 모든 약물 중독을 푸는 열쇠이기도 하다. 헤로인에 중독된 적이 없는 사람에게는 스스로 그 약을 주사하고 있는 중독자를 보는 건 무서울 것이다. 멀리서 지켜보는 사람들에게는 이 중독자가 근사한 환상을 얻으려고 하기보다는 금단의 고통을 덜려고 그러고 있다는 게 너무나 뻔하다. 중독의 또 다른 교묘함은 걸려들게 하는 건 바로 그 처음의 복용량이지만 그 과정은 아주 미묘하고 서서히 일어나는 것이다. 그래서 본인이 실제로 걸려들었다고 깨닫는 데에는 수년이 걸린다는 것이다. 끊으려고 하지만 끊을 수 없다는 걸 발견하게 될 때에야 비로소 이 진실을 알게 된다. 하지만 이 생각은 사라지지 않는다. 대신 핑계거리를 찾는다. "아직 때가 아니야!"가 그 중 가장 흔한 것이다. 처음에는 며칠이고 몇 주고 담배 생각 없이 갈 수 있다. 처음에는 손에 담배가 없다고 해서 공황상태에 빠지는 것은 생각만으로도 우스운 일일 수도 있다.

중독은 점점 나이 먹는 것과 비슷하다. 너무나 점차 일어나기 때문에 알기 어렵다. 전날과 다음날이 다르다는 걸 느끼지 않으며 매일 아침 거울로 보는 자신의 얼굴은 스물네 시간 전에 보았던 것과 똑같다. 하지만 10년 전에 찍은 사진을 본다면 변화는 뚜렷하다. 흡연도 마찬가지다. 빠져들기 이전에 본인이 스스로 사회생활을 즐길 수 있고 집중할 수 있고, 또 스트레스를 풀 수 있다는 사실을 잊어버린다. 심지어 무기력한 상태가 명백힐 때에노 그걸 그 작은 '친구' 라기보다는 나이 탓으로 돌린다.

당신이 그 덫에 빠지기 전에 얼마나 좋았는지를 사진 보듯 명확하게 볼 수만 있다면! 마지막 담뱃불을 끄고 나서 단 3주만 지나도 몸과 마음이 어떻게 변할지 그리고 기분이 얼마나 좋을지를 보여주고 싶다. 단순히 육체나 에너지의 측면에서만 얘기하는 것은 아니다. 스스로 얼마나 자신감 있고 완성된 느낌을 가질지에 대해서 말이다. "내가 정말 이렇게 기분이 좋아질까?” 라고 생각하고 있을 것이다. 의문점은 왜 이러한 것이 담배를 피우기 전에는 보이지 않았느냐는 것이다. 헤로인 중독자를 바라볼 때처럼, 흡연자들을 부러움이 아닌 동정 어린 마음으로 바라보게 될 것이다. 불행히도 내가 당신을 앞으로 3주 동안 투사해 볼 수는 없지만, 당신 스스로는 그럴 수 있다. 당신이 해야 할 것은 마음의 문을 열고 내 가르침을 따르면서 상상력을 동원해 보는 것뿐이다.

아마도 이미 3주 혹은 그 이상 동안 ‘포기’를 해본 적이 있는데 여태껏 내가 설명한 도취감의 상태와는 정반대되는 걸 느꼈을 것이다. 그게 나에게도 몇 번 일어나서 알기 때문에 당신을 의심하지는 않는다. 하지만 그때는 당신과 나 어느 누구도 ‘Easyway 금연법’을 사용하고 있지는 않았다.

이 책의 주제인 여성과 흡연이라는 문제로 들어가기 전에 다루어야 할 니코틴 덫의 중요한 면모가 하나 더 있다. 바로 면역성이다. 야생동물이 어떻게 음식과 독을 구분하는지 의문이 든 적이 있는가? 우리에게는 간단하다. 부모님이 지각이 있는 사람이라면 자녀들이 나이가 충분히 들어 이해할 수 있기 전까지는, 독성이 있는 물질에는 아예 가까이 가지도 못하게 할 것이다. 하지만 야생동물들은 어떻게 이것을 알까? 대자연은 이 지구상의 모든 생물이 살아 남을 수 있도록 도와주는 독창적인 장치를 마련해 주었다. 당신이 기르는 고양이는 애완동물로 길들여진 것이다. 그 고양이에게 독극물을 주는 건 상상도 못할 일이다. 하지만 고양이는 이 사실을 알지 못한다. 확실하지 않은 음식이 있을 때 고양이가 냄새를 맡아 보는 걸 본 적이 있는가? 그런 다음 조금

뜯어먹어 보고는 바로 즐겁게 넘겨 버리거나 혹은 시험 삼아 천천히 먹을 것이다. 종종 당신이 독을 넣었다는 듯 건드리지도 않고 꼬리를 들고 멀리 가버리기도 한다. 그 이유는 당신이 정말 독을 넣었을 경우다!

인간을 포함한 모든 생물이 가진 탁월한 능력 두 가지가 바로 후각과 미각이다. 뭔가 나쁜 냄새가 나면 그건 독이다. 아니라면 소량 먹어본다. 맛이 나쁘다면 그건 독이다. 이 장치는 아주 뛰어나기 때문에 아무리 좋은 음식이라도, 일단 부패하면 고약한 냄새와 맛을 낸다. 이러한 이유로 맨 처음에는 담배와 술이 고약한 맛이 난다. "나에게 독을 주고 있어요, 그러지 말아요!"라고 당신의 몸이 말하고 있다. 운이 좋은 사람은 이러한 경고에 주의를 기울이고 다시는 담배나 술을 하지 않는다. 하지만 우리는 끈질기게 고집하게 되고 결국 대자연은 우리를 버리지 않는다. 대자연은 "흠, 내가 충분히 경고를 줬어. 그런데 너는 멍청해서 그걸 무시했으니, 그럼 어쩔 수 없지."라고 말할 수도 있다. 하지만 그러지 않는다. 대신 한 번의 기회를 더 준다. 기침이 나게 하고 어지러움이나 메스꺼움이 더 나도록 하고, 이 경고마저 주의를 기울이지 않는다면 몸에 병이 나게 한다.

많은 사람들이 기침이나 아픈 듯한 느낌, 구토를 하는 건 그 자체로 병이라고 믿는다. 반대로 단지 병의 증상들일 수도 있고 종종 치료 과정 중에 나타나는 부분일 수도 있다. 또한 기침하는 것과 구토하는 것은 대자연이 인간이 폐와 위에서 독성 물질을 빼낼 수 있게 한 특별한 생존 장치이다.

우리를 보호하려는 대자연의 노력은 여기서 그치지 않는다. 우리가 규칙적으로 담배를 피우거나 술을 마시려고 하면, 우리가 바보라서 그렇게 결정하는 것이 아니라 선택권이 없기 때문이란 것을 대자연은 짐작하게 한다. 아이러니하게도 그 짐작은 정확하다. 대자연은 그 자체로 기적이라 할 수 있는 또 하나의 생존 기술을 만들어 준다. 다음을 살펴보자.

담배가 나를 잡아먹고 있다

우리 대부분은 사춘기나 노화의 문제는 내버려 두더라도 면역 체계나 자연스러운 신체 기능에 대해서 깊이 생각해 본 적이 없다. 종종 한 차례 병을 겪는 것은 지극히 정상적이라고 생각하면서 자라왔다. 그러나 누구도 노쇠한 나이에 이르기 진에 영원히 신체장애자가 된다거나, 불치의 병에 걸릴 거라고 예상하면서 살아가지는 않는다. 많지는 않지만 심각하게 아프게 될 때에는 의사를 찾아가 치료에 필요한 방법이나, 약이나 연고를 처방받는다. 우리의 면역 체계에는 이러한 것들이 없다.

나는 아주 최근에 이르러서야 인간이 야생동물 서식지를 더럽히지 않는다면, 동물들은 의사 없이도 잘 살아갈 수 있을 거란 생각을 하게 되었다. 사실 인간은 수천수만 년의 시간을 의사나 의료 장비의 도움

없이 살아남았다. 어느 의사건 지금까지는 가장 강력하고 효과적인 치료법은 우리가 갖고 태어난 탁월한 생존 장치인 면역체계라고 말을 할 것이다.

우리의 면역 체계는 병에 대항해 싸울 뿐만 아니라 아주 고도로 발달되어 있어서, 규칙적으로 우리 몸에 독성물질을 주입한다면 그 면역 체계는 그 물질에 대해 부분적으로 면역성을 만들어 낸다. 라스푸틴 (Grigori Yefimovich Novykh, 1872~1916 :러시아의 수사 니콜라스 2세와 알렉산드라 황후의 신임을 얻어 국정에 참여한 인물)은 보통 사람을 죽일 수도 있는 양보다 스무 배 많은 양의 비소에도 살아남을 수 있었다. 그가 오랜 시간에 걸쳐 비소에 대한 면역성을 길렀기 때문이다. 쥐는 3세대만 거치면 와르파린 쥐를 죽이려고 만든 독성물질에 살아남을 수 있게 된다.

우리가 정기적으로 담배를 피우고 술을 마시게 되면 우리 몸은 그 지독한 맛과 치명적인 영향에 대한 면역성을 기른다. "훌륭해! 내 면역 체계 때문에 폐암, 폐기종, 동맥 경화증 같은 사람을 죽이는 병 같은 건 안 걸리겠군."이라는 생각이 든다면 그 약물에 대해 부분적으로나마 면역성을 기르고 있는 것이다. 설명이 더 필요할 것이다.

흡연자가 좋은 날도 있고 안 좋은 날도 있는 것처럼 비흡연자도 그렇다. 문제를 혼란스럽지 않게 하려고, 그 첫 번째 담배를 피우기 전에는 흡연자와 비흡연자 모두 비슷한 상태라고 가정한다. 물론 그 첫 번째를 물었을 때 기침도 나고 어지럽기도 했을 것이다. 하지만 다시 그 독성이 담긴 영향은 무시하고 아직은 둘 다 비슷한 상태에 있다고 가정하자. 하지만 그 첫 번째 담배의 불을 끌 때 니코틴은 서서히 몸에서 사라져 금단 상태를 경험하게 된다. 이 단계에서 그 공허하고 불안한 느낌은 아주 미비해서 깨닫지 못할 수도 있다. 이때 흡연자의 상태는 동등하기보다는 약간 아래에 있다. 담배 한 개비를 더 피우면 니코틴은 재충전된다. 그리고 그 공허하고 불안한 마음은 사라져 첫 번째 담배를 피우기 전과 완벽히 똑같은 상태로 돌아갔다고 느끼게 된다.

이것이 환각 작용의 개념이다. 여기서 내가 주장하는 것이 사실이라면 흡연을 계속하게 되는 유일한 이유는 첫 번째 담배를 피우기 전과 똑같이 느끼기 위해서다. 다시 말해 담배 한 개비를 피워서 얻을 수 있는 즐거움과 버팀목이란 것은 결국 **비흡연자의 상태처럼 느끼는 것이다.**

담배가 즐거움을 주고 버팀목이 된다고 믿는 것은 환상이다. 담배가 긴장을 완화시켜 준다고 믿는 것은 꽉 조이는 신발을 신어야만 발이 편하다고 느끼는 것과 똑같다. 그리고 두 번째 담배가 당연히 문제를 해결해 주지는 않는다. 오히려 남은 생애 동안 계속될 금단고통을 유발할 니코틴을 몸에 더 주입하는 것일 뿐이나. 그래서 진정한 즐거움과 약물중독은 다르다고 말할 수 있다. 나는 바다가재를 좋아한다. 그러나 그거 없이도 몇 년을 잘 살 수 있으며 조금도 괴롭지 않다. 바다가재가 눈앞에 안 보인다고 해서 불안하거나 당황스럽지 않으며, 바다가재 스무 마리가 내 목 주위에 걸려 있지 않아도 불안하지 않다. 흡연은 쇠사슬과 같은 효과가 있다. 각각의 담배는 다음과 같은 필요성을 만들어 낸다.

면역성으로 다시 돌아가 보자. 우리 몸이 니코틴에 대한 면역성을 만들어 낸다. 하지만 담뱃불을 다시 붙여도 담배 피우기 이전의 상태로 돌아가지는 않는다. 영원히 스스로 정상이라고 믿는 불쾌한 상태의 니코틴 속에서 살게 된다. 더 슬픈 일은 문제를 해결해 주리라 진심으로 믿는 행동 하나를 이미 몸에 익혀 버렸다는 것이다. 다른 모든 마약 중독의 경우처럼 그 버릇은 점점 더 자주 담뱃불을 붙이는 것이고, 결국에는 그 과정이 굳어진다. 동시에 독이 주는 결과와 경제적인 측면에서의 영향 또한 누적된다. 다른 마약 중독처럼 니코틴이 당신을 쇠약하게 만들수록, 버팀목이고 친구가 된다고 믿고 있는 것에 대한 필요성은 더 커진다. 내가 줄담배를 피우는 지경에 이르렀을 때 이미 나는 그 약물의 효과에 완벽한 면역성이 있는 상태가 되어 있었고, 흡연이 버팀목이나 즐거움이 된다는 환상조차 있지 않았다. 신체적 상태가 너무 안 좋아 당장 끊지 않으면 곧 죽을 거란 걸 알았다. 그렇지만 정신적으로는 버팀목이 되고 있어서, 끊기보다는 차라리 죽을 준비를 하게 되었다.

지금이 모든 중독이 가지는 가장 중요한 모습 중 하나를 논의할 적절한 시간이다. 젊고 건강할 때는 흡연을 할 경제적 여유가 된다고 가정했을 때, 건강에 대한 영향은 그다지 큰 문제가 되지 않고 본인 또한 끊고자 하는 특별한 욕구가 없다. 그 '작은 괴물'을 떨쳐버리는 데에 점점 더 면역성이 커진다. 그래서 섭취량도 늘어나고 결국 문제는 악화된다. 흡연자의 기침은 심해지고 점점 더 무기력해지고 숨쉬기가 어려워진다. 이것이 스트레스를 더 증가시키고, 또 담배를 더 피우게 하여 건강과 경제적 문제는 악화된다. 결국 흡연에서 어떠한 즐거움도 얻지 못하고 있음을 어렴풋이 알게 된다. 이 단계에서 처음에 시도해 볼 수 있는 해결책은 줄이는 것이지만, 당신은 이미 내가 '결정적 시기'라고 부르는 단계에 도달한 상태다. 모든 약물 중독이 이르게 되는 단계로 그 중요성을 이해해야 한다. 곤충 한 마리가 낭상엽 식물 안에 있는 과즙에 반해 거기에 빠진다. 결국 그 안에 갇히게 되고, 얼마 안 있어 자기가 그 식물을 먹고 있는 것이 아니라 그 식물이 자기를 먹고 있다는 것을 알게 된다.

뇌의 한 부분에서는 담배를 더 피우라고 계속 종용하는 반면에 다른 한 부분에서는 덜 피우라고 말한다. 이제 당신은 누구도 따라올 수 없을 정도로 너무나 많은 양의 흡연을 하고 있다. 이제부터는 스스로 흡연자인 걸 즐기는 환상을 묵묵히 받아들이지는 않을 것이다.

그 '작은 괴물'이란 것이 전의 행복하고 건강했던 젊은이를 이러한 상태로 만들 수 있는 것이라면, 이 괴물은 절대 작지가 않은, 광대한 크기를 가진 것이 아니냐고 생각할 것이다. 신체적 금단 현상은 그다지 주된 문제가 아니어서 나는 '작은 괴물'이라 부른다. 이미 설명했듯이 이 괴물은 아주 미비해서 그 존재조차 모를 때도 있다. 우리는 단지 그 괴물을 "담배를 원해" 정도로 인식한다.

금단의 신체적 영향을 볼 때가 있다. 담뱃불을 붙이지 않고 보통 때보다 더 오래 버틴 흡연자를 관찰해 보라. 불안해하고 안절부절못하면서 라이터를 만지작거리거나, 담뱃갑을 계속 가볍게 두드린다. 결국 손이 입 근처로 올라가 턱 주위 근육을 긴장시킨다. 바로 흡연자가 손으로 무언가를 해야 할 필요성을 느끼는 기분 상태를 설명한다.

그룹 상담의 초반부에서 사람들은 내가 말하는 것을 그대로 따르는 데에 상당히 조심스러워 한다. 상담 내내 흡연하라고 용기를 북돋워주지만 보통은 한동안 담뱃불을 붙이지 않고, 아무도 용기 있는 첫 타자가 되지 않으려 하는 때가 생긴다. 그들은 점점 불안해하고 손은 모두 입 주위로 올라간다. 잠시 나는 말하던 것을 멈추고 모두들 지금 불안해 보인다고 지적한다. 내가 지적하는 이유는 다른 사람을 괴롭히거나 당황스럽게 만드는 걸 좋아해서가 아니라, 다음과 같이 두 가지 이유 때문이라고 설명한다.

첫째, 진실을 스스로 볼 수 있게 하기 위해서다. 흡연을 할 때 긴장이 이완되는 것을 보여주기보다는 그렇지 않을 때 확실히 긴장 이완이 안된다는 것을 말이다.

둘째, 점점 더 불안해지고 있을 뿐만 아니라 집중력 또한 잃고 있다는 것을 알려주기 위해서이다. 이러한 이유로 당신이 이 책을 다 끝낼 때까지는 담배를 계속해서 피우라고 주문한다. 불안하고 흥분한 상태로 거기 앉아 있기를 바라지 않는다. 내가 설명하는 진실에 대해서 충분히 편안한 상태로 받아들이고 있기를 바란다.

이것이 흡연이 집중을 도와준다는 걸 인정한다는 뜻인가? 오히려 반대로 나중에 더 설명하겠지만, 흡연이 집중력을 방해한다는 증거다.

운이 좋게도 이 약물 자체에 대단히 중독된 것은 아니다. 그 '작은 괴물' 은 단지 좀 더 큰 환상의 부분에 불과하며, 심각한 문제를 초래하는 촉진제는 바로 다음이다.

담배는 나의 정신적 버팀목

'큰 괴물'은 바로 세뇌다. 즉 흡연이 진정한 즐거움을 준다거나 버팀목이 되어준다고 믿는 것, 끊기 위해서는 엄청난 양의 의지력을 소모해야 하고 끔찍할 정도의 정신적 충격을 겪어야 할 것이라고 믿는 것, 그 불가능한 금연에 성공하게 된다면 사회생활이 전과 같이 즐겁지는 않을 것이며 스트레스를 푸는 것도 어려울 것이라 믿는 것. 또한 이 '큰 괴물'은 앞서 설문지에서 작성했던 모든 환상들을 그대로 믿는 것도 포함한다. 따라서 스무 가지의 항목은 절대로 모든 세뇌를 다 포함할 정도로 완벽하지가 않다.

지금까지 중 이 책의 가장 어려운 부분에 이르렀다. 나는 오만하고 광신적인 우월주의자적이라는 비난을 받아왔다. 이런 비난은 그다지 나를 괴롭히지는 않는다. 그렇게 보이는 데에는 합당한 이유 몇 가지가 있다.

옳지 않다는 나의 주장은 옳다고 여기는 '전문가' 들과 충돌 속에서 나왔다. 수년에 걸쳐서 나는 많은 전문가가 일반적으로 퍼져 있는 생각과 비슷한 방법으로 흡연에 접근한다는 걸 관찰했다.

나를 놀라게 했던 건 그들의 눈 가리고 아웅하는 식의 태도와 급진적이긴 하나, 명백히 효과가 있는 접근법을 받아들이기를 꺼리는 모습이었다. 20년이란 시간이 흐른 지금에서야 점점 많은 전문가들이 중요한 것은 각 중독자의 심리상태이지, 물질적인 그 무언가가 아니라는 사실을 깨닫고 있다.

약물 중독에 관한 나의 축적된 지식은 20년도 넘는 시간 동안 중독자들을 다루면서, 그들이 가진 질문과 걱정들을 효과적으로 대처함으로써 얻어진 것이다. 내 주장을 조금 부드럽게 말한다면 당신은 그들 전문가의 말을 믿을 가능성이 적으며, 결과적으로 그들의 지시 사항을 따르지 않을 확률이 높다.

흡연 감옥의 암호를 푸는 것에 성공한 이유가 나의 지성 때문이라고 생각하는 게 나 자신에게는 좋을 것 같다. 하지만 그것은 다른 흡연자에게는 사라져버렸지만 나의 눈에는 특별히 다가왔던 사건, 사고와 추론의 모든 결론이었다. 그것은 모든 가정이 소유해야만 하는 절대적인 생각의 결과물이다.

담배의 맛이 각각 다르다는 것은 환상이다.

내가 처음 담배를 시작했을 때는 '블렌드'(2종 이상의 담배를 섞은 혼합물 형태)라는 것이 그다지 세련된 종류의 것이 아니었다. 그리고 '흡연을 도와주기' 위해서 목을 축여 주는 아몬드 오일이나 바닐라, 글리콜과 같은 감미료가 섞여 있지 않았다. 첫 담배가 얼마나 고약했는지 지금도 기억하지만, 나는 곧 줄담배를 피우는 사람이 되었다. 줄담배 흡연자는 결코 흡연의 일상은 즐겁다는 환상을 그대로 받아들일 수 없다. 순한 양처럼 그대로 받아들이지 않고 나만의 길을 가는 나 자신의 모습이 항상 자랑스러웠다.

나의 아버지가 매일 아침 기침을 하고 캑캑하는 소리를 내신 것을 보면서, 아버지가 흡연에서 어떠한 즐거움도 얻어내지 못하고 있다는 걸 확신했다. 내 삶의 다른 모든 부분에서 나는 관리가 잘됐다. 어떤 누구도 나를 지배하는 걸 받아들이지 않았다. 하지만 내가 무척이나 싫어했고 나를 곧 죽이리라고 생각했던 담배는 나를 완전히 지배했다. '포기'를 시도할 때마다, 집중이 안 되고 삶을 즐길 수도, 스트레스를 풀 수도 없을 정도로 무척 비참했지만, 그 유혹을 물리치기에는 나약한 것으로 느껴졌다.

그때 나의 아들이 가족의학백과사전에서 발췌한 부분을 읽어 보라고 건네주었다. 흡연이 나를 죽이고 있다는 걸 이미 알고 있다고 굳이 설명하지 않았다. 그 발췌문을 반 건성으로 읽었고, 그것은 모세혈층, 아드레날린, 노르아드레날린, 생화학 반응, 억제성 세포와 같은 용어로 구성된 알아듣기 힘든 전문서적이었다. 하지만 무슨 영문인지 설명할 수는 없지만 나는 계속해서 읽어 내려갔고 반복해서 읽고 또 읽었다. 그때의 경험을 묘사하자면 똑바르게 보였던 이미지나 형태 같은 것을 오랫 동안 뚫어지게 쳐다보고 있으면, 어느 순간 내 눈앞에 완전히 다른 그림으로 나타나는 것과 비슷했다. 눈을 깜박이면 그 환상은 사라져 버린다. 조금씩 그 언어를 이해하기 시작했다. 그 발췌문은 니코틴이 몸에서 빠져나가면 흡연자는 공허하고 불안한 느낌이 들게 되는데, 담배 하나를 더 피움으로써만 해결할 수 있다는 것을 알려주었다.

한 번이 아니라 여러 번 눈을 깜박여 보았다. 그 새로운 그림은 이전에 있던 이미지의 무게에 다시 사라지기는커녕, 거기에 그대로 머물러 있었으며 원래의 이미지와는 확연히 다른 것이었다. 더 분명히 설명하겠다. 니코틴이 몸에서 사라질 때 흡연자들은 공허하고 불안한 느낌을 겪는데, 오직 담배를 다시 피워야지만 해결할 수 있다는 것을 전에는 몰랐다. 명백하게도 의학 전문가와 함께 담배 회사도 이 과정은 알고 있었는데, 단지 금연을 어렵게 하는 이유들 중 하나로 치부하고 있었다.

나의 대단한 발견은 흡연자가 계속해서 흡연하는 유일한 이유는 그 '가려움' 이 있는 곳을 긁기 위해서라는 것이다. 흡연이 즐거워서가 아니라 긴장을 완화시켜 준다든가 식사 시간을 향상시켜주고, 스트레스를 덜어주며 집중을 도와준다는 등의 이유 때문이 아니란 말이다. 뜨거운 물에서 손을 떼어 낼 때의 안도감을 느끼기 위해 일부러 손을 넣는 이는 아무도 없다. 하지만 이것이 바로 흡연자들이 하는 것이다. 일단 분명하게 보고 이해하게 되면, 즉시 그리고 영원히 멈추게 되고 그렇게 해서 행복해질 것이다.

처음에 시작할 때는 내가 발견한 걸 그대로 설명하면 흡연자 누구나 치유될 수 있으리라 믿었다. "보세요, 당신이 흡연하는 유일한 이유가 니코틴이 몸에서 사라질 때 그것이 당신을 불안하게 느끼게 하고, 재충전 되면 다시 안정된다는 겁니다. 사실 벗어 버릴 때 느끼는 안도감을 얻으려고 꽉 조이는 신발을 일부러 신고 있는 것과 똑같은 것이에요!" 라고 말이다. 얼마나 바보스러운가! 그것은 갈릴레오가 "아니에요, 태양은 실제로 하늘을 움직이는 게 아니에요. 사실은 지구가 자전을 하고 있는 것인데 이 때문에 그런 환상이 생긴 겁니다." 라고 말하는 것과 같다. 그리고는 그의 말을 그대로 받아들이기를 기대하면서 말이다. 이에 대한 사람들의 반응은 "지구가 돌고 있다면, 내가 느껴야지요. 돌아가고 있는 건 바로 당신 뇌입니다!" 이었을 것이다. 내가 대부분 들은 말은 "당신이 담배를 즐긴 적이 결코 없다고 말했을 때는 당신을 믿었어요. 그런데 내가 그렇다는 건 왜 당신은 믿지 않는 거죠?" 이었다.

내가 주장하는 것이 사실이라고 확신시키기 전에 사람들이 가지고 있는 세뇌와 환상들을 제거하고 그들이 진리라고 믿는 것들이 사실은 그렇지 않다는 것을 우선 보여줘야 한다는 것이 곧 분명해졌다.

'Easyway 금연법'은 세뇌를 제거하는 것과 니코틴 덫의 성질에 대해 설명해 주는 두 가지로 구성되어 있다. 둘 모두 의사소통을 통해 이루어진다. 남녀 간에는 기본적으로 육체적 및 정신적으로 다른 점이 있다는 것도 마찬가지로 분명하다.

이 두 가지 요소가 결합해서 이 책의 집필을 촉구시켰는데, 여기에는 좋은 소식과 나쁜 소식 두 가지가 다 있다. 안 좋은 소식은 담배 때문에 삶이 엄청나게 망가져서 절망적으로 끊기를 바라고 필사적인 노력을 했지만 성공할 수가 없었던 여성들이 종종 보내 온 편지이다.

좋은 소식은 데비와 같은 여성으로부터 받은 많은 편지들이다. 이들은 니코틴 중독에 대항한 나의 전쟁을 계속하도록 응원하고 고무시켜 줄 뿐만 아니라 지금까지 실패해 온 많은 이들에게 엄청난 자극이 되리라 생각해 왔다. 데비는 편지에서 어떻게 'Easyway 금연법'이 효과가 있는지에 대해서는 설명하지 않았다고 말했다. 그러나 그녀의 편지로 그녀의 마음가짐과 곧 당신도 느끼게 될 흥분 및 유쾌함을 봤다.

이것이 바로 우리가 성취하고자 하는 것이다. 다시 강조하건대 "나는 다시는 절대 담배를 피우지 않을 거야." 라고 생각하는 그러한 마음가짐이 아니다. 오히려 헤로인에 중독되어 본 적이 없는 사람이 헤로인 중독자를 향해 가지게 되는 태도이다. 담뱃불을 붙이는 사람을 볼 때 당신의 반응이 "애석해라, 내가 저걸 종종 할 수 없다니." 가 아니라 "저 불쌍한 얼간이! 나는 자유롭다니, 감사합니다!" 가 되기를 바란다.

이러한 마음가짐을 영원히 성취하려면 세뇌를 모두 제거하고, 흡연을 '디베스테이션'에 대한 중독 그 이상도 그 이하도 아닌 있는 그대로 받아들일 수 있어야 한다. 우리는 이미 세뇌의 어느 정도는 제거했고 질문을 던져 보기도 했다. 이제는 그 세뇌를 완벽히 지울 일만 남았다.

내 머리와 몸에서 풍기는 악취

외모에 세심한 관심을 기울이는 여성들을 보면서 항상 감탄해 왔다. 어떤 여성은 적절한 옷과 액세서리를 사는 데에 시간과 돈을 들이고, 머리를 하려고 거의 질식에 가까운 약을 참아낸다. 그리고 몸을 깨끗이 하고, 꼼꼼하게 화장을 하고, 마시막으로 향수가 너무 싸구려가 아닌지 혹은 너무 많이 뿌린 건 아닌지 점검한다. 결과는 예술이다. 하지만 이 모든 노력이 재떨이와도 같은 입 냄새 때문에 완전히 망가진다. 전형적인 예가 여배우 조앤나 럼리다. 그녀는 모든 것을 가진 놀라울 정도로 아름다운 여성인데, '담뱃불을 붙이는' 즉시 골초로 변한다.

물론 당신이 아직 모르는 것을 말하고 있는 건 아니다. 정면으로 맞서보라. 당신은 거울 앞에 서서 어떻게 하면 '유혹하는 듯' 담배를 피울 수 있을까 연습하면서, 그런 모습을 찾아보려 노력해 보았을 것이다. 섹시하게 담배를 피우는 것에 관한 인터넷 웹 사이트도 있다! 그런데 카메라나 캠코더의 렌즈가 당신에게 초점을 맞추고 있다면, 당신은 포즈를 취하고 입을 쑥 내밀어 섹시하게 담배를 물어보려 하겠는가? 절대 그런 일은 없다! 그런 다음에 미쳤다는 듯이, "담배를 어디다 비벼 끄지?"

이 주제에 관한 많은 편지를 받았다. "전 온통 문제투성이에요. 제 몸 구석구석에 비료를 좀 발라야 할 거 같아요. 스스로를 이해할 수가 없어요. 전 왜 이렇게 바보 같죠?" 걱정하지 말라. 모든 여성 흡연자는 대부분 그렇다 인정하기는 어려워 하지만 자신을 경멸하고, 왜 계속해서 흡연하는지를 이해하지 못한다. 그 이유는 두려움 때문이다. 니코틴 중독이 가진 엄청난 힘을 보여주는 또 하나의 예이다.

여성에게 받는 편지에 자주 등장하는 또 다른 주제는 흡연 때문에 생긴 안색과 혈액순환 문제이다. 나는 아버지와 누나 둘 다 담배로 인해 생긴 암으로 고통스런 죽음을 맞이하는 것을 지켜보았다. 의심할 여지없이 당신도 주위의 누군가가 니코틴의 영향으로 죽어 가는 것을 봐야 했던 비슷한 경험이 있을 테고, 그런 생지옥을 경험한 후에도 나처럼 당신은 끊을 수가 없었다. 나는 폐암에 걸리거나 걸리지 않는 것은 순전히 운이라고 생각했다. 당신은 내가 의사들이 환자들에게 흔히 쓰는 겁을 주는 방법을 쓰고 있다고 생각할 것이다. 하지만 아니다. 그러한 방법은 내 금연을 도와주지 않았고, 그게 당신에게는 효과가 있었다면 이미 당신은 자유다.

그런데 다음에 무는 담배가 폐암을 유발하는 시초가 된다면 그걸 피우겠는가? 내 몸속에서 실제로 어떤 일이 일어나고 있는지를 볼 수만 있었다면, 정말로 끊을 수 있었으리라 믿는다. 니코틴으로 더럽혀진 내 폐를 말하고 있는 것이 아니다. 이와 손에 묻어 있는 니코틴 흔적은 대부분 여성을 괴롭히는 것 중 하나지만, 나는 그다지 크게 신경 쓰이지는 않았다. 그러나 그것도 끊게 하지는 않는다! 많은 이가 담배 냄새를 숨길 수 있는 교묘한 방법을 찾아낸다. 그 중에서 손에 묻어 있는 얼룩을 지우려고 레몬 한 조각을 손가락에 문지르는 방법이 있다.

아니, 나는 당신의 혈관 속에서 천천히 축적되고 있는 끈적끈적한 오물에 대해서 이야기하고 있다. 그 결과는 미라클(그로 정원이나 화분에 쓰이는 식물 영양분의 브랜드 명)과 같은 화학비료를 섭취하는 것과 다르지 않다. 그 비료는 실제로 독성 물질이지만 작고 알맞은 양을 먹은 식물은 잘 자라는 것처럼 보인다. 진실은 식물이 매일 들어오는 그 독성물질에 대항해서, 여러 겹의 보호막을 만들어 내려고 모든 예방 차원의 힘을 다 쏟고 있는 것이다.

반복해서 그 물질이 들어오게 되면 결국 식물은 잎의 색깔이 변하게 되고, 검은 점과 시들어 가는 가지들로 쇠약해 지는 모습을 보인다. 그 독성 물질이 가져온 변화는 너무나 훤히 잘 보인다. 흡연을 하면 우리 몸의 모든 장기와 근육, 뼈로 공급되는 산소와 영양분이 일산화탄소와 다른 독성 물질들로 바뀐다. 그 결과로 내 안색은 계속해서 어두웠다. 우리는 이러한 변화를 담배 탓으로 돌리지 않고, 자연스러운 퇴색이나 힘든 삶 때문이라고 들면서 이러한 모습을 설명해 버린다.

그런데 푸석푸석한 얼굴이 있고, 피부에 생긴 기미도 발견할 것이다. 그리고 갑자기 일어나거나 할 때 눈앞에 검은 점들이 보이기도 하고, 혹은 심각한 하지 정맥류라는 질병이 발병할 수도 있다. 이 모든 변화를 태평스럽게도 나이 탓으로 돌려 버린다. 하지만 가장 안 좋은 건강상의 문제는 그 끈적끈적한 더러운 물질이 쌓이는 과정에 면역 체계가 제대로 기능하는 것 또한 방해한다는 것이다. 면역 체계는 하나의 은행과 같다. 비축해 둔 양이 한계가 있는 것이다. 계속해서 빼내 쓰다 보면 결국엔 당신 스스로 손해를 입고 마이너스 통장이란 게 없다는 걸 발견할 것이다.

흡연이 호흡곤란, 천식, 기관지염, 폐기종과 다른 호흡기 질환을 일으킨다는 것은 의사 도움 없이도 안다. 우리 모두는 이걸 안다. 하지만 종종 우리의 면역 체계에 대해서는 간과한다. 암을 포함하여 일상의 소소한 병과 질환에 대항해서 끊임없는 전쟁을 하고 있다. 만약 문제가 있다면 기능을 제대로 발휘하지 못하게 되고 우선 사항에 따라 일하게 된다. 우리에게 맡겨진 일이 너무 많을 때는 모든 일을 효율적으로 처리할 수 없는 상황이랑 비슷하다. 흡연자를 관찰해 보라. 그들 모두 어두운 안색, 푸석하게 말라 버린 피부, 생기 없고 무딘 눈을 갖고 있을 것이다. 당신이 운이 좋아서 심각한 병을 얻지 않았다면, 이것이 바로 흡연자가 평생 짊어지고 살아야 할 현실이다.

끊지 않으면 손발이 썩고, 결국 발가락을 절단해야 할지도 모른다는 의사의 경고를 받은 흡연자들의 이야기를 들어본 적이 있는가? 그들은 여전히 끊지 않는다. 발가락을 절단한 후에도 끊지 않으면, 다음에는 발이나 다리의 부분이 될 수도 있다고 경고를 받는다. 이 상황에 처해 있는 흡연자들은 의사가 자기를 속이고 있다고 생각하는 건 아니지만, 아직도 여전히 끊지 않는다! 당신이 이 같은데도 여전히 끊을 수 없는 상황에 있는 걸 상상할 수 있는가?

아니, 이것에 대해 더 지루하게 말하고 싶지 않다. 무서운 얘기는 없고 오직 좋은 소식만을 준비했다고 내가 약속했었다. 하지만 이건 아주 중요한 관점을 보여준다. 흡연자들이 담배를 피워서 얻는 근사한 즐거움과 버팀목의 느낌 때문에 금연보다 다리가 잘리는 걸 선택한다고 생각하는가?

데비의 편지를 다시 생각해 본다면, 그녀가 왜 그토록 흥분하고 열광하는가? 그녀가 전에는 그러했지만 더 이상은 담배를 피우지 않는 사람이 되었다는 사실이다. 비흡연자가 머리와 몸에서 어떤 냄새가 나는지 그리고 얼마나 기분이 좋은지 열심히 소리치는 걸 들어본 적이 있는가? 데비의 열광이 정말이라는 걸 오해하지는 말라. 그녀의 엄청난 흥분은 흡연자로 살면서 느낀 비참함에서 빠져 나왔다는 사실에까지 이른다.

'Easyway 금연법'의 도움 없이 금연에 성공한 사람이 분명히 있고 그들 중 몇몇은 그게 비교적 쉬웠을 것이다. 그들이 데비와 알렌 카에 대해 열광하는가? 별로 그렇지 않다. 그 이유는 그들은 아직 세뇌 대부분을 그대로 가지고 있기 때문이다. 끊기를 바라거나 혹은 금연에 성공한 사람들은 늘 '포기'라는 말을 쓴다는 걸 알았을 것이다. 내가 '의지력' 요법에 대해 말할 때도 마찬가지다. 이런 흡연자들은 스스로가 뭔가 진정 희생했다고 믿는다. 분명히 비흡연자보다는 흡연한 적이 있는 사람으로 남을 것인데, 대부분은 항상 투덜대는 흡연 경험자가 된다. "식사 후에 담배 하나를 무척 좋아했는데, 지금은 하나도 피울 수가 없어!" 라고 외친다. 'Easyway 금연법' 에서는 끊기, 중단하기, 가장 정확하게는 탈출하기라는 단어를 쓰지, 절대 '포기' 라는 단어를 쓰지는 않는다.

불행하게도 '포기' 보다는 죽기를 준비하는 흡연자들에 대한 이야기는 흡연에 대한 가장 완고한 믿음 두 가지를 강화시켜 준다. 담배가 엄청난 즐거움을 주고 버팀목이 되어 준다는 믿음, 그리고 니코틴 중독은 희생자들에게 흔들리지 않는 힘을 발휘한다는 믿음. 사지 절단이라는 위협에도 끊을 수 없다면, 알렌 카가 흡연자는 심각한 니코틴 금단 증상을 겪을 필요가 없고, 모든 이에게 금연은 쉽다는 것을 도대체 어떻게 보여줄 수 있을까? 남성보다는 여성에게 영향이 더 큰 다른 주제에 대해서 살펴보자.

배고픔을 참기 위해 담배를 피운다

일반적으로 왜 여성이 남성보다 더 배고픔에 대해 관심이 많은가? 다시 한 번 세뇌가 주된 원인이다. 여성은 수십 년 동안 '이상'적인 몸매와 '바람직한 외모'라는 이미지의 목표물이 되어 왔고, 이제는 남성도 비슷한 마케팅 전략에 힘없이 빠져드는 희생양이 되고 있는 듯하다. 신체 이미지는 문화적 표준의 대상이 되었다. 하지만 남성보다는 여성이 더 '이상적인 몸무게'나 '바람직한 외모'를 가지려고 노력한다. 많은 여성이 이걸 자기 가치의 측량 수단으로 보고, 많은 경우 이러한 목표를 어느 정도로 이루었느냐에 따라서 다른 사람과의 관계가 형성되기도 한다.

서양 사회에서는 음식은 '편의'를 위해 만들어지고 있다. 슈퍼마켓과 영향력 있는 음식 관련 거대 복합기업, 엄청난 양의 광고 캠페인은 다 같이 우리가 먹는 것까지 정해 주려고 노력하는 듯하다. 우리가 맛있게 먹는 음식 대부분은 기본적으로 보기에 좋고, 허기를 채워준다. 그리고 맛있으며 다량의 식품 첨가제와 설탕, 소금을 함유한다.

이것은 '짧은 시간에 바뀌어 버리는' 음식이다. 준비하기에 간편하도록 만들려고 거치는 제조 과정은 우리가 필요한 자연적 에너지와 영양분을 뺏어 버린다. 우리 몸의 체계에 천천히 발산하는 에너지와 비타민을 가져다주지 못한다. 즉, 우리의 에너지를 뺏어가 버린다. 정말이지 우리 몸은 그 안에 형편없이 조금 들어 있는 영양분을 찾으려고 열심히 일해야 한다. 눈에 띌 정도로 적은 영양분 때문에 우리 몸은 궁핍하게 되고 계속해서 배고픔을 느낀다. 가공식품 같은 음식을 더 먹게 된다.

이것이 고도로 정제된 음식을 먹음으로써 빠지게 되는 덫이다. 여성이 자신의 외모에 남성보다 더 많은 자부심을 가지기 때문에, 그 덫에서 빠져나오려고 무던히 노력한다. 불행하게도 사용하는 방법은 종종 기대하지 않은 역효과를 가져온다. 어떤 여성은 몸매를 유지하려고 이 방법 저 방법을 이용해 다이어트 하는 데에 삶의 많은 시간을 소비한다. 다이어트 대부분은 몸이 건강한 상태를 유지하기 위해 꼭 필요로 하는 영양분을 결핍시킨다. 하루 세 끼 적당하고 영양가 있는 식사를 하는 대신 방부제 처리한 대체재를 세 컵 마시는 것은 이치에 맞지 않다.

우리는 배고픔을 대단히 나쁜 것으로 간주하는 경향이 있다. 그렇지는 않다. 실제로는 우리가 원하든 아니든 상관없이 살아남을 수 있도록 대자연이 만든 탁월한 장치의 하나다. 야생동물이 어떻게 음식과 독을 구별해 내는지에 대해서 이미 얘기해 보았다. 그런데 왜 야생동물은 무엇보다 먹는 것을 우선시하는가? 그러지 않으면 죽기 때문이다. 사실이다. 하지만 동물 스스로가 그걸 인지하는가? 아니면 배고프기 때문에 먹는 것인가?

인간이 음식을 먹는 이유를 살펴보자. 분명히 그러지 않으면 살 수 없기 때문에 먹는다. "지금 당장 먹지 않으면 굶어 죽을 거야"라고 생각해 본 적이 있는가? 당연히 "나 배고파 죽을 거 같아!" 혹은 "너무 배고파. 뭔가 먹어야 해!" 와 같은 생각을 많이 했을 것이다. 이것이 정말로 죽어가고 있다거나 굶주리고 있다는 것을 뜻하지는 않는다. 사실 좀 과장되게 표현하고 있을 뿐이다. 최악의 경우는 배고파 어지러울 뿐이다. 이때 당신은 "배고파서 미칠 것 같아."라고 말할 것이다. 아기는 먹지 않으면 죽기 때문에 우유를 달라고 우는가? 명백하게도 아니다. 배가 고프기 때문에 운다.

배고픔은 환상적인 현상이다. 규칙적으로 영양적인 식사를 하면, 즉 자연 상태에 있는 음식을 먹으면, 다음 식사 시간까지 배고프지 않을 것이다. 그러면 충분히 하루에 세 끼로 배고픔을 충족시킬 수 있을 것이다. 당신은 몸에 좋은 음식은 맛이 별로라는 인상을 받을 수도 있다. 실제로 당신을 이롭게 하는 음식이 가장 맛이 좋다. 믿기 어렵겠지만 사실이다. 그렇게 믿는다면 나의 책 《The Easyweigh to Lose Weight》를 읽어보라.

배고픔을 느끼지만 허기를 채울 수 없을 때, 느낌이 좋지 않은 이유는 무엇인가? 실제로 배에서 꼬르륵 소리가 나기는 하겠지만, 신체적 고통은 없다. "먹고 싶어."라는 것은 공허하고 불안한 느낌이다. 이 느낌이 충족되지 않는다면, 곧 "먹어야 해"로 바뀐다. 음식이 부족하거나 얻을 수 없는 상황이라면 두려움과 공황상태가 심해져서 "음식을 구하지 못하면 곧 죽을 거야."로 바뀐다.

인간의 자연스런 본능은 생존을 목적으로 한다. 죽음에 대한 두려움은 실제적이고 강력하다. 이 두려움은 대단하다. 그래서 포식동물은 먹잇감이 보이지 않을 때에는 죽음을 감수해서, 크고 건강한 먹잇감을 공격한다. 심지어 인간은 먹을 것이 없을 때는 사람고기를 먹는 일도 있다. 아마도 나처럼 당신도 그러한 상황에 놓인 적은 없을 것이다. 또한 스물네 시간 동안 음식 없이 살아본 적도 없을 것이다.

니코틴에 대한 갈망은 음식에 대한 배고픔과 크게 다르지 않다. 현실에서는 음식에 대한 갈망이 더 강력한 영향이 있다. 알코올 중독자가 돈이 생기면 음식 대신 술을 사는 것처럼, 흡연자도 둘 다 살 수 없는 경우에 음식 대신 담배를 살 것이다. 이유는 대개 음식에 대한 배고픔은 하루에 세 번만 충족시키면 되지만 니코틴에 대한 갈망은 그보다 더 자주 충족시켜줘야 하기 때문이다. 보통 하루에 담배 스무 개비를 피우는 흡연자는 이 갈망의 상태를 일 년에 7,120번 경험한다. 우리는 보통 불편함을 해결하려고 행동을 조정한다. 니코틴 '가려움'이 다른 어떤 것보다 우위에 있다.

어떤 흡연자는 그 맛 혹은 그 행위 자체를 즐기기 때문이라고 말한다. 많은 이들에게 가장 특별한 담배는 하루 중 제일 처음 피우는 것이다.

아이러니하게도 우리를 기침이 나고 켁켁거리게 하는 것이다. 절대 즐거워 보이지 않는데 왜 담배를 피우는가? 왜냐하면 니코틴 없이 여덟 시간이 지났기 때문이다. 같은 시간을 음식 없이도 물론 잘 지낼 수 있지만 몸에 익힌 반응은 니코틴에 대한 갈망을 우선 충족시키는 것이다. 배고픔으로 인한 공허하고 불안한 느낌이 니코틴 금단 증상과 다르지 않지만, 하나를 충족시킨다고 해서 다른 하나가 충족되지는 않는다.

이 상황에서 흡연자의 마음에 일어나는 혼란스러움을 상상해 보라. 비흡연자는 이 문제가 없다. 이들 역시 공허하고 불안한 느낌으로 일어나지만 그 원인에 대해서는 혼란이 없다. 오래 굶을수록 허기를 채우는 즐거움이 더 커진다. 그래서 비흡연자에게 아침 식사는 가장 맛있다. 배고픔을 채우고 필요한 에너지와 영양분을 공급한 후에는 공허하고 불안한 느낌은 사라지고 하루를 즐길 준비가 된다.

하지만 흡연자는 추가로 더 한 공허함과 불안함이 일어난다. 줄담배를 피우는 사람은 매 시간 금단 고통을 치유해야 하는 습관이 있다. 흡연자가 니코틴 없이 여덟 시간을 보내는 것은 비흡연자가 음식 없이 거의 3일을 보내는 것과 비슷하다. 당연히 흡연자의 첫 번째 본능은 담뱃불을 켜는 것인데, 그 첫 담배가 얼마나 역한지는 상관이 없다. 불을 붙이기 좀전보다 절박함이 덜해지는 것은 사실이지만, 배고파서 느끼는 공허함과 불안함을 채우기 위해서는 아무것도 한 게 없다. 사실 면역 체계의 영향으로 니코틴에 대한 갈망을 부분적으로만 채웠을 뿐, 그 담배를 끄는 순간 니코틴의 연쇄고리는 다시 시작된다. 이와 같은 이유로 그 유명한 여배우에게 "아침을 먹는다고 기분이 더 좋아질 거라고 생각하지 않나요?”라고 물으면 “아니, 전 그래요! 아침으로 담배 다섯 대를 피우고 커피 세 잔을 마셔요!”라고 대답한다.

음식과 니코틴에 대한 공허한 느낌이 같은 것이라면, 어느 것이 다른 것보다 얼마나 더 큰지 어떻게 알 수 있을까? 니코틴에 대한 갈망은 담배를 피운다고 해서 온전히 충족될 수 없다. 그래서 흡연자는 영원히 배고픈 상태로 남게 된다. 이렇게 해서 식사 후의 담배 한 개비가 그토록 중요해진다. 비흡연자는 허기만 채우면 완전히 느긋해진다. 흡연자는 담배를 피우지 않고는 식사를 즐길 수 없다.

아이러니하게도 흡연자가 ‘의지력’ 요법을 사용해서 금연을 시도할 때 상황은 더 혼란스러워진다. 담배를 피우는 동안 우리 몸이 진정으로 원하는 것은 음식임에도 우리는 끊임없이 규칙적으로 담뱃불을 붙여 왔다. 다시 말해 음식을 담배로 대체해 온 것이다. 일단 금연을 결심하면 니코틴은 하루 이틀 만에 몸에서 다 빠져나가지만, 한동안 우리 몸은 공허함과 불안함을 계속해서 경험한다. 우리는 그 느낌을 “담배가 필요해 혹은 원해.”로 이해한다. 이건 아주 혼란스러운 상황이 아닐 수 없다. 더 이상 담배를 원해서는 안 된다고 수도 없이 스스로에게 이야기했다. 하지만 다시 담배 한 개비를 원하고 있다. 흡연으로 그 느낌을 부분적으로나마 해소시킬 수 없다. 그래서 이번에는 반대로 초콜릿을 먹거나 뜨거운 음료를 마시고, 껌을 씹는 등의 방법으로 해결하려 한다. 하지만 이러한 대체재들은 ‘작은 괴물’을 조금도 해소시켜 주지 않는다.

담배 피우는 것 대신 사탕을 많이 먹어서 식욕을 망치고, 몸무게는 더 늘어 결국 좌절하게 한다. 이유는? 이유는 모르겠지만 그 공허함을 줄여줄 수 있는 건 오직 담배밖에 없다는 것을 느낄 것이다. 하지만 스스로 한 개비도 허용하지 않는다. 그러면 그 우울하고 비참한 느낌은 더해간다. 담배에 대한 필요성은 더 강력해진다. 마찬가지로 그 필요한 담배가 허용되지 않는 상황에 대한 좌절감은 더 커진다.

오직 담배를 피워서만 해결할 수 있는 상황이다. 결과적으로 의지력은 바닥이 나고 담뱃불을 붙일 핑계거리를 찾는다. 니코틴 덫에 대해 이해하면, 이 고통은 의지력으로 해결할 수 없다는 것을 알게 된다.

사실 오직 그 둘 중 소수만이 성공한다. '작은 괴물'을 죽도록 니코틴 없이 며칠을 산 사람이더라도 언제 자유로워질지 스스로 알지 못한다. 그 공허하고 불안한 느낌은 일반적인 배고픔과 스트레스와 비슷하다. 그래서 '의지력' 요법을 이용해서 '포기'를 한 흡연자는 그 기분을 "담배가 필요해!"로 이해한다. 끊은 지 몇 주, 몇 달, 심지어 몇 년이 지나고 '작은 괴물'이 완전히 사라졌어도 똑같이 생각할 것이다.

지금껏 얘기한 것을 잘 이해하고 있다면, '작은 괴물'이 죽기까지 걸리는 시간과 방법에 대해 자신에게 물어볼 것이나. 유감스럽게도 나는 그 질문에 해줄 말이 없다. 당신에게는 중요한 문제지만, 사실 두 질문 모두 무의미하다. 다음의 예가 이해를 도와줄 것이다. 물속에서 목숨을 건 싸움을 벌이고 있다고 상상해 보라. 당신은 상대방의 산소 공급을 끊어 버리는 데에 성공한다. 이 순간부터는 그는 죽을 수밖에 없다. 그가 죽는 데에 얼마나 걸리고, 정확히 언제 그렇게 죽을지가 문제가 되는가? 비슷하게 '작은 괴물'은 니코틴의 공급을 끊는 순간 죽을 운명에 처해진다. 아마 니코틴 공급을 끊고 나서 그 공허함과 불안함을 겪는 기간에 당신은 고통스러워질 것을 걱정할 것이다. 당신은 그럴 필요가 없다. 흡연자들은 담배를 피우는 생애 동안 그 느낌을 경험하는데, 단지 미비해서 존재한다는 것조차 깨닫지 못할 것이다. 혼란스러움과 좌절감을 가져오는 원인에 대해서 이해하지 못하기 때문이다. 그런 기분은 단지 그전에 피운 담배 때문에 생긴 것이고, 근본적인 문제해결을 방해하는 것은 오히려 그 다음에 피운 담배이다. 이걸 깨달으면 금연 후 시기는 고통이 아닌 기쁨의 시기가 될 것이다. 더 자세한 내용은 나중에 18장을 보라.

오늘날 흡연은 보통 확실히 반사회적인 것으로 간주된다. 흡연자 스스로도 이런 평가에 어느 정도 동감한다. 그래서 많은 이가 침실에서는 담배를 피우지 않고, 아침을 간단히 먹고 일찍 자리를 뜨기도 한다. 많은 이들이 집을 나설 때까지는 담뱃불을 붙이지 않기도 한다. 특히 겨울철 내가 아침에 운동을 할 때 젊은 여성들이 장갑 낀 손에 불을 붙인 담배를 든 것을 보는 것은 항상 안타까웠다. 세뇌에 의하면 그런 모습은 행복해 보이고 활기가 넘쳐야 한다. 그러나 현실에서는 그들은 활기가 없고 오히려 우울해 보인다.

배고픔과 비슷해서 니코틴 중독은 강력한 힘을 발휘한다. 두 경우 모두 음식이나 담배가 필요하다고 느끼기 전까지는 고통스럽지 않다. 좋아하는 음식과 좋아하는 브랜드의 담배가 주어지기만 한다면, 즉시 배고픔을 충족시키는 즐거움과 갈망하는 마음을 경감시킬 수 있다. 따라서 두 경우 모두 부정적인 면 없이 즐거움만 있는 것처럼 보인다.

부정적인 면 없이 사는 동안 하루에 세 번으로 배고픔을 채우는 걸 즐길 수 있다. 그렇다면 도대체 누가 부정적인 면이 없는데, 사는 내내 하루에 스무 개비의 담배를 피우는 것을 즐기려고 하겠는가? 더 자세히 살펴보면 둘의 비슷함이 미묘한 환상이란 것을 알게 될 것이다. 현실에서는 두 가지 유희가 완전히 정반대이다.

1. 음식은 건강, 에너지, 행복을 제공하고 우리의 삶을 연장시켜 준다. 담배는 건강을 해치고 고통과 무기력을 유발하며 단명하게 한다.

2. 음식은 맛이 좋고 배고픔을 채우는 것은 진정 즐거운 경험이다. 그러나 암을 유발하고 지독한 맛을 가진 연기를 폐 속으로 흡입하는 것은 불쾌한 경험이다.

3. 먹는 것이 배고픔을 만드는 것이 아니라 반대로 그것을 충족시킨다. 영원히 충족시킬 수 없다는 것은 사는 내내 먹는 즐거움을 누릴 수 있음을 의미한다. 첫 번째 담배는 '작은 괴물'을 충족시키기는커녕 오히려 그것을 더 키운다. 더 이상 흡연하지 않으면 그 사람은 그 '작은 괴물'의 존재를 몰라서 그것은 죽는다. '작은 괴물'을 충족시키기는커녕 다음에 따라오는 담배는 단지 그 식욕을 새롭게 할 뿐이다. 충족시킬 수 있는 유일한 방법은 그만 먹이는 것이다. 흡연할 때 실제로 즐기는 것은 비흡연자들은 사는 동안 즐길 수 있는 편안한 상태로 되돌아가려는 노력이다. 면역 체계 때문에, 부분적으로는 금단 고통을 경감시킬수 있지만 완벽히 편안한 상태로는 도달할 수 없게 된다.

좋은 식당에서 괜찮은 식사를 하는 건 유쾌한 경험이다. 결국 그 주된 목적은 하루 중 특정한 시간에 느끼게 되는 자연스런 배고픔을 충족시키려는 것이고, 그 배고픔을 충족시킬 수 없다면 불쾌해진다. 흡연과 유사점이 있긴 하다. 금으로 만든 라이터나 반짝거리는 포장, 은으로 만든 코 담뱃갑은 모두 담배를 매혹적으로 보이려고 만들어진 것들이다. 흡연과 관련된 모든 행위는 오직 한 가지 목표, 즉 '작은 괴물'을 충족시키기 위한 목적으로 만들어진다. 이것이 바로 우리가 담뱃불을 붙이고 그것을 입에 물어 더러운 연기를 폐 속으로 집어넣는 이유다.

단지 니코틴을 얻기 위해서.

어떤 흡연자는 담배를 피우면 금단 고통을 해소시켜 준다고 믿는다. 하지만 그것은 착각일 뿐이다. 확실히 이해하지 못하면 실제로 담배를 피우고 나서가 그전보다 초조함이 덜해 더 편안하다고 느낀다. 그리고 지루함이 적어 집중을 더 잘 할 수 있다고 생각한다. 이것은 환상이 아니라 실제다. 담배가 이 상황을 일으키는 주범이 아닌 문제를 해결한다고 생각하는 것은 착각이다.

코담배는 단지 가루로 만든 것이다. 담배가 대량 생산되기 이전 가장 대중적인 니코틴 중독의 형태였다. 이것이 한때는 사회성을 높여주는 유희의 하나였다는 사실은 좀처럼 믿기 어렵다. 코카인 중독자가 왜 코카인을 코로 마시는가? 단순히 들이마시는 게 유쾌해선가? 아니면 약물을 들이마시고 나면 기분이 좋아지기 때문인가? 자신이 흡연하는 진짜 이유를 모르면, 흡연자는 어떤 식으로든 핑계를 댄다. 그것처럼 코담배를 흡입하는 사람도 마찬가지이다. 흡연자가 담배를 계속 피우는 이유는 전의 담배가 만들어 놓은 공허함과 불안함을 끝내기 위해서다.

덧붙이면 직접 말아서 피우는 담배나 작은 엽궐련 또는 파이프 담배로 바꾸는 것은 결코 문제가 해결되지 않는다. 엽궐련의 포장지에 니코틴에 대한 자세한 설명이 없다고 해서 니코틴이 없다는 뜻은 아니다. 편의상 이 모든 종류를 담배로 부른다. 담배라는 용어는 코담배, 씹는 담배, 엽궐련, 소형 엽궐련과 니코틴 껌, 붙이는 패치 담배, 뿌리는 담배 등 니코틴을 함유하는 모든 형태를 말한다. 당신의 폐에서 니코틴을 끄집어내어 뇌 속으로 집어넣는 것을 생각해 보라. 흡연하기 때문에 니코틴에 중독되는 것이 아니라, 니코틴에 중독되기 때문에 흡연한다는 것을!

배고픔과 마찬가지로 '작은 괴물'은 사실 신체적 반응이란 걸 아는 것이 중요하다. 분명히 우리 몸속에 사는 촌충처럼 분리된 유기체는 아니지만 결과는 정확히 똑같다. 니코틴을 먹고사는 실제 살아있는 괴물로 인식하는 데에 도움이 될 것이다. 그것이 자라면서 항상 느끼는 불쾌감과 불안한 느낌은 더 커진다. 처음에 물었던 담배로 그 괴물은 태어났으며 그때부터 계속해서 먹여 살리고 있다. 일단 세뇌를 머릿속에서 제거해 버린다면 그것은 굶어 죽을 것이다. 촌충을 굶겨 죽이려고 당신도 어느 정도 굶어야 하는 것과는 전혀 다르다. 당신이 아니라 '작은 니코틴 괴물'만을 굶겨 죽이는 것이다. 이 과정에서 스스로에게 더 이상 독성 물질을 주입하지 않아도 된다는 즐거움이 추가된다.

더 나아가기 전에 니코틴 중독에 관한 중요한 사실을 지적해야 한다.

니코틴이 인류에게 알려진 가장 강력한 중독 약물이긴 하지만 그것은 어디까지나 하는 속도에 관해서만 그렇다.

치명적으로 니코틴에 중독되어 있는 흡연자는 없다. '니코틴 중독' 이라는 개념은 잘못된 것이다. 거의 지각할 수 없을 정도의 신체적 금단증상은 담배로부터 즐거움을 얻고, 버팀목이 된다고 믿게 하는 촉매제 역할을 한다. 그러나 우리를 괴롭히는 것은 니코틴 자체가 아니라 환상이다. 세뇌를 제거하면 그 중독은 자연히 사라질 것이다.

절대 끝나지 않는 물고 무는 관계라는 걸 내가 말했는가? 그것은 '작은 괴물'을 계속해서 먹여 살릴 때에만 그렇다. 담배 하나가 삶을 5분 단축시키고, 몸속에 있는 끈적끈적한 오염 물질을 없애려면 10년이 걸린다는 말을 들어 보았을 것이다. 이러한 보고는 계속해서 담배를 피우거나 아니면 불치병이 걸렸을 때에만 사실이다. 이러한 경우가 아니라면 잃어버린 시간의 99퍼센트는 다시 회복할 수 있다. 간접흡연을 하는 사람들에게조차도 몸에서 그 끈적끈적한 물질이 발견되니, 그걸 완벽하게 몸에서 지울 수는 없다. 하지만 대부분은 담배를 끊고 나서 1,2주 내에 없어진다.

우리가 전통적으로 믿어왔던 사실들은 보통 모순과 역설로 가득하다. '나의 주장'도 깊이 살펴보라.그러면 흡연이 공허함과 불안함을 제거하려고, 반복하는 행위일 뿐임을 알 것이다. 결국 그 신비로움과 모순, 역설은 사라질 것이다.

스스로와 다른 흡연자들의 흡연을 분석한다면, 흡연 자체를 즐기는 것이 아닌 담배 없이 지낼 수 없다고 생각한다는 것을 알게 될 것이다.

이 두 가지는 비슷해 보이지만, 사실은 아니다. 단지 담배만 그만두는 것을 분명히 명심하라. **삶을 그만둘 필요는 없다.** 당신이 금연하기를 바라는 이유는 흡연이 건강과 재산, 자유를 뺏어 가기 때문이 아니다. 그리고 당신의 가족을 불행하게 만들기 때문도 아니다. 단순히 개인적인 이유에서다.

당신의 삶을 훨씬 더 많이 즐기게 될 것이다

당신은 담배 없이는 삶을 즐길 수도 스트레스를 풀 수도 없으며, '포기' 하는 건 거의 불가능하다고 믿는가? 그렇다면 그렇게 살 수 있기보다는 죽음을 준비하는게 맞다. 거의 4백만명의 흡연자가 매년 이 선택을 한다. 사실은 그들에게 선택권이 없다는 것이다. 어떻게 탈출하는지 모르기 때문에 '포기' 하기보다는 죽는 것이다. 보통 니코틴 때문에 신체적 금단 증상은 거의 느끼지 못한다. 그리고 마지막 담배를 끊을 때 더 이상 악화되지 않는다. 괴로운 것은 니코틴에 대한 환상 때문이다. 다행히도 당신이 마지막 담뱃불을 끄기 전에 세뇌를 제거할 수 있다. 모든 가르침을 따라 그렇게 될 때 당신은 이미 비흡연자다. 그러니까 계속해서 나아가고 그렇게 하도록 하자. 그런데 혹시, 당신이 다음과 같은 사람이라면 일부러 고생해서 끊겠는가?

나는 행복한 보통 흡연자

세상에는 행복한 보통 흡연자 같은 건 없다는 사실을 골초들은 이해하지 못한다. 당신 자신이 보통 흡연자라면 행복한 사람일 수 없다. 보통 흡연자여서 행복하다면 이 책을 읽고 있지도 않을 것이다. 모든 흡연자는 스스로와 다른 사람들에게 거짓말을 한다. 보통 그들은 다른 면에서는 솔직하고 올바른, 모두가 존경하는 시민이어서 그들의 거짓말을 믿는다. 잠깐만 살펴봐도 그들 주위에 만들어 놓은 미신을 깨뜨릴 수 있다.

골초들이 왜 보통 흡연자를 부러워해야 하는가? 일주일에 세 번 연습을 나갈 정도로 내가 골프에 빠져 있었을 때, 일주일에 오직 한 번만 연습하는 서투른 사람을 부러워하지는 않았다. 사는 동안 골프를 치면서 살아가는 골프 프로 선수들이 부러웠다. 만약 골초가 보통 흡연자가 그토록 부럽다면 왜 본인 스스로 그렇게 되지 않는가?

보통 흡연자는 전형적으로 "피울 수도 있고 안 피울 수도 있어요. 가끔 담배 하나 없이 일주일, 한 달, 6개월, 일 년이고 살 수 있어요."라고 말할 것이다. 그러면 당신은 "정말 행운아예요. 나도 그렇게 할 수 있다면."이라고 생각한다. 식사 후에 또는 전화 받을 때 피우는 담배를 정말 즐긴다면, 도대체 왜 그것 없이 일주일을 갈 수 있기를 바라는가? 피울 수도 있고 안 피울 수도 있다면, 오직 멍청한 사람만이 피우는 걸 선택할 것이다. 어쨌든 담배는 아주 중독성이 강하고, 비싸며, 서양 사회에서 제1의 사망원인이라는 건 누구나 안다. 확실히 멍청한 사람만이 이걸 장난삼아 해볼 것이다. 나도 헤로인을 할 수도 있고 안 할 수도 있다고 확실히 말할 수 있다. 내가 그 마약을 한 번도 해본 적이 없다면 그렇게 말하는 게 설득력이 있을 것이다. 내가 "할 수도 있고 안 할 수도 있어요. 때때로 주사 없이 일주일을 통째로 지낼 수도 있어요."라고 말한다면, 당신의 지능을 모욕하는 것이 된다.

그런데 왜 흡연자는 "피울 수도 있고 안 피울 수도 있어요. 때때로 담배 없이 일주일을 갈 수도 있어요."라고 말하는지 생각해 본 적이 있는가? 내가 "담배 없이 일주일을 갈 수도 있어요. 전혀 걱정이 안돼요."라고 말한다면 당신은 "그래서 어쩌라고! 나도 그럴 수 있어. 자랑하는 건 말할 것도 없고, 저 말을 왜 하지?"라고 생각할 것이다. 헤로인을 주입하는 사람이면 얼마나 자주 하는지에 상관없이 누구나 헤로인 '사용자'가 아니라 중독자다. 똑같은 논리가 흡연에도 적용된다. 우리는 지금 니코틴에 관해서 얘기하고 있음을 기억하라. 진정으로 멀리 할 수 있다면 어떤 누구도 그 약물을 일부러 하지는 않을 것이다.

보통 흡연자가 "피울 수도 있고 안 피울 수도 있어요. 담배 없이 일주일을 지낼 수도 있어요." 라고 말할 때는, 당신 자신에게 흡연 문제가 없음을 확신시키는 것이다. 사실은 자신에게는 아닐지라도 정반대의 경우를 인정하는 것이다. 문제가 없다면 그렇게 말할 필요도 없다. 늘 자랑하는 것 같은 어조로 말한다. 그건 자랑할 만한 진정한 이유, 즉 일주일 동안 담배를 피우지 않도록 스스로를 훈련시켰다는 것 때문이다.

담배를 줄이는 데 성공해 본 적이 있다면 처음 며칠 동안 다른 사람보다는 자신이 특별한 것처럼 느껴질 것이다. 골초 흡연자들이 낙원으로 꿈꾸는 상태를 이룬 것이다. 흡연하는 정도가 매우 낮아서 더 이상 비용을 걱정하지 않아도 되고, 흡연과 관련된 무시무시한 병을 걱정하지 않아도 된다. 동시에 완전히 '포기'란 걸 하지 않아도 된다. 세상의 좋은 걸 모두 가진 것처럼 느껴진다.

나의 도움이 필요로 했던 메리라는 젊은 주부에게서 전형적인 예를 찾을 수 있다. 담배를 줄이면서 금연을 하려고 노력 중이었다. 하루에 마흔 개비를 피웠다. 어느 날 넌더리가 나서 담뱃갑을 구기고는 휴지통에 버렸다. 한 시간 뒤 담배를 찾아 감자 껍질 사이를 뒤척거리고 있었다. 다음날 그녀는 똑같이 담배가 혐오스러웠다. 총명한 사람이었고 다시는 똑같은 실수를 저지르지 않으려고, 담배에다가 머스터드 소스를 발라 휴지통에 던져버렸다. 한 시간 뒤 그녀는 담배에 붙어 있는 감자 껍데기와 머스터드 소스를 긁어내고 있었다. 대부분 흡연자가 이와 비슷한 경험이 있겠지만 여전히 그 환상적인 맛 때문에 흡연한다고 주장한다.

메리는 단번에 담배를 끊어버리는 것은 불가능하다고 결론지었다. 천천히 자신을 누그러뜨리기로 결심했다. "나는 하루에 40개비를 피워. 하루에 하나씩 줄여나간다면, 그다지 많은 의지력이 필요하지도 않을 거야. 사실 느끼지도 못할 것이고, 내 계획대로 하기만 하면 끝에는 비흡연자가 돼 있을 거야."라고 생각했다.

우리는 모두 이러한 비슷한 과정을 적어도 한 번 겪었다. 보기에는 완벽히 논리적이다. 드디어 6주 후에 메리는 하루에 한 개비씩 피우는 단계에 이르렀다. 문제는 마지막 그 하나를 줄일 수가 없었다는 것이다. 세 달을 그렇게 하루에 한 개비씩 피우면서 보냈고, 그리고는 도움을 요청해왔다. 다음과 같이 설명했다.

"남편을 회사에 보내고 아이들을 학교로 보내요. 앉아서는 그 담배한 개비를 주머니에서 꺼내고는 가서 먼저 씻어야겠다고 생각하면서 다시 집어넣어요." 다 씻은 다음에 메리는 다림질하는 것으로 이 과정을 반복한다. 온종일 그녀는 이러면서 담배를 코 밑으로 갖다 대지만, 결코 장난치는 것은 아니다. 아이들이 학교에서 돌아오기 바로 직전까지는 담배를 피우지 않을 것이란 걸 안다. 그제야 비로소 앉아서 담배를 피운다.

온종일 갈망해 왔는데, 그 담배가 그녀에게 얼마나 즐거웠을지 그리고 그러한 즐거움을 얻으려고 얼마나 고통스러워했을지 상상이나 할 수 있는가? 당신은 그 즐거움이 진짜였다고 생각할 수도 있다. 아니, 담배는 언제나 그렇게 역겨웠다고 한다. 그녀의 즐거움은 단지 그 갈망하는 고통의 끝마침 때문이었다. 그 담배로 정말 그 고통이 끝났다면, 나도 즐거움이 정말이었다고 인정할 것이다. 하지만 끝나기는커녕, 그 담배는 계속해서 같은 고통을 만들 뿐이었다.

메리가 하루에 한 대씩 피우는 그 석 달 동안에 메리를 만났다고 가정해 보자. 그 더러운 담배를 떨쳐내기 위해 애썼던 그녀의 의지력과 노력에 대해 상상해 보라. 그녀가 흡연자로 남으려고 그토록 노력했다고 생각하는가? 혹은 스스로 자유로워지기를 간절히 원해서 그랬다고 생각하는가? 이 단계에서 그녀는 스스로 성공하고 있다고 생각한다는 걸 염두에 둔다. 그러면서 요즘 어떻게 지내고 있는지를 물어본다면, 그녀가 어떻게 대답하리라 생각하는가? "아, 시간 낭비하는 걸 알아요. 담배는 정말 훌륭한데 내가 왜 이런 수고를 해서 이 정신적 충격을 겪는지 모르겠어요."라는 대답을 생각해 낼 수도 있을 것이다. 혹은 "너무 좋아요! 하루에 단 한 개비만 있으면 돼요!"라는 대답을 생각해 낼 수도 있다. 당신은 자연스럽게 그녀를 부러워한다. 사실은 그녀를 불쌍하게 생각해야 한다. 보통 흡연자를 부러워하는 것은 음식이 아닌 독성 물질로 평생 다이어트를 하면서 사는 사람을 부러워하는 것이다.

메리의 실제 상황을 생각해 보자. 자신의 논리적인 생각대로라면, 비흡연자가 되는 과정에서 단지 담배 한 개비만이 남아 있다. 그러나 하루 스물세 시간 동안이나 다음 담배에 대한 생각에 지배당하며 살고 있다. 흡연이 주는 유일한 즐거움은 니코틴을 갈망하는 고통을 끝낸다는 것이다. 음식에 대한 배고픔과 마찬가지로 오래 견딜수록 그 고통을 해소하는 순간은 더욱더 환상적일 것이다. 메리는 니코틴에 대한 의존을 없애 버리지 않았고, 담배를 지구상에서 유일하게 소중한 것이라고 생각하고 있었다.

어떤 형태로든 줄이는 것을 시도해 본 적이 있다면, 이러한 방법은 오직 짧은 기간만 효과가 있다는 것을 알 것이다. 점차 줄여가면서 실제로 '포기'에 성공했다고 말하는 사람도 있다. 놀랍게도 많은 이가 담배를 피우면서 어떻게 그렇게 했는지 나에게 설명을 했고, 어떤 이는 니코틴 껌을 씹고 있기도 했다. 점차 줄이면서 진정 금연에 성공한 사람이 있다면 나는 존경을 표할 것이다. 그들은 강한 의지력을 가지고 있을 것이다. 동시에 틀림없이 스스로에게 가했을 고문 때문에 자신들을 불쌍하게 생각할 것이다.

영원히 그 상태로 남아 있으려는 목적에서든 영원한 '포기'에 이르기 위한 디딤돌의 목적에서든, 담배를 줄이는 게 왜 가능하다고 생각하는가? 우리가 가지고 있는 지식으로는 그렇게 믿는 게 논리적이다. 우리는 행복한 보통 흡연자 몇몇을 알고 있다. 그들이 할 수 있다면, 왜 우리는 안 되는가? 불쾌한 느낌 없이 흡입하는 것을 배우고부터 지나칠 정도로 흡연하는 습관에 빠진 단계에 이르기 전까지 몇 년 동안은 당신도 그런 행복한 보통 흡연자였다. 혹은 당신은 그러했는가? 그 시절 어땠는지 잠시 생각해 보라.

그동안 피워 왔을 수천 개의 담배 중에서 실제로 몇 개를 기억해낼 수 있는가? 깊이 들이마시면서 "이 담배는 정말 눈부신 경험이야."라고 생각한 일이 얼마나 자주 있었는지 기억해낼 수 있는가? "담배를 시작해서 매우 기뻐. 흡연자라는 게 정말 행운이야.”라고 스스로 생각해 본 적이 한 번이라도 있는가? 아니면 다른 흡연자들처럼 언젠가는 ‘포기’ 할 것이라고 생각하면서, 자신도 모르는 사이 다시 빠져들고 있는 건 아닌가?

엠마 프로이드의 서문 첫 부분을 다시 살펴보자.

“제 생애 정말로 후회하는 한 가지는 바로 14살이 되던 날 처음으로 물었던 담배였어요. 12년이 지난 시간에, 저는 하루에 스무 개를 피는 진정 즐기는 애연가가 되어 있었지요. 하지만 건강을 생각하면 몹시 무서웠어요.”

전쟁과도 같은 줄다리기가 분명히 있었다. 담배를 피운 게 후회가 되기 시작하면 흡연의 나쁜점이 좋은점보다 훨씬 많다는 것을 알게 될 것이다. 무엇이 나쁜 점이었는지 분명하게 보여주지만 담배를 왜 그렇게 사랑하고 즐겼는지는 설명하지 않는다. 놀랍게도 모든 흡연자가 나이와 흡연량에 상관없이 이 문제를 가지고 있다. 젊은이들은 단지 “어지럽게 해!”라는 반응만 생각해 낼 수 있을 뿐이다. 위험을 감수하면서 담배를 사는 데 많은 돈을 쓸 준비가 되었는지 젊은이들에게 물어보라. 그러면 그들은 스스로가 멍청하다고 느낄 것이다.

엠마가 담배를 끊은 지 수 개월이 지나 그 서문을 썼으며, 그녀가 전에는 정말로 담배를 사랑하고 즐겼다고 믿었음을 기억하라. 이것 하나만으로도 그녀가 왜 다시 빠지게 되었는지를 알 수 있다. 분명히 그녀는 세뇌의 그 부분을 제거하지 않았던 것이다.

인간은 삶에서 안 좋은 기억은 잊어버리고, 좋은 기억은 특별히 더 기억해 두는 경향이 있다. 이렇게 해서 '좋았던 그 옛날 시절' 이라는 표현이 생긴다. 멋진 식당으로 가서 맛있는 음식을 먹은 후에 최고의 연극을 보고, 1파운드를 다 쓰지 못해 잔돈이 남아 있었던 그 시절. 하지만 그 시절 많은 사람이 주머니에 돈도 없었던 건 물론 직업도 없었다. 그리고 대다수 사람은 겨울에도 밖에 있는 화장실을 사용해야 했고, 온수도 나오지 않았다는 사실을 많은 사람들은 간과한다.

그러나 흡연을 해온 우리 삶을 돌이켜 보면 기억할 수 있는 건 오직 나쁜 시간뿐이다. 따라서 우리 대부분은 처음 시험 삼아 물어 본 담배의 경험이 좋아서가 아니라 지독해서라는 것을 기억한다. 우리 모두 한밤중에 담배가 없어 밤새 가게를 찾아 다니며 돌아다닌 기억이 있다. 우리 대부분은 식사 후의 담배 한 대가 아주 특별하다고 말하지만, 우리가 먹은 수천 번의 식사 중 단 한 번이라도 그 때 피운 담배를 기억해 낼 수 있는가? 흡연이 허용되지 않았기 때문에 식사가 망가진 것만 생각날 것이다. 파티에서 두 개비의 담배를 잃어버려야 했던 것을 그 여성은 절대 잊어버리지 않을 것이다. 메리는 담배에 묻은 머스터드 소스를 닦아 내면서, 그렇게 행동한 자신을 이해할 수 없었을 것이다.

현재 일정량의 담배를 피우는 습관에 길들어져 있다. 그래서 그 양만큼 담배를 피우는 것이라고 믿는다면 뒤집어 생각해 보는 것이 논리적이다. 다시 말해서 점차 흡연을 줄이도록 스스로를 훈련시킨다면 곧 그렇게 덜 피우는 것이 습관이 될 것이고, 더 피우고 싶어하지도 않을 것이다. 그 과정을 계속하라. 그러면 담배를 전혀 원하지도 그리고 필요로 하지도 않는 습관이 생길 것이다. 그런데 왜 그렇게 안 되는 것일까? 왜 그토록 많은 흡연자가 '의지력' 요법을 사용해서 '포기' 했지만 그 이후에 종종 흡연을 갈망하고 있는가? 왜 그들 중 많은 사람이 다시 빠져드는가?

흡연은 습관이 아니라 니코틴 중독이다

우리는 줄이는 건 효과가 없다는 걸 안다. 효과가 있다면 우리는 모두 보통 흡연자가 되어 있거나 끊었을 것이다. 그 덫의 진정한 성질을 알게 된다면 줄이려고 해도 결국은 담배 없이는 삶을 즐길 수 없고, 스트레스를 풀 수도 없다는 생각을 지울 수 없을 것이다.

'작은 괴물' 을 '거의 알아차리기 어려운 가려움' 으로 상상해 보라. '가려움' 이 생길 때 갖는 자연스러운 반응이 무엇인가? 맞다. 긁는 것이다. 긁으면 더 나빠질 뿐이라고 말하는 내 아내 조이스의 말에도 동의할 수 있다. 둘 다 옳다. 모기에 물려 긁어서 피가 나더라도 나는 그걸 그대로 두기보다는 차라리 긁어 버리겠다. 그렇게 하자마자 안도는 되겠지만 이건 일시적일 뿐이다.

잠깐 옆길로 새서 딴 얘기를 해보자. 한때 담배 제조업자들은 그들의 상품을 '만족스러운' 혹은 '만족을 주는' 등으로 광고하곤 했었다. 이전의 단계 없이는 주어진 상황을 만족시키는 건 불가능하다는 걸 유추해 내는 것은 어렵지 않다. 예를 몇 개 들어보겠다. 우리는 성욕, 식욕, 혹은 갈증을 충족시킨다. 하지만 먹어서 성욕을 만족시킬 수 없고 담배를 피워서 갈증을 풀지는 않는다. 담배가 만족시키는 듯 보이는 유일한 고통은 니코틴이라는 '가려움' 이다. 물론 내가 설명했듯이 니코틴이 처음부터 그 가려움을 일으키는 주범이기 때문에 그 안도감은 일시적일 뿐이다. 비흡연자는 이러한 특별한 고통을 겪지 않는다.

흡연을 막 시작할 때는 '가려움' 을 긁는 것과 재발하는 것 사이의 시간이 비교적 길다. 하지만 머지않아 본인이 직접 담배를 사서 사회생활 목적이 아니라 규칙적으로 담배를 피우게 되고, 곧 담배가 손에 없으면 그 공황 상태의 느낌을 갖게 된다. 이러한 변화는 우리가 그러한 습관에 빠지기 때문에 일어나는 것이 아니라 바로 그 짐승의 본성이다. 안도감에 대한 면역성이 길러짐에 따라 '가려움' 은 영구적인 것이 되고, 자연적으로 계속해서 긁으려는 경향이 생긴다. 다시 말해 줄담배.

그렇다면 왜 우리는 금세 줄담배 흡연자가 되지 않는가? 이유는 그렇게 되려면 폐가 아주 강해야 하기 때문이다. 대부분 흡연자들은 신체적으로 하루에 다섯 개에서 열 개 정도밖에 소화해 내지 못한다. 많은 사람은 더 많은 담배를 경제적으로 부담할 수 없다는 이유로 보통 흡연자다. 처음부터 빠져들지 않는 소수 내부분은 그들이 똑똑해서 비흡연자인 것은 아니다. 이유는 다양하다. 단지 그 독성 효과를 소화해 내지 못했기 때문에, 배우는 과정을 부담할 돈이 없었기 때문에, 혹은 운이 좋게도 어떤 이유에서건 그 덫에 빠지지 않은 친구들이 주위에 있었기 때문이다.

오늘날 많은 여성이 보통 흡연자이고 모두 자기 경멸을 하면서 죄책감을 느낀다. 그리고 또 상당한 양의 자기 훈련 방법을 동원하는 이유는 여러 가지가 있다. 흡연량을 제한하는 대표적인 이유가 자녀들에게 혹은 손자들에게 모범이 되기 위해서다. 크리스틴의 이야기는 전형적이고 재미나기는 하지만 왠지모를 비애감이 느껴진다.

"딸 사라에게 나쁜 실례가 되고 있다는 사실이 죄스러워요. 그 애가 학교에서 돌아와 나에게 담배가 얼마나 나쁜지 설교를 하면서 내가 죽을까봐 무섭다고 얘기했을 때, 저는 '포기' 하기로 굳게 결심했어요. 처음에는 좋았고 스스로가 자랑스러웠어요. 저는 정말로 끊었다고 생각했어요. 그런데 바보같이 하루는 사라를 침대에 재워 놓고는 스스로에게 작은 보상을 줘야 한다고 생각했어요. 당연히 단 한 개비는 아무런 해가 되지 않았어요. 말할 필요도 없이 습관이 되었죠. 곧 한 개는 여러 개가 되었어요. 솔직히 말해 매일 저녁 줄담배를 피우고 있었어요. 사라가 잠들기 힘들어하던 그날 밤 갑자기 생각이 났어요. 그 방을 뛰쳐나왔어요. 불을 붙이고 손을 씻기 시작했을 때 뒤에서 "엄마, 담배 피우시는 거 아니죠, 그죠?"라는 작은 목소리가 들려왔어요. 저는 담배를 털어 끄고는 수도꼭지 아래에 던지고는 뒤로 돌아 "아가야, 물론 아니야."라고 말했어요. 딸의 볼에 눈물이 흐르고 있었어요. 저도 울기 시작했어요. 딸에게 거짓말을 했어요. 스스로 너무 비참했는데 제가 정말 그 아이 앞에서 담뱃불을 붙였다는 것을 믿을 수 있으신가요? 끊기는커녕 오히려 온종일 담배를 입에 달고 있었다니 제 자신이 너무 싫어요. 제발, 제발, 저를 도와주실 수 있을까요?"

내가 그럴 수 있었다는 걸 말할 수 있어서 기쁘다. 크리스틴이 하루에 단 한 개비만 피우고 있을 당시에 그녀와 대화를 해보았다면, 그녀는 아마도 스스로가 진정 행복한 보통 흡연자라고 확신시켜 주었을 것이다. 그녀는 정말 그랬다. 그러나 그 짐승의 본성 때문에 **그건 오래 지속될 수 없었다.**

많은 흡연자가 차, 집, 혹은 침실처럼 다양한 상황에서는 담배를 피우지 않도록 스스로를 훈련시킨다. 많은 어린 흡연자들은 부모 앞에서 흡연하지 않는다. 그러나 흡연은 낱개의 담배에 관한 것이 아니다. 몸에서 사라지면서, 공허함과 불안함을 만드는 니코틴이 평생 만들어 내는 연쇄 고리가 바로 흡연이다. "피울 수도 있고 안 피울 수도 있어요."라고 말하는 흡연자를 자세히 보라. 한동안 담배가 없으면 얼마나 불안해지는지 그리고 교활한 담배를 하나 물기 위해서 얼마나 빨리 핑계를 찾아내는지 보라. 담뱃불을 붙이는 것은 '가려움'을 덜어주는 것이 아니라 단지 니코틴을 재충전시켜 주는 것임을 보라. 얼마나 빨리 담배가 다 타고 불이 꺼지자마자 '가려움'이 다시 찾아오는지 보라. 전쟁과 같은 줄다리기를 있는 그대로 보라. 한 쪽에서는 그 간지러운 부위를 끊임없이 긁고 싶은 욕구를 동반하는 그 영원한 '가려움'이 있고, 다른 한 쪽에는 그걸 절대 긁어서는 안 된다는 여러 가지 이유가 있는 줄다리기말이다.

'가려움'을 긁는 것이 흡연해서 얻을 수 있는 유일한 기쁨이기 때문에, 줄이는 거나 보통 흡연자가 되는 것, 결국은 두 가지가 같은 것인데, 이렇게 해서는 효과를 볼 수 없다. 긁으면 긁을수록 그 안도감에 대한 면역성이 커져 결국 줄담배를 피우게 된다. 그런데 담배를 피울수록 당신의 건강과 재산, 정신력, 집중, 용기에 대한 파괴는 커진다.

뇌 한쪽에서는 담배를 더 많이 피우라고 말하고, 다른 한쪽에서는 덜 피우라고 말하니, 약물중독의 덫이 얼마나 무시무시한가.

우리가 항상 옳지 않은 위치에 있다는 것이 머리에 잘 떠오르지 않는 듯하다. 줄이기로 결심하기 전에는 필요하다 느끼고 원할 때마다 담뱃불을 붙였다. 분명히 이 때 당신은 이 상황이 불행하다 느꼈다. 아니라면 왜 줄이기로 결심했겠는가? 하지만 줄이기 위해서는 더 이상 원할 때 담뱃불을 붙일 수 없다. 그러니까 본인이 스스로에게서 어느 정도의 담배를 빼앗고 있는 것이다. 내가 무슨 말을 하고 있는지 알겠는가? 담배를 피울수록 본인은 덜 피워야 겠다고 생각한다. 하지만 덜 피울수록 본인은 더 피우고 싶어진다. 흡연자는 니코틴을 결코 이길 수 없다. 물론 당신도 이 사실을 알고 있긴 하지만 내가 바라는 건 당신이 왜 그런지를 이해하고 그 피할 수 없는 진리를 받아들이는 것이다. 스키를 타고 아래로 내려갈 때에는 힘을 쓰지 않고 가볍게 내려갈 수 있다. 하지만 위로 올라가는 것은 매우 힘들다는 걸 곧 알게 된다. 약물에 중독되는 것은 스키를 타고 올라가려고 평생을 보내는 것과 비슷하다.

담배를 줄여 나갈 때, '가려움' 을 즉시 해소시키지 않도록 스스로를 훈련시킨다. 꽉 조이는 신발을 오래 신을수록 마침내 벗어버렸을 때 편안함이 커지는 것처럼, 그 '가려움' 을 오래 견디면 견딜수록 마침내 그걸 긁었을 때 느끼는 즐거움은 더 커진다. 이러한 즐거움이 커짐으로써 금연하고자 하는 욕망은 줄어들게 된다. 당신은 여전히 담배를 덜 피우면 건강과 재산에 대한 피해가 줄어든다고 생각한다. 그래서 대수롭지 않게 여길 수 있다.

더 이상 금연을 시도하지 않는다

이래서 보통 흡연자가 골초보다 더욱 빠져드는 것이다. "선생님의 모든 가르침을 따랐는데도 'Easyway 금연법'은 저에게는 효과가 없었어요"라고 말하는 여러 편지에서, 나를 가장 좌절하게 했던 것은 다음과 같은 것들이다. "그렇지만 좋게 생각하면, 저는 지금 하루에 다섯 대밖에 안 피우고 있어요. 선생님의 클리닉을 방문하기 전에는 하루에 마흔 개를 피웠거든요!"

다른 '전문가'들은 이러한 뉴스에 기뻐할 것이다. 그렇다면 왜 나는 좌절하는가? 이유는 흡연자들이 덫의 성질을 이해하는 데 실패했다는 것을 의미하기 때문이다. 흡연자가 일주일 내내 스스로에게서 니코틴을 금지하다가, 마침내 '가려움'을 긁도록 허용한다면 그 때 느끼는 안도감은 매우 크다. 그것은 일주일 동안 변비가 있다가 마침내 해결되었을 때 느끼는 안도감과 다르지 않다. 하지만 세상 누구도 그 안도감을 느끼기 위해서 일부러 변비로 고생하지는 않는다.

흡연자들은 줄이거나 끊으려는 노력을 통해 흡연이 주는 즐거움이 정말로 있다고 믿는다. 담배가 허용되지 않는 순간에는 박탈당한 듯 비참하고, 그 고통은 담배를 피우게 한다. 그래서 담배가 진정으로 즐거움을 가져다준다고 믿는 것은 논리적인 듯 보인다. 그러나 담뱃불을 붙일 수 있는 상황에서는 어떠한 즐거움도 보이지 않으며, 그저 담배가 주는 것을 당연하게 생각한다. 담배가 허용되어 있을 때에는 우리가 받는 즐거움을 깨닫지 못하고, 금연을 원하다니 참으로 아이러니하다.

오직 허용되지 않을 때에만 즐거워 보인다.

내가 애써서 같은 요지를 설명하고 있는 것을 변명하지는 않겠다. 일생 동안 받아온 세뇌는 수백만 번의 반복 후에야 비로소 굳어진다. 그래서 아주 강력하다. '의지력' 요법을 사용해서 '포기'를 시도해 봄으로써 고통을 겪은 적이 있다면, 금연을 즉시, 쉽게, 그리고 즐겁게 하는 것은 상상하기 어려울 것이다. 그런데 변비로 고생하지 않는다면 해결될 때의 그 안도감을 얻을 수 있겠는가? 변비로 고생하지 않았는데도 그로 인한 안도감을 느낄 수 없어 아쉽다고 생각하겠는가? 물론 아니다. '작은 괴물'이나 니코틴 '가려움'이 존재하지 않고 일주일 동안 긁지 않도록 훈련할 필요가 없다면, 그걸 해결하고자 하는 필요성이나 욕구가 없을 것이다. 혹 있더라도 안도감은 없을 것이라고 믿기 어려운가?

스스로 이것에 대해 확인해 볼 수 있을 것이다. 오랫동안 '포기'를 했기 때문에 끊었다고 스스로 확신한다. 그걸 재확인해 보려고 담배 한두 모금 정도를 원하게 되었던 때가 있는가? 이런 적이 있다면 그 담배 맛이 고약할 뿐만 아니라, 당신을 위해 좋은 게 아무것도 없다는 것을 알 것이다. 하지만 이로 인해 다시는 빠져들지 않을 것이라고 확신한다. 일주일 정도 지난 후에는 다시 빠져들지 않을 것이며 담배 하나 정도는 괜찮다고 생각한다. 첫 담배를 물었을 때 시작되었던 똑같은 덫이 지금 여기서 시작된다. 말 그대로 수백만 명의 흡연자들이 벗어나지만 결국 똑같은 덫에 빠진다.

우리의 최종 목표는 몸에 헤로인을 주사해 넣는 것과 비슷한 담배를 한 개비도 원하지 않는 마음가짐이다. 이 때문에 줄이는 것은 효과가 없다. 단지 즐거움이나 버팀목에 대한 환상이 커질 뿐이다. '작은 괴물'이 살아 있게 유지시키고 실제로 '큰 괴물'의 힘은 커지게 된다. 이 같은 이유에서 가장 특별하다 느껴지는 담배가 바로 식사 후 한 개비, 하루 중 첫 담배 그리고 성관계 후의 담배 등 무언가를 절제한 후의 담배들이다.

흡연할 때의 유일한 즐거움은 그걸 갈망하는 고통을 끝내준다는 것이다. 하지만 필요한 니코틴은 점점 늘어나기 때문에 결국 그 갈망을 끝낼 수 없다.

담배 한 개비에서 버팀목 혹은 즐거움이란 걸 본다면 100만 개비의 담배에서 똑같은 걸 느낄 것이다. '전문가'는 다음 담배 한 개비에 대한 유혹을 참으라고 조언할 것이다. 이러한 조언의 나쁜 점은 바로 그것이 사실이라는 거다. 단 한 개비의 담배라도 즐거움을 주는 것으로 생각한다면, 전문가는 그걸 참으면서 살라고 말하지 못한다. 누가 그러고 싶겠는가?

그 짐승의 본성은 '가려움'을 점점 더 긁게 만들지, 널 긁게 만드는 것이 아니라서 담배를 줄이는 것은 효과가 없다. 담배를 줄이는 것은 의지력을 이용해서 성공하도록 스스로를 훈련시켜야 하는 다이어트를 하는 것과 비슷하다. 다이어트 한다고 음식이 덜 소중하게 느껴지는가? 물론 아니다. 삶 전체가 음식에 대한 강박관념에 사로잡히게 된다. 그래서 식사 때마다 다이어트에 실패해 죄책감이 들거나, 또는 다이어트에 성공했다면 만족스럽지 못하다고 느낄 것이다. 니코틴을 줄이는 것은 평생 두 배가 된 '가려움'의 고통을 견디고, 원할 때 마음대로 긁을 수도 없는 삶을 사는 것을 의미한다. 이러한 상황은 의지력과 자제심이 있어야 한다. 한동안 성공할 수도 있다. 하지만 이 과정은 본질적으로 흡연에 대한 욕구를 증가시키고, 금연하고자 하는 욕구를 줄인다는 것을 명심하라. 남은 생애 내내 이러한 상황을 견딜 만한 의지력이 있더라도 당신은 진정 이러한 고통을 겪고 싶은가?

틀림없이 자제력과 의지력은 바닥이 나고 이 불쌍한 흡연자는 더욱 신경질적으로 변한다. 그리고 더욱더 스스로를 경멸하게 되며, 더욱더 자신은 의지력이 약한 사람이라서 니코틴 없이는 제대로 살 수 없다고 믿는다. 아마 5년 후에 용기를 내어 다시 시도해 볼 것이다. 나는 "좋게 생각하면 저는 하루에 다섯 대밖에 안 피우고 있어요." 라는 대답을 들을 때 좌절스러운 기분이 든다.

당신은 여전히 평생 하루에 다섯 개비 이상을 원하지 않으면서 살아가는 행복한 보통 흡연자가 있다고 생각할 수도 있다. 두 가지를 명심해야 한다. 첫 번째는 내가 제시하는 실례들과 관련이 있다. 그것들은 예들이다. 하지만 비록 정확히 똑같은 경우는 없지만 기본 원리는 같다. 나는 개인적으로 2만5천명의 흡연자를 도왔다. 지금 현재 마흔 개가 넘는 'Easyway 금연법' 클리닉이 전 세계에 있으며, 그곳의 치료사들과 정기적으로 상담을 해보면, 내가 발견한 진리를 알게 될 것이다. 흡연자들이 도움이 필요해서 클리닉을 찾아올 때 보통 흡연자여서 행복한 것처럼 자신을 포장할 필요가 없다.

두 번째 요지는 흡연자들 스스로와 관련이 있다. 보통 흡연자가 그

동안 세뇌된 사실에 바탕을 두어 행복하다고 생각하는 것은 현명하지 못하다. 많은 흡연자가 담배를 즐기고 있다고 말하는 동시에 자녀들에게는 못하도록 말린다는 사실은 이미 언급했다. 이것은 행복한 보통 흡연자의 부모들에게도 똑같이 적용된다. 이런 행복한 보통 흡연자들과 얘기를 해보라. 개인적으로 대화를 나누어 보면 많은 이가 비흡연자가 되기를 더 원할 것이다. 그리고 그런 흡연자들은 두려움을 방패 삼아 자신이 숨어 있었다는 것을 발견할 것이다. 전형적인 예인 디어드러라는 여성에 대해 얘기하겠다.

디어드러는 클리닉에 전화를 걸어 개인상담을 하고서, 자신이 원하는 것이 무엇인지 그리고 흡연에 익숙해 있었음을 알게 되었다. 그 당시 나는 일주일 동안 하루에 10시간 그룹치료를 하고 있었는데, 그룹치료 시간 외에는 특별히 시간을 낼 수 없었다. 그녀는 돈은 얼마든지 줄 수 있다고 했는데, 그녀의 그런 태도에 나는 약간 기분이 언짢았다. 물론 사람마다 중요시하는 가치가 다르다는 건 인정한다. 그러나 돈으로 모든 것을 해결할 수 있다고 생각하는 사람들은 나의 신경을 곤두서게 한다. 나는 그녀에게 중요한 건 돈이 아니라 시간 문제인데, 지금 그녀가 내 시간을 낭비하고 있다고 말했다. 결국 돈 얘기는 들어가고 그녀는 울기 시작했다.

그 눈물은 진짜였다. 과거 나를 포함한 수백만 명의 사람을 니코틴의 노예라는 절망으로 빠져들게 했던 그 눈물이었다. 이 이야기에서 별다른 걸 못 찾을 수도 있다. 디어드러는 흡연을 해 온 12년 동안 하루에 담배 두 개비 이상을 피워 본 적이 한 번도 없었다. 그녀의 상태는 다른 골초 흡연자들이 볼 때는 아주 양호한 편이었다. 하루 단 두 개비가 그녀를 이토록 절망스런 지경으로 몰아넣었다는 것을 믿는 사람이 얼마나 되겠는가?

그녀에게 폐암이나 다른 치명적인 병이라도 있었나? 오히려 그녀는 광적일 정도로 운동을 아주 좋아했고 대단히 건강했다. 하지만 그녀 역시 폐암에 걸릴까봐 두려워하고 있었다. 그녀가 니코틴 덫에 걸려들기 이전에 양쪽 부모님 모두가 폐암으로 돌아가셨다. 나처럼 그녀도 빠져들기 이전부터 흡연에 대한 엄청난 두려움을 가지고 있었다. 결국 두려움을 극복하지 못한 그녀는 실험적으로 담배 하나를 시도했는데 불쾌감을 느꼈다. 두려움을 극복하지 못해 줄담배를 피웠던 나와는 달리 디어드러는 저항했다. 그러나 다른 모든 흡연자와 마찬가지로 그녀 역시 혼란스러워했다. 음식에 대한 배고픔처럼 담배 하나를 오래 갈망할수록, 그 갈망을 충족시켰을 때 담배의 가치는 크게 느껴진다. 그리고 적게 피울수록 건강과 호주머니를 보호하게 되고 금연하고자 하는 필요성은 더 적어진다.

디어드러의 부모 모두가 폐암으로 돌아가셨기 때문에 그녀는 타고난 결점이 분명히 있을 거라고 생각했다. 나의 형도 누이와 아버지가 암으로 50대에 사망했기 때문에 암에 대해 병적인 두려움을 가지고 있었다. 인류가 암이란 것 없이 수천수만 년의 시간을 살아남았다는 것은 믿을 수 없을 정도로 놀랍다. 1900년에는 영국 인구 50명 중 단 한 명만이 암으로 죽었다. 반면 오늘날은 네 명 중 한 명이다. 우리를 낳아주신 부모님, 그 똑똑하신 분들을 왜 탓하는가? 당신이 어리석어서 매일 자신의 차에다가 소금물을 뿌려놓고 그 차가 녹이 슬어 있는 것에 대해 제조업자를 탓하겠는가? 우리가 우리의 폐, 음식, 강물, 그리고 매 순간 마시고 있는 공기를 스스로 더럽히고 있다. 그런데 동시에 그 치료법을 찾기 위해서 수억의 돈을 쓰고 있는 것이다. 그 치료법은 참으로 간단하고 명백하다. 병들을 유발하는 모든 조건을 제거해 버리라. 저렇게 쓰이는 돈의 일 억 분의 일이라는 돈만 있으면 나는 흡연과 모든 약물 중독을 없애 버릴 수 있다.

디어드러의 부모님은 나의 누이 및 아버지와 정확히 똑같은 이유로 사망했다. 즉, 그들은 모두 골초 흡연자들이었다. 디어드러는 부모처럼 폐암에 걸리지 않으려고 흡연량을 늘리는 것을 두려워했다. 그녀는 하루에 단 두 대만 피우고 있었다. 두 개비라면 당연히 끊어 버리기 쉬웠을 텐데? 그렇다. 이것이 바로 우리가 그렇게 믿도록 세뇌되어 온 내용이다. 그런 세뇌 때문에 아이들이 계속해서 장난삼아 시도하고 결국에는 스스로 빠져들게 되는 것을 이해하지 못한다. 그러나 제대로 보지 못하는 것은 바로 우리 자신이다. 우리는 자녀들이나 손주들이 덫에 빠지지 않게 막는 것조차 하지 못한다.

디어드러는 암에 대한 두려움 때문에 하루에 단 두 개비만 피우도록 스스로를 절제하는 데에 의지력과 자제심을 발휘했다. 당신이 평생 가는 '가려움'을 얻었는데도 하루에 두 번만 긁을 수 있다면 상당한 의지력과 자제심이 필요하다. 그런데 그 '가려움'은 공허함, 불안감, 용기와 자신감의 부족이란 걸 다시 한 번 상기시키겠다. 오래 고생하면 할수록 그 저항력은 약해지고, 담뱃불을 붙일 때 그 작은 '친구'와 버팀목이 되는 담배의 존재는 더 소중해진다. 다시 한 번 보통 흡연자가 부러워지려 한다면, 그들은 공허하고 불안한 마음으로 고생하면서 평생을 산다는 것을 기억하라. 디어드러가 정말로 행복한 보통 흡연자였다고 생각하는가? 정말 그랬다면 왜 나의 도움을 구했을까? 20년 동안 그녀는 하루 중 단 20분 동안만 그 '가려움'을 부분적으로 덜 수 있었으며, 나머지 23시간이 넘는 시간 동안은 고통스러워하며 보냈다. 당신은 얼마나 오랫동안 줄이려는 혹은 보통 흡연자(두 가지가 결국은 같은 것인데)가 되려는 노력을 했는가?

디어드러가 그녀의 비흡연자 친구들이나 동료들에게 어떻게 보였으리라 생각되는가? 디어드러는 자신이 너무나 수치스러워서 그들 앞에서는 절대 담배를 피우지 않았다. 그 이유는 그녀는 자신의 친구들이나 동료들이 자신이 담배에 빠져있는 게 아니라면, 왜 끊지 않고 일정량의 담배를 피우는 것인지 의문을 가진다고 믿었기 때문이다.

그녀의 흡연자 친구들이나 동료들은 틀림없이 그녀를 부러워했을 것이다. 물론 그녀가 겪고 있는 고통을 그들에게 말하지 않았다. 그녀는 자신이 다른 약물중독자와 비슷하게 약하고 멍청한 사람으로 보이는 게 싫었다. 12년 동안 위장된 모습을 유지하기 위해서 얼마나 많은 의지력과 자제심을 썼을지 상상할 수 있는가? 어떻게 해서 그토록 의지력과 자부심이 강한 똑똑한 여성이 통화 중에 전화를 끊고 싶었을 텐데도, 끝까지 도움을 요청했는지 이해할 수 있겠는가? 나 자신에게 칭찬을 하겠다는 것이 아니라, 그녀가 의지력으로 담배를 끊어 버리지 않았다는 것이 기쁘다. 그것은 담배가 신체적으로 그리고 정신적으로 어떻게 흡연자를 망가뜨려 놓는지를 확실히 보여준다.

디어드러는 내가 만나 본 사람 중에서 아마도 가장 의지력이 강한 사람일 것이다. 다음 장에서 금연에 실패한 사람은 의지력이 약한 사람이라는 미신을 깨뜨려 보일 것이다. 특히 남성보다는 여성 흡연자가 더 많고, 소년보다는 소녀가 더 많다고 생각한다. 그리고 그 이유를 여성이 더 감정적이고 의지력이 약하기 때문이라고 생각한다. 하지만 이런 생각은 모두 타파해야 할 대상이다. 하지만 그러기 이전에 보통 흡연자에 대한 미신 한 가지를 떨쳐 버려야 한다. 원할 때 언제든지 포기할 수 있어서 문제가 되지 않는다고 말하는 보통 흡연자들이 있다. 그러나 그들의 모습을 자세히 살펴보자.

물론 이런 종류의 흡연자들을 부러워한다. 그런데 내가 알라딘의 램프를 당신에게 판다고 하자. 당신은 내 말을 그대로 믿고 그것이 정말 '마법의' 힘을 가지고 있다고 믿겠는가? 셜록 홈즈가 아니더라도 원할 때면 언제든지 '포기' 할 수 있는 흡연자는 존재하지 않는다. 우선 개념 자체에 있어서 모순이다. 진정으로 '포기' 를 했다면 여러 번은 물론이고, 단 한 번도 다시 시작할 필요가 없다. 그리고 '포기' 하기를 왜 원하는가? 누구도 우리에게 담배를 강요하지 않는 것처럼, 어느 누구도 우리에게 '포기' 를 강요하지 않는다. 그러니까 분명하지 않은가? 흡연자인 것을 즐긴 게 아니라면 스스로 금연을 원할 필요조차 없다. '포기' 를 했다면 왜 도대체 다시 시작하는가? 대답은 명백하다. 비흡연자가 되는 것 역시 달가워하지 않는다.

우리는 보통 흡연자는 양쪽 세계의 혜택 모두를 누리고 있다고 믿기 쉽다. 제발 그들을 부러워하지 말라. 모든 흡연자들이 보통 흡연자이건 골초이건 상관없이 실제로는 세상에서 가장 최악의 것을 누리고 있다. 즉 흡연자일 때는 비흡연자가 되기를 소망한다. 이것이 아니라면 왜 '포기' 하기를 바라겠는가? 담배를 피우지 않는 기간에는 박탈감과 비참함을 느낀다. 아니라면 왜 다시 시작하려 하겠는가?

모든 흡연자가 서로 다르지만 그들은 같은 약물에 걸려들어 있다는 것을 절대 잊어버리지 말라. 한 사람의 음식이 다른 사람에게는 독이 될 수 있는 경우가 아니다. 어느 누구에게나 예외는 없다

약탈이다

나의 메시지가 당신에게 충분히 전달되었다고 믿는다. 한 번 흡연자는 영원한 흡연자라는 건 흔한 믿음이다. 다시 말해 아무리 오랜 기간 '포기'를 했더라도, 전에 담배를 피웠던 사람은 절대 덫에 빠져본 적이 없는 비흡연자처럼 느낄 수 없다. 물론 본인이 '의지력' 요법을 사용해서 그 진정한 버팀목과 즐거움을 포기했다고 믿는 많은 사람들에게는 이것이 사실이다.

하지만 'Easyway 금연법'을 통해서는 실제로 비흡연자보다 더 좋은 느낌을 가진다. 많은 비흡연자들이 스스로가 비흡연자라서 행복하지만 실제로 본인은 무언가 놓치고 있다고 생각한다. 결국 그들 역시 수많은 세뇌의 영향을 받고 있으며, 어떤 사람이건 시험 삼아 담배를 한 대 물

어보기만 하면 그 덫에 빠지게 된다. 'Easyway 금연법'을 통해서 금연하는 것은 실제로 다음과 같다는 걸 처음으로 알게 될 것이다.

무서운 악몽에서 걸어 나오는 것. 이제 모든 미신 중에서 가장 강력하고 해로운 것을 깨뜨려 보자.

의지력은 금연의 필수 요소인가?

미신과도 같은 이 사회적 통념은 너무나 강력하다. 그래서 텔레비전과 라디오 광고 담당자들은 금연요법에 흡연자 본인의 의지력을 강조하는 문구가 없는 금연 광고는 내보내지 못하게 한다. ASA(Advertising Standards Authority 영국의 광고자율심의기구)의 당국자가 내가 제출한 광고를 검토한 후에 나와 대화를 나누었다.

ASA : "유감스럽지만, 이 상태로는 이 광고를 허락할 수가 없습니다. 당신의 금연요법은 흡연자 본인의 의지력을 강조하는 문구가 있어야 합니다."

나 : "'Easyway 금연법'의 특징 중 하나가 바로 의지력을 필요로 하지 않는다는 것이지요."

ASA : "보세요, 그리 문제될 것이 없습니다. 사실은 그게 필요하다는 뜻을 가

지도록 약간만 수정하시면 됩니다."

나 : "ASA의 주된 임무는 잘못되고 혼동을 주는 문구에서 대중을 보호하는 것

으로 알고 있습니다만."

ASA : "물론이죠" (약간은 으스대는 어투로)

나 : "그렇다면 거짓말을 하도록 나에게 조언하는 것에 대해선 어떻게 설명하

실 수 있습니까?"

ASA : (그의 으스대던 태도는 혼란스러워하는 모습으로 바뀌기 시작한다) "그건 거짓

말이 아닙니다. 의지력이 없이 흡연을 포기하는 것은 불가능합니다!"

나 : "이 문제에 대해서 당신은 전문가입니까?"

ASA : "아는 것이 없습니다."

나 : "많은 사람들이 나를 이 문제에 관한 한 세계에서 손꼽히는 전문가로 보

는 사실을 알고 있습니까?"

ASA : "당신의 명성은 압니다만, 흡연을 포기하기 위해서는 의지력이 필요하

다는 건 모든 사람이 알고 있습니다."

나 : "만약 당신이 9번 버스를 타고 싶지 않다면 타시 않기 위해서 의지력이

필요한가요? 말씀해보세요."

ASA : "당연히 필요가 없지요."

나 : "갑자기 담배를 피우고 싶은 욕망이 사라져서 금연이 아주 쉬웠던 사람들

에 대해서 분명히 들어봤을 겁니다. 그게 바로 'Easyway 금연법'이 통하

는 방법이지요. 흡연자가 흡연하고 싶은 욕망이 더 이상 없다면, 금연을

하는 데에 왜 의지력이 필요하지요?"

ASA : (으스대던 모습은 아주 사라지고, 이제 혼란과 노여움만 보인다) "보세요, 저도 당신에게 도움이 되려고 노력하고 있습니다. 그렇지만 규칙은 규칙입니다."

나 : "흡연자들이 의지력으로 금연할 수 있다면, 당신이 허락한 그런 여러 광고장치들이 필요 없을 것입니다. 영국에서 매주 2천명이 넘는 사람들이 흡연으로 죽고 있습니다. 모든 흡연자들이 의지력을 필요로 하지 않는 쉬운 금연 방법을 찾기 위해 소리치고 있습니다. ASA의 주된 역할은 대중을 보호하는 것이라는 것에 당신도 동의합니다. 그들에게 도움을 줄 수 있는 금연방법을 대중에게 알리는 것을 막는 규칙이라면 결코 대중을 보호하는 것이 아닙니다. 반대로 ASA는 실질적으로 그들의 죽음을 도와주고 부추기고 있습니다! 이 규칙은 분명히 어리석은 규칙이고 바뀌어야 합니다."

ASA : "맞는 말씀입니다만, 그 규칙을 만든 박사 분만이 그걸 바꿀 힘이 있으십니다."

또 다른 규칙 때문에 그가 누군지 이름도 알 수 없었던 소위 전문가라 불리는 이 사람을 만날 수는 없었다. 금연에 실패한 흡연자들이 스스로를 의지박약의 사람으로 느끼는 것은 놀라운 일이 아니다. 우리는 태어날 때부터 '포기'라는 건 매우 어려운 일이며, 충분한 의지력만 있다면 그걸 해낼 수 있다고 수없이 세뇌되어 왔다. 스스로가 흡연자인 것을 싫어하는 나 같은 사람들이 의지력으로는 수도 없이 실패했다면, 의지박약 외에 무엇으로 설명할 수 있겠는가? 틀림없이 그 때문이라고 믿었다. 그런데 왜 하필 금연 문제에 있어서만 그랬을까? 내 삶의 다른 면에 있어서는 난 왜 그토록 강한 의지력을 보였던 것일까? 그 이유는 '포기'는 의지력과 전혀 관련이 없기 때문이다. 그건 바로 여러 의지들의 충돌인 것이다.

논의의 여지가 없는 몇 가지 사실에 대해서 생각해 보자. 어떤 여학생들은 실제로 뭔가를 시도해 보았고, 다른 여학생들은 그러지 않았던 학생시절을 다시 떠올려 보라. 어떤 여학생들이 주도했었나? 수줍음 많고 내향적인 책벌레들이었나? 아니면 활동적인 여학생들이었나? 열린 마음으로 생각하면 미신과도 같은 그러한 사회통념들을 타파해 버릴 수 있다. 수많은 10대 청소년들을 그러한 덫에 빠지도록 만든 본보기가 누구였나? 엘 멕파슨, 조안나 럼리, 케이트 모스 같이. 세계적으로 유명한 여자 모델 또는 배우들과 비슷한 소녀들이 아니었던가? 이들 중에 의지박약이라는 단어를 생각나게 하는 사람이 있는가?

영국의 대중매체는 매년 3월의 둘째 수요일을 '전국 금연의날'로 공표한다. 이 날은 모든 흡연자가 '포기'란 걸 하기로 결정하는 날이다. 하지만 그들은 일 년 중 이 날은 그런 압박에 저항하기 위해서 최선을 다하는 하루가 될 것이라고 말할 것이나. 그 뜻을 더 분명히 하기 위해 많은 이들이 더 야단스럽게 그리고 평소 때보다 두 배 많은 양의 담배를 피워댈 것이다. 흡연자들이 가진 문제를 추호도 이해하지 못하는 사람들이 베푸는 선심이, 그 본의가 얼마나 좋은 것이었든지간에 그들에겐 불쾌한 것이다.

미국에 911 테러공격의 여파가 아직 가시지 않았을 때, 미국 당국은 전국에 탄저병으로 의심되는 스무 가지 사건이 있었다고 발표했다.

그 중 두 건만이 치명적인 것으로 나중에 확인되었다. 그리고는 영국에 확인되지 않은 20건의 사건이 있다고 발표되었다. 한 일간지는 영국은 탄저병에 대한 해독제를 적어도 5천만 개를 비축하고 있다고 보고했다. 영국 정부의 전문가는 "주의하십시오 하지만 불안해하지는 마십시오." 라고 조언했다. 그들은 우리를 완전히 바보로 알고 있는가? 그러한 '전문가' 의 조언이 정말 필요한 것인가? 흡연과 폐암의 연관성은 거의 50년 동안 언급되어 왔다. 지난 수많은 해 동안 매일 접하는 담뱃갑에 흡연은 건강에 좋지 않다고 적혀 있는데, 그들이 일 년에 단 하루 흡연자들에게 그걸 얘기한다고 도움이 될 것이라 생각하는가?

소위 '전문가' 라 불리는 사람들은 건강에 안 좋으니까 흡연하지 말라가 아니라 흡연을 계속하게 만드는 원인을 제거하라고 조언하지 못할까? 그 이유는 '전문가' 라는 사람들이 해결책은 물론 니코틴 덫의 성질을 이해하지 못하기 때문이다. 모든 흡연자들이 흡연은 건강에 도움이 되지 않는다는 것을 직감적으로 안다. 그런데 금연 실패가 의지력이 아닌, 의지충돌과 관련 있다는 것을 확실히 보여주기 위해 암에 대한 공포심과 관련해서 얘기해 보겠다.

니코틴의 덫에 빠지도록 하는 친구들의 압력, 광고와 세뇌 등의 영향이 있어도, 아무도 우리에게 담배를 피우도록 또는 금연하도록 강요하지는 못한다. '포기' 를 시도해볼 때 담뱃불을 붙이고자 하는 욕망이 없다면, 금연은 아주 쉬운 일이라는 것은 분명하다. 그러나 흡연은 즐거움을 주고 버팀목이 된다고 믿도록 우리는 세뇌되어 왔다. 시소의 한쪽 끝에는 그러한 '좋은 친구들' 이 있다. 흡연이 건강과 경제에 미치는 나쁜 영향들이 바로 그런 친구들이다. 그렇다면 잠깐, 이것들은 '나쁜 친구들'이 되어야 하는 것이 아닌가? 아니다! 이것이 바로 니코틴 덫이 우리 마음에 만들어내는 혼란이다. 흡연이 즐거움 혹은 힘을 준다는 그 믿음 때문에 계속 흡연하게 된다. 이 믿음은 니코틴이 만들어낸 환상이기 때문에 이러한 믿음이 바로 정말 '나쁜 친구들'이다. 진실로 건강과 경제에 해가 된다는 사실이 '포기'하게 만드는 원동력이기 때문에, 이런 의미에서 '좋은 친구들'인 것이다.

그렇지만 그 시소라는 것이 고정된 것이 아니며 '좋은 친구들'과 '나쁜 친구들' 각각의 무게가 계속해서 변한다. 금연 생각이 없을 때는 마음은 건강과 경제의 문제에 대해 관심이 없기 때문에, 이것들은 그리 중요한 문젯거리가 안 된다. 금연 생각이 없는 이 시기에 담뱃불을 붙일 필요나 붙이고자 하는 욕망이 없는 경우에는, '좋은 친구들'의 무게가 우세하기 때문에 '나쁜 친구들'은 시소의 다른 쪽 끝에서 무게를 잃고 높이 떠 있게 된다. 하지만 곧 그 '작은 괴물'이 '가려움'을 일으키기 시작한다. 불을 붙이고자 하는 욕망이 생기고, '나쁜 친구들'의 무게가 증가해 저울의 균형이 깨지면 아래로 내려가게 되고 '좋은 친구들'은 위로 올라가게 된다. 담뱃불을 붙이고 나서 그 욕망이 충족되면 '좋은 친구들'은 다시 아래로 내려오게 된다.

하지만 '포기'하기로 결심하면 우리는 건강과 경제에 대한 문제에 대해서 생각하게 된다. 다시 말해 분별력이 커지기 때문에 '좋은 친구들'의 총무게가 엄청나게 증가한다. 따라서 이 때 그 '작은 괴물'이 "담배 한 대를 원하거나 필요로 해."라는 신호를 뇌에 보내더라도,

"그러한 어리석음을 다 헤쳐 나왔기 때문에 한 대도 피울 수 없어"라는 대답이 돌아온다.

이제는 '큰 괴물'이 작동한다. 작은 '가려움' 정도는 그것을 긁을 수만 있다면 아무런 문제가 안 된다. 그런데 그것이 긁을 수 없는 가려움이라면? 미칠 지경에 이르도록 말이다! 어떤 제약이 있어서 혹은 깁스를 하고 있어서 가려운 그곳에 손이 닿지 않는다면 혹은 필자처럼 몸이 다소 유연하지 않다면 참 난감한 일이다. 내가 어떤 곡예를 해서 비틀더라도 닿을 수 없는 위치에 있는 등 그 작은 부분을 어떻게 모기는 찾아내는 것일까? 내가 할 수 있는 방법은 벽돌 벽에 등을 대고 비비거나, 길 가던 낯선 사람을 세워 그 괴로운 부분을 긁어달라고 하는 일뿐이다. 그런데 더 최악의 경우는 가려운 곳에 손이 닿는 곳에 있기는 한데 본인 스스로가 긁지 않는 것이다.

자, 가려운 곳이 있는데 당신의 뇌가 긁지 못하도록 한다면 그러지 않도록 하는 데에는 상당히 많은 의지력이 필요할 것이다. 하지만 다른 조건들이 같다고 가정한다면, 의지력이 강한 사람이 의지박약의 사람보다 더 오래 버틸 수 있다는 것을 뜻하는 것은 아니다. 분명한 것은 각자의 의지력이 얼마나 강하든 간에, 두 사람 모두 의지충돌을 겪는다는 것이다. 의지박약의 사람은 5분이면 완전히 사라지는 가려움을 가지고 있고, 강한 의지력을 가진 사람의 가려움은 6개월 동안 지속되는 것을 가지고 있다고 가정해보자. 6개월 동안 계속되는 가려움에 버티려면 상당히 많은 의지력이 필요할 것이다. 6개월이 지나 이 사람의 저항력 혹은 의지력을 어떻게 정의하든간에, 어쨌든 그것이 소진되었

고 그 가려움이 만약 흡연자에 해당하는 경우라면, 사회는 그 의지박
약의 사람을 강한 의지력을 가진 사람으로 결론지을 것이다. 그리고
실제로 의지력 강한 사람을 그 반대인 사람으로 결론지을 것이다.

　이런 흡연자의 정신분열증 같은 줄다리기가 우리 삶의 여러 분야에
서 비슷하게 나타난다. 흡연과 폐암의 연관성이 제기되기 전에는 대부
분 흡연자는 흡연으로 생기는 기침과 천식, 기관지염, 일반적인 무기
력 정도는 그 반대로 얻게 되는 즐거움과 힘에 대한 작은 대가로 흔쾌
히 받아들였다. 하지만 암이라는 위험성은 '좋은 친구들'에게 큰 무게
를 실어 주었다. 많은 사람들은 그 달콤한 케이크에 더 이상 초를 켜야
할 가치가 없다고 생각하고 끊기로 결정했다.

　다른 이들은 그 연관성이 확실히 증명되지 않았다고 주장하였고,
설사 그게 사실이더라도 위험이 없는 안전한 플라스틱 속에서 삶을 살
수 있다고 생각하는 건 망상일 뿐이라고 주장했다. 당신은 내일 당장
트럭에 깔릴 수도 있지 않은가! 실제로 금연에 성공했던 사람은 분별
력 있고 의지력이 강했던 것일까 아니면 단지 허둥지둥 대며 겁먹고
있었던 것일까? 세계1차대전 중에 전쟁에 회의를 느껴 전선을 떠났던
병사들은 겁쟁이로 간주되어 총살되었다. 폐암이라는 위험성에도 흡
연자들이 끊임없이 받는 여러 압박을 저항하는 데에는 그만큼 많은 용
기가 필요한 것이다. 그렇다면 그러한 위험과 압박에도 계속해서 흡연
하는 이들이 정말 강한 의지력을 가진 사람들인가?

　많은 경우에 실제로 그러하다는 것이 드러난다. 담배를 끊을 수 있느
냐가 아닌 삶의 다른 면에서 흡연자의 의지력에 대한 기준을 찾는다면,

금연에 실패한 사람들이 지배적이고 강한 의지력을 가진 사람임을 발견할 것이다. 우리에게 가장 즐거운 담배는, 즉 우리가 가장 맛있는 것으로 얘기하는 담배는, 식사 후나 사람들과 어울리고 있을 때처럼 즐거움의 지수가 이미 현저하게 높은 휴식의 순간에 피우는 담배다. 하지만 '포기'를 힘들게 만드는 그 순간의 담배가 바로 집중해야 하거나 스트레스를 받았을 경우에 우리가 필요로 하는 그러한 담배이다. 지배적이고 의지력이 강한 사람들이 책임감이 강한 경향이 있고, 스트레스는 그들 삶의 부분이요 한 구획이다. 그들의 인생은 담배와 함께 간다.

지금이 또 하나의 미신과 같은 사회적 통념에 대해서 설명할 수 있는 적절한 때다. 당신이 제일 좋아하는 브랜드가 다른 브랜드의 담배보다 맛있게 느껴지는 것은 사실이다. 이것은 그 특정 브랜드 담배에 있는 어떤 특정 유해 조제물에 당신의 폐가 어느 정도 적응할 수 있도록 훈련됐기 때문이다. 그런데 흡연자가 특정 브랜드를 구할 수 없게 되었을 때, 흡연자는 끊지 않고 예전에 이용했던 브랜드에 손을 대는 것을 본 적이 있는가? 수백만명의 흡연자가 '포기'하기에 또는 비용을 줄이는 데 도움이 되었으면 하는 바람에서 계획적으로 브랜드를 바꾸거나 혹은 직접 말아 만드는 담배나 시가, 파이프 담배를 시도해 보기도 한다. 오래지 않아 새로운 것이 그들의 총애를 받게 되고 이전에 총애를 받았던 것은 거슬려진다. 이것은 개인의 기호나 즐거움은 흡연 자체와 아무런 관련이 없으며, 우리가 찾고 있는 것은 바로 니코틴이라는 것을 말해준다.

누군가가 깨끗한 담배를 발명해 줄 수만 있다면이라는 생각에 흡연자들은 가끔 안타까워한다. 어떤 누군가가 실제로 몇 년 전에 허브담배를 개발했다. 그것을 시도해 본 사람이라면 아무리 노력해 보아도 즐거움을 준다는 망상은 얻을 수 없다는 것을 알 것이다. 허브담배를 피우는 것은 그저 나쁜 연기를 폐 속으로 들이쉬는 것과 똑같다. 즐거움의 망상을 가질 수 없는 이유는 바로 니코틴이 없기 때문이다. 담배를 피우는 것은 똑같이 나쁜 연기를 폐 속으로 흡인하는 것이긴 하지만 니코틴이 없다면 즐거움과 힘이 된다는 망상은 없을 것이다.

그럼 왜 하나의 담뱃갑에서 나온 똑같은 담배가 식사 후에는 환상적으로 느껴지고, 새해 파티 후에는 그렇지 못한 것일까? 중요한 것은 담배를 피우는 그 자체가 아니라 언제 그 가려운 부분을 긁어주느냐의 문제이다. 식사 후에는 이미 배고픔과 갈증이라는 두 가지 악질을 만족시키고 나서 긴장이 풀린 상태다. 하루의 일을 끝내고 난 뒤 긴장이 풀리고, 편안해지는 저녁 식사 후의 담배는 아침이나 점심 식사 후의 그것보다 더 맛있는 경향이 있다. 주부에게는 저녁 식사 시간이라고 해서 하루의 일이 끝난 상태가 아니다. 그래서 외식을 하고 있는 경우가 그 적절한 시기가 된다. 주부는 주방장일 뿐만 아니라, 서빙일도 하고 설거지도 담당한다. 따라서 레스토랑에서의 식사는 평소보다 특별하고 더욱 편할 것이고, 만약 친구나 특별한 누군가와 함께 하고 있다면 전혀 지겹지도 않다. 식사가 특히 결혼이나 생일, 크리스마스와 같이 특별한 일을 축하하기 위한 것이라면, 더욱더 행복하고 편하게 느껴질 것이다. 삶에는 당연히 다른 종류의 성가신 일들이 있을 테지만, 이 시간 동안은 그런 일들을 잊어버리게 된다. 그리고 완전한 행복감은 점점 더해진다. 다시 말해 이러한 순간이 온전하고 절대적인 '최고조'의 상태가 된다.

그런데 당신은 이러한 순간에 각별히 신고 온 한 켤레의 신발을 조심스럽게 벗어 버리는 일이 없는가? 신발은 옷차림의 마지막을 완성하는 것이다. 이 때 그런 신발이 다른 치수는 다 있는데 하필이면 왜 당신에게 꼭 맞는 치수만 없는 것일까? 이게 바로 머피의 법칙의 고전적인 일례다. 요지는, 너무 꽉 끼는 신발을 신고서는 온전하고 절대적인 행복을 맛보기란 불가능하다. 니코틴에 중독돼 있을 경우 상황은 마찬가지다. 흡연자가 식사 후에 담배 한 개비 자체를 즐긴다기보다는 다른 어느 때보다 그 순간 그 맛이 더 좋기 때문이다. 그 '가려움'을 긁는 것이 허용되지 않는다면, 전혀 편안함을 느낄 수 없을 것이다. 담배 피우는 것이 허용되지 않는다면 오히려 뭔가 뺏긴 듯하고 비참하게 느껴진다. 그러한 순간에 담배를 피우는 것과 피우지 않는 것의 차이는 단순히 살짝 취함이 아니라 천당과 지옥의 차이가 된다. 이것이 바로 식사 후 담배 한 개비가 더 맛있게 느껴지는 이유다.

사실 의지력에 관한 문제는 전혀 관련이 없다. 폐암 관련성이 판명되었을 때 금연을 했던 사람들은 그들이 분별력이 있고, 의지력이 강했기 때문에 그럴 수 있었을 것이라고 당신은 주장할 수 있다. 또한 그들은 두려워했고 의지가 약해서라고 말할 수도 있을 것이다. 어쨌든 간에 '좋은 친구들'의 무게는 점점 늘어갔다. 많은 흡연자에게 그 위험성은 균형을 영원히 깨뜨리기에 충분하였다. 나를 포함한 많은 이들에게 그렇지는 않았다. 문제는 '포기'를 하는 그 순간부터는 '좋은 친구들'이 갖고 있었던 그 무게감이 줄어든다는 것이다. 더 이상 그 끔찍한 병들의 위험성을 안고 있을 필요가 없다. 기침과 천식, 기관지염은 곧 사라진다. 더 이상 돈을 낭비하지 않아도 되고 니코틴의 노예가 된 자신을 경멸하지 않아도 된다. 다시 말해서 애당초 '포기'를 원하도록 만든 그 모든 강력한 힘들이 급속히 사라져 버린다. 현실과 사실은 바뀌지 않고 단지 그것을 받아들이는 인식이 바뀌는 것이고, 의지충돌에서 중요한 것은 바로 그 인식이란 것이다.

'좋은 친구들'의 총무게가 줄어드는 동안 시소의 다른 끝에 있는 '나쁜 친구들'의 무게가 다시 증가하게 된다. 담배를 피울 때는 담뱃값 때문에 지갑이 가벼웠다. 이제 주머니에 다시 돈이 있게 되니 담배 한 갑을 사게 될 여유가 생긴다. 하지만 무엇보다 중요한 것은 '포기'를 했을 때 무언가를 희생했다고 믿는다는 것이다. 즉, 그 '가려움'을 긁는 것을 며칠 참는 동안 본인 스스로는 무언가 뺏긴 듯하고 비참하게 느껴졌다. 우리 모두는 이성적으로는 '좋은 친구들'의 총무게 또는 비흡연자가 되기 위한 이유가 '나쁜 친구들'의 총무게를 훨씬 능가한다는 것을 안다. 문제는 그 '나쁜 친구들'이 '좋은 친구들'보다 더 커지기 시작해서, 결국 약해지거나 어리석은 순간 혹은 술에 취해 정신이 없을 때나 방심하는 단 한 순간에 다시 담배를 물게 된다. 약물중독이기 때문에 오직 담배 한 개비로 우리는 다시 처음에 빠졌던 그 덫에 다시 빠지게 된다.

그러니까 금연에 실패한 흡연자를 의지박약의 동물 그리고 의지력이 약해 금연을 실패한 것으로 보지 말아야 한다. 있는 그대로, 즉 끊임없이 바뀌는 힘의 균형을 가진 여러 의지의 충돌로 보라. 이제는 참된 위치에서 이해해야 한다. 흡연은 즐거움을 주고 버팀목이 될 뿐더러 실질적으로는 활력, 자신감, 용기 그리고 긴장하고 이완할 수 있는 능력을 파괴한다는 것을. 지겨움과 스트레스를 덜어주기는커녕 그 둘의 원인이라는 것을. 다시 말해 충돌이나 혼동이 전혀 없다고 가정할 때, 흡연을 있는 그대로 바라본다면 담뱃불을 붙이고자 하는 욕망도 없어진다. 흡연할 필요도 욕망도 없다면 의지력은 의미가 없다. 당신이 의지박약이든 아니든 그건 상관이 없는 것이다. 의지력은 상관이 없다.

의지력이 상관없는 것이라면 그것을 논의하기 위해 필자는 왜 이토록 많은 시간을 투자하고 있는가? 이유는 모든 약물중독의 해악 중 하나가 중독에 빠진 사람들이 자신에게 문제가 있다고 본다. 그래서 인생을 즐기거나 스트레스를 해결하기 위해서는 약물에 의존한다는 것이다. 흡연이 신체에 어떠한 종류의 유익함도, 즐거움과 힘도 주지 못한다는 것은 분명하다. 흡연자가 겪는 신체 및 정신적 무력감은 그 약물에 의한 것이며 흡연자에게 내재해 있는 것이 아니다.

어떤 흡연자는 니코틴 중독이 즐거움을 가져다주는 환상을 갖게 하는 장본인이라는 것을 분명히 안다. 다시는 흡연하지 않으리라 확신하지만 그럼에도 삶에 뭔가가 빠진 듯한 느낌을 갖게 된다. 휘오나의 편지에서 발췌한 다음 내용이 그 전형이다.

" 'Easyway 금연법' 에서 선생님께서 말씀하신 것을 다 이해하고 동의해요. 이제는 제 결혼파탄의 주된 원인이 담배였다는 것을 알아요. 저는 스스로가 비흡연자라는 사실이 미칠 듯이 기쁘고, 다시는 담배를 피우지 않을 거예요. 그런데 제가 해결할 수 없는 한 가지 문제가 있어요. 전 사무실에서 담배를 피우지 않아요. 길거리에서도 절대 그러지 않을 것이고 기차 안에서도 안 그럴 거예요. 이혼하기 전에 집에 들어오자마자 물었던 그 담배가 그 당시에는 중요했는데, 그 이후로 제 삶이 바뀌었어요. 제가 담배 생각을 할 때마다 '선생님은 지금 좋지 않나요? 나는 자유예요'라고 말씀하실 거예요. 저도 항상 그렇게 생각하는데, 단 한순간 문을 열고 집에 들어왔을 때 공허함을 느낄 때는 안 그래요. '담배 한 개비만 있다면'이란 생각을 떨칠 수가 없어요. 한 개비만으로 끝날 게 아니란 걸 알기 때문에, 그러지는 않아요. 그런데 전 6개월 동안 자유로웠어요. 절 도와주실 수 있으세요?"

당신이 그러하듯 필자도 휘오나가 안타깝게 느껴진다. 사실 그녀가 그 유혹을 견뎌내는 모습에 감탄할 뿐이다. 분명히 비슷한 상황이 다른 흡연자들에게도 있었을 것이다. 집이 텅 비어 있지 않았더라면 문제가 있었을지 그녀에게 물어보았다. 아니었을 거라고 그녀는 강조했다. '그것은 나를 위한 작은 보상'이라고 생각하는 아주 흔한 증후군이다. 무료하고 스트레스 많은 삶을 사는 사람들에게 매우 중요한 문제다. 흡연이 집중력과 정신력을 파괴한다는 사실을 알아서, 뭔가를 제자리에 돌려놓아야 하는 필요성을 느끼지 못할 때에는 그건 쉬운 문제다. 하지만 환상이라 힐지라도 흡연이 정말로 보상을 준다고 믿는다면, 당신은 그 보상을 더 이상 받을 수 없다고 느끼는 것이다.

나는 흡연자들에게 이렇게 말한다. "이 정도는 문제가 아니죠. 발에 꽉 끼는 신발을 신었을 때도 똑같은 결과가 나오는데, 작은 보상을 받고 싶을 때마다 잠시 동안 그 신발을 벗어버리세요." 그들은 이것을 별로 해결책으로 보지 않는다. 그들은 사실 내가 허튼소리를 하고 있다고 생각한다.

하지만 이는 참된 상황을 이해하는 데에 정말 도움이 된다. 휘오나의 실질적인 문제는 아무도 없는 집에 귀가하는 것이었다. 지금은 그녀가 그 문제를 풀었기를 바란다. 그녀는 다행히도 그 덫에 다시 빠져서 더 많은 문제를 일으키면 결국 자신의 불행을 가중시킨다는 사실을 잘 알았다. 이건 담배가 작은 보상이 된다고 믿는 다른 상황의 흡연자들에게도 적용된다. 발에 꽉 끼는 신발이 문제를 해결해 줄 거라고 착각하지 않는다면, 어떻게 서양의 사망률 1위인 병이 그 문제를 해결해 줄 거라고 착각할 수 있는가? 삶이 무료하거나 스트레스가 많다면 해결할 방법은 오직 그 자체를 바꾸는 것이다. 내가 그러했듯이 금연이 그 지루함과 스트레스를 치료해 준다는 걸 당신도 알게 될 것이다. 휘오나는 담배가 그것을 해결해 주지 않는다는 것을 잘 알았다. 나는 이런 사실을 알고 담배를 피우지 않는다면 다시는 담배 생각 때문에 스스로를 괴롭히지 않을 것이라고 그녀를 설득했다.

담배를 끊을 때 그 자리를 대신해 줄 무언가를 찾을 필요도 없다. 보조제와 금연초 같은 게 필요하다는 생각에 빠지기도 전에 삶을 즐기고, 스트레스를 풀고 있을 것이다. 가끔 담배를 피우는 사람이라도 끊는 그 순간에는 스스로가 약하고 위태롭게 느껴질 수도 있다. 하루에 단 두 개비만 피우던 디어드러도 울기만 했다는 사실을 다시 떠올려 보라. 여성 흡연자들이 남성 흡연자들에겐 해당되지 않는 아주 무시무시한 세뇌에 노출되어 있다는 사실 때문에 그런 연약함과 위태로움의 느낌은 가중된다. 보통 여성은 남성에 비해 육체적으로 연약할 뿐만 아니라, 이성적이기보다는 감정적이며 책임감이 약하다고 우리 모두는 세뇌되어 왔다.

담배를 끊을 때 연약함과 위태로움의 느낌이 생기는 게 사실이라는 걸 이해해야 한다. 더 중요한 것은 이러한 느낌은 흡연이 주는 것이다. 모든 가르침을 따르기만 하면 당신이 한 때 가지고 있었으나, 그동안 잊고 있었던 용기와 자신감을 다시 찾을 수 있을 것이다. '포기' 해 보려고 '의지력'을 시험해 본 경험이 있는 사람은 이렇게 생각하는 게 어려울 거라 생각한다. 하지만 이건 정말이다. 이제 이걸 논의할 때가 왔다.

남성과 여성 중 누가 더 강한가?

오늘날 아직도 남성이 일반적으로 신체 및 정신적으로 여성보다 더 강하다는 생각이 남아 있다. 인간은 아주 오랜 세월 동안 그것을 '사실'이라 믿어왔다. 의지할 여지없이 서양 사회에서는 남성보다 여성이 흡연을 더 많이 한다. 이러한 경향은 흡연의 덫에 빠지는 젊은이들의 숫자에도 그대로 반영된다. 왜 그런 것일까?

전문가는 이것이 담뱃불을 보면서 끊기를 시도하는 흡연자들의 결과라고 그럴 듯하게 설명한다. 그들은 의지력이 충분한 사람들이라고 주장하는데, 이것은 일반적으로 남성이 여성보다 지적이고 의지력이 강하다는 것을 넌지시 말하는 것이다. 이러한 선언을 하는 '전문가'의 대부분이 남성이라는 사실은 단순한 우연이 아니다.

이제는 사실에 대해 살펴보자. 남성 혹은 여성을 대표하는 지배적이고, 의지력이 강한 사람이 다른 사람을 덫으로 이끄는 역할을 하는 것을 이미 살펴보았다. 동시에 양쪽 모두를 가질 수는 없다. 성인 남성의 90퍼센트가 넘는 사람이 담배를 피웠던 그 옛날에는 흡연하지 않은 남성은 연약하게 보았다. 담배를 피운다는 것은 강한 폐와 의지력을 가지고 있다는 것을 의미하기 때문이다. 나머지 10퍼센트가 그 덫을 피해갈 수 있었던 진짜 이유는 더 총명했기 때문이 아니라 신체적으로 그 독성 물질을 감당할 수 없었거나 경제적인 여유가 되지 않았기 때문이다.

'전문가'들은 왜 젊은이들이 그 덫에 빠지는지 많은 시간 조사를 한다. 니코틴 중독의 다른 양상들처럼 그 반대의 경우, 즉 다른 젊은이들은 그렇게 빠지지 않는지 연구한다면 훨씬 많은 걸 배울 것이다. 따라서 흡연자가 비흡연자보다 신체 및 정신적으로 더 강한 경향이 있다고 논리적인 결론을 내린다. 그러면 현대 여성은 현대 남성보다 더 강한 사람이 된다. 사실 여성은 언제나 그래 왔다!

'작은 괴물' 혹은 담뱃불을 붙이고자 하는 욕망이라는 흡연자의 '가려움'에 대해 설명했다. 그 '가려움'을 긁고 싶은데 어떠한 이유로 담뱃불 붙이는 게 허용되지 않았을 때 경험하는 그 명백한 불안과 불쾌감에 대해서도 설명했다. 입에다가 손을 갖다 대거나 턱을 가는 것, 담배를 툭툭 두드리는 것이나 라이터를 치는 등의 모습을 보이는 이 상태를 '경련'이라고 부르겠다. 친구가 "먹어야 해"라고 얘기한다면 그녀에게 음식이 필요하고 허기를 채우기 전에는 행복하지 않으리라는 사실을 안다. 음식을 진정으로 필요로 하는 사람과 단지 한 입 물어보는 걸 상상하는 사람은 다르다는 것을 잘 안다. 많은 비흡연자는 흡연자들이 담배를 필요로 하는 이유는 내버려 두더라도 담배를 원하는 이유를 이해하지 못한다. 그러나 주위에 골초 흡연자가 있는 비흡연자는 흡연자가 담배를 원하는 게 아니라, 필요로 한다는 걸 분명히 안다. 비흡연자는 왜 그래야 하는지 이해하지는 못하지만 흡연자는 의존적인 노예의 상태라는 걸 안다.

나의 어머니는 비흡연자였다. 어머니와 나는 아버지의 눈에는 눈물이 고이고, 폐에서는 기침이 올라오는 상태를 '새벽의 소리'라고 불렀다. 그런데 우리는 아무도 그걸 이해하지 못했다. 담배에서 어떠한 즐거움도 얻지 못하고 있는 것이 분명히 보였다. 결국 아버지가 폐암으로 돌아가신 후 내가 흡연자가 되는 걸 지켜보면서, 아무리 얘기해도 소용이 없다는 것을 알게 된 어머니는 얼마나 고통스러웠을까. 그러나 어머니는 내 아내가 나를 흔들 힘이 있다는 걸 직감적으로 아셨다. 조이스에게 "포기하지 않으면 떠날 거라고 겁주는 게 어떠니?"라고 말씀하셨다. 조이스는 "그는 포기를 못하기 때문에 나를 떠날 거예요."라고 대답했다. 비흡연자이던 조이스는 나의 어머니와 마찬가지로 그 어리석음을 이해하지 못했다. 내가 얼마나 많이 노력했고 내가 원해서가 아니라, 담배 없이 삶을 즐길 수도 제대로 살 수도 없어서 피운다는 것을 그녀는 잘 알고 있었다. 내가 그녀를 사랑하는 만큼이나 그녀의 최후통첩에도 끊을 수 없었다는 걸 부끄럽지만 인정한다. 이것이 바로 흡연이 희생자에게 준 두려움이다.

담배를 '원하는 것'과 '필요로 하는 것'의 차이는 흡연자 자신에게는 중요하다. 음식 또는 알코올 중독자가 아니라는 전제하에 술은 필요한 것이라고 인정한다. 그러나 담배를 필요로 한다고 인정하지는 않는다. 사람들의 시선 때문에 차 안이나 흡연을 하지 않는 친구 집에서는 담배를 피우지 않는 것을 규칙으로 한다. 그 비흡연자 친구가 "담배가 필요하면 난 괜찮으니까 집 안에서 편하게 담배 피워도 돼"라고 한다면, 틀림없이 흡연자는 담배를 필요로 하는 것이 아니라 가끔 즐길 뿐이라고 말한다. 그리고는 그걸 증명해 보이기 위해서 담뱃불을 붙이지 않으면서 스스로 자제력이 있다는 것을 강조한다.

단지 정반대를 증명해 보이고 있다는 생각이 떠오르지는 않는 듯하다. 더 이상 참을 수 없다면 양해를 구하고 그 집에서 또는 식당에서 빠져 나올 것이다. 흡연이 누구도 거슬리게 하지 않으니까 피워도 된다고 친구들이 다시 말을 해도, 사교적이지 않은 사람이 되고 싶지 않다는 이유로 거절한다. 비흡연자 친구들이 그들 옆에서 담배 피우기를 원하고, 그걸 못하게 하는 게 정말 반사교적인 것이라고 생각하리라고는 상상하지 못한다.

식사 후 담배 한 개비처럼 그런 사교적인 담배는 가장 유쾌한 것처럼 보이지만, 그런 환상 없이도 우리는 살아갈 수 있다. 그러나 스트레스를 받으면 우리는 정말 담배가 필요해진다. 지적이고 지배적인 사람이 명성, 높은 보수, 혹은 부양을 위한 조건 등 여러 가지 이유로 책임감이 필요한 직업을 갖는 경향이 있다. 그러나 우리는 책임감을 스트레스와 결부시켜서 지적이고 지배적인 사람들이 골초가 되기 쉽다. 논리적으로는 지적이고 강한 의지력을 가진 사람이 다른 사람보다 담배를 덜 피우기를 기대한다. 하지만 흡연의 다른 면모와 마찬가지로 그 덫의 성질을 완벽히 이해하지 않으면 금연에 성공하지 못한다.

일반적으로 남성보다는 여성이 삶에서 요구되는 역할이 엄청나게 더 많다는 사실을 잘 알고 있다. 과거에는 아내의 재산권이 결혼과 동시에 남편에게 넘어갔다. 어떤 때에는 아내 자체가 남편의 재산으로 간주되던 때도 있었다. 전통적으로 여성에게는 집안일과 같이 작은 일만이 적당하다고 혹은 가족이 없는 여성은 아픈 사람이나 무력한 사람, 귀족을 위해 비슷한 역할을 해야 한다고 간주되었다. 귀족 여성들조차도 자선 사업이나 사교일 정도의 일만 수행할 능력이 있다고 간주되었다.

그룹 상담 시간에 "직업이 무엇이냐?"는 질문에 여성들이 미안해하는 듯한 태도로 고개를 낮추면서 "전 그냥 주부예요."라고 대답할 때는 나는 마음이 아프다.

"전 그냥 주부예요." 여성이 수행하는 실제적인 역할을 가까이 살펴보자. 내가 가장 잘 아는 사람인 조이스를 실례로 들겠다. 이전에 니코틴 중독의 형태였던 코담배와 같은 정도의 위치를 오늘날의 담배가 차지하고 있다는 것을 탐색하는 데에 나는 완전히 빠져 있다. 그 일에 집중할 수 있도록 하기 위해서 조이스는 우리 삶에서 나머지 부분의 99퍼센트를 도맡아 수행한다. 빨래 다림질하기, 음식과 생필품 장보기, 집을 깨끗이 청소하기, 식사 준비하기, 요리하고 설거지 하기 등의 전통적인 주부의 역할을 모두 수행한다. 내 옷을 전부 사줄 뿐만 아니라 옷을 고르는 데에 시간을 소비하지 않도록 내가 입을 옷을 내놓기도 한다. 어느 날은 속이 탈이 나서 밤새도록 고생하면서도 아이들이 필요로 하는 것을 챙기고 불평 한 마디 하지 않기도 했다. 지금껏 나열한 일들은 아마 수년간 내가 실제로 보았던 것들의 10분의 1도 안 될 것이다.

나의 모자란 점을 이해하고 조이스에게 집중해 주었으면 한다. 그녀는 주부임과 동시에 흡연자의 금연을 돕는 내 사업의 동업자다. 전화받고 접수받는 일을 한다. 고지서를 지불하고 회계장부를 관리한다. 배관공이나 전기 기술자의 도움이 필요할 때는 그 일을 관리하기도 한다. 또한 여행할 때 그녀가 비행기와 호텔, 환불, 자동차 렌탈 등의 일을 도맡는다. 마지막으로 나의 조언자, 위안자 그리고 나에게 자신감을 불어 넣어 주는 중요한 역할을 한다.

그녀는 내가 오직 한 가지 목표에 집중할 수 있도록 해준다. 솔직히 말해서 나는 한 번에 한 가지 이상의 일을 효율적으로 수행할 능력이 안 된다. 이따금 그녀는 나에게 전기 플러그의 전선을 고치거나 차에 오일 높이를 확인해 달라고 부탁한다. 부끄럽지만 나는 그런 경우에 종종 자동차 수리와 관련된 수업을 들으라고 제안하기도 하는 사람이다. 그녀는 집안일뿐만 아니라 정원 가꾸는 일도 한다는 걸 깜빡 잊어버렸는데, 우리는 정원사나 가사 도우미를 전혀 고용하지 않는다.

다른 여성들과 마찬가지로 조이스는 수천 가지의 일을 동시에 수행할 수 있고, 모든 일을 대단히 효율적으로 마친다. 많은 일상의 집안일이 자질구레한 일이라는 것은 사실이다. 책임감이 부족한 사람이 일 때문에 스트레스를 많이 받는 것처럼, 똑똑한 사람도 그 모든 자질구

레한 일을 완성하면서 지루하고 스트레스가 많다고 느낄 것이다. 조이스는 상당히 총명하지만 동시에 믿을 수 없을 정도로 이 모든 일을 불평 한마디 없이 즐겁게 수행하는 사람이다. 그녀의 이름이 보여주듯 함께 하면 즐거운 그런 존재다.

종종 내가 나의 성과에 대해 칭찬을 받을 때 조이스는 스스로의 공헌은 완전히 잊어버리고 동의하는 듯 고개를 끄덕인다. 누군가가 "모든 위대한 남자 뒤에는 위대한 여자가 있다."고 말했다. 그렇게 말한 사람이 누군지는 모르겠지만 약간 잘못됐다. "모든 평범한 남자 뒤에는 위대한 여자가 있다."고 바꾸어야 할 것이다. 조이스가 나의 노예로 살았다는 것은 아니다. 그녀가 나를 사랑하고 나도 그녀를 사랑한다는 믿음에서 헌신적으로 그녀는 자신의 일을 한다. 나는 그녀를 전형적인 여성이 아닌 이 세상의 가장 위대한 존재라 생각한다. 편협한 생각일 수도 있다. 하지만 대부분의 남성과 여성은 부족한 점과 뛰어난 점을 함께 나누고 있다는 것에 동의한다.

여성 해방으로 여성의 참정권과 재산에 대한 권리가 개선되었으며 부분적으로나마 월급이나 직업의 기회에 있어서 평등을 이루는 데 도움이 되었다. 아이러니하게도 이런 성과 중 어느 정도는 여성들 삶에 스트레스를 높여주는 결과를 낳았다. 남성의 전유물이라 간주되었던 직업에서 동등하게 대우받으려면 여성은 남성 동료들보다 열 배는 더 열심히 일을 해야 한다. 대부분의 직장 여성은 경력에 대한 스트레스뿐만 아니라 임신, 출산, 육아와 어린 아이들과 다 큰 아이들까지 옷을 챙겨주고 살펴봐 주어야 하는 전통적인 스트레스까지 있다.

여성들이여 여기서 경고의 한마디를 한다면. 지금까지 내가 말한 것을 토대로 당신이 금연하는 것은 더 어렵다고 혹은 계속해서 담배를 피우는 것이 더 좋을 거 같다고 생각할지도 모르겠다. 그렇지 않다. 정당하든 아니든 상관없이 내가 말하고 있는 건 여성은 남성보다 삶에서 스트레스를 더 받기 쉽다는 사실이다. 그래서 그들은 흡연의 덫에 빠져들기 쉽고 기기에 걸려 남아 있다. 흡연은 스트레스를 줄여주지 않는다는 것을 명확히 기억하라. 그것을 일으킬 뿐이다. 대부분 흡연자에게 니코틴 중독은 스트레스의 주된 원인일 뿐만 아니라 그 외의 삶의 다른 모든 면이 스트레스인 것처럼 보이게 한다.

누적된 독성물질과 경제적 비용 문제가 우리의 신체적 및 정신적 건강과 에너지, 자신감에 끼치는 영향에 대해서만 얘기하고 있는 것이 아니다. 물론 이 모든 요소들이 스트레스를 증가시키는 역할을 하지만 나는 니코틴이 만들어 내는 공황상태의 공허하고 불안한 그 느낌에 대해서도 이야기하고 있다. 이것이 흡연자에게 끼치는 영향은 비흡연자들이 뛰어들어서, 결국은 큰 정신적 충격을 받는 그저 일상에서 일어나는 소소한 역경들을 변형시켜 버리는 정도의 것이다. 내가 줄담배를 피우는 흡연자가 되었던 이유는 나의 직업을 혐오했기 때문이라는 걸 말한 적이 있다. 그런데 처음부터 나에게 스트레스를 주는 것은 바로 니코틴 중독이었다. 이게 바로 그 짐승의 성질이다.

담배가 정말 스트레스를 덜어준다고 잠시 가정해 보자. 흡연자는 비흡연자에 비해 비교적 더 평온하고 느긋해야 한다. 현실에서 그런가? 특히 담배가 허용되지 않을 때 긴장돼 보이고 불안해 보이는 사람이 바로 흡연자가 아닌가? 당신은 '안전하게' 밖으로 나가서 담배를 피우려고 아이들에게 자라고 소리 질러 본 적이 없는가? 항상 손은 뭔가를 해야 하고 과민함을 덜려고 뭔가를 필요로 하는 사람이 바로 흡연자 아닌가? 담배가 진정으로 당신의 신경과민을 덜어준다면 왜 흡연자는 그렇게 초조한 상태로 남아 있는가?

일단 금연을 하면 당신의 삶은 스트레스가 적어질 것이다. 대자연은 스트레스를 적절히 해결할 수 있도록 우리를 만들어 놓았다. 흡연의 악질에 대처하도록 만들어 놓지는 않았지만 흡연을 하지 말아야 한다는 적절한 경고는 하고 있다.

흡연의 나쁜 점은 너무나도 많다. 무엇이 가장 안 좋은지는 결정하기 어렵지만, 그 중에서 높은 순위를 차지하는 것이 있다.

내 몸과 아기의 핏줄에 흐르는 니코틴

의심할 여지없이 이것이 바로 사회가 걱정하는 것 중 하나다. 다른 것과는 비교할 수도 없을 정도로 흡연자들이 스스로에 대해 가장 슬프게 생각하는 상황이다. 재미있는 것은 임신한 흡연자들은 그들에 대한 모든 비난에 전적으로 동의하고, 또 본인에게 지어진 온갖 오명을 스스로 보탠다는 것이다. 아이를 둔 흡연하는 여성에게서 받은 편지는 자기 비난과 자기 경멸로 가득하다. 자신의 아이들에게 안 좋은 모범이 되고, 어머니가 없는 상태로 아이들이 남겨지게 될까봐 스스로를 비난한다. 만약 임신이 된다면 반드시 '포기'를 하겠다고 맹세하는 사람들은 스스로에 대해 훨씬 기분이 안 좋다. 진이라는 여성에게 받은 편지가 극단적인 예이다.

"아이러니하게도 결혼하고 나서 처음 4년은 임신하지 않으려고 엄청 노력했어요. 제가 담배를 피우긴 했지만 저희 둘 다 아주 건강했고, 문제가 있으리라고는 상상도 안 했어요. 우리가 했던 온갖 검사들이 얼마나 무시무시했는지 다 설명도 못하겠어요. 8년이 지난 지금도 영원히 우리에게 그런 일이 안 일어날지도 모르며, 심각하게 입양을 고려하는 처지가 되었어요.

그때 기적이 일어났어요. 그때 얼마나 흥분했는지 말로 표현할 수도 없어요. 제 남편이 돌아와서 그 기쁜 소식을 함께 할 수 있기만을 기다렸죠. 매일 아침이면 담뱃갑에서 항상 다섯 개비를 꺼내 놓는 습관이 있었어요. 담뱃불을 켰고 결국 두 개비가 남아 있는 걸 발견했어요. 오후 다섯 시밖에 안 된 시각이었고, 집에 돌아온 이후로 줄곧 담배만 연이어 피우고 있다는 걸 발견했죠. 그 상황 자체는 그리 놀라운 게 아니었어요. 그런데 저를 충격적이게 했던 것은 에릭과 제 자신에게 운이 좋게도 임신이 된다면 담배를 끊겠다고 맹세했던 게 떠올랐던 거죠. 사실 임신이 되기를 바랐던 이유 중 하나가 바로 흡연을 포기하는 거였어요! 그러기를 고대하고 있기는커녕 갑자기 그 모든 흥분이 얕은 공황상태로 바뀌었어요.

에릭에게 말하지는 않았어요. 그는 비흡연자이고 또 흡연을 무척이나 싫어했지만, 저에 대해서 항상 배려심이 깊었고 그만 두라고 저를 괴롭히지도 않았어요. 지금 임신 5개월이 되었고, 점점 배가 나오기 시작하는데도 그에게 말을 하지 못했어요. 처음에는 시기가 이르고 일찍 말해서 어떻게 될지도 모르는데 희망만 심겨 줄 수 없다고 핑계를 만들었어요. 그런데 그에게 말을 하지 못하는 진정한 이유는 저 스스로 금연은 생각조차 할 수 없기 때문이란 것을 잘 알아요.

특히 저희가 그토록 고생을 했는데요, 어떻게 하면 그를 납득시킬 수 있을까요? 저는 참 우울하고 비참해요. 바람을 피운 것보다 더 기분이 안 좋고, 제가 바람을 피운 것처럼 꼭 그렇게 기분이 안 좋아요. 다른 면에서는 그렇게 바보 같지 않지만 하루에 두 갑 이하로 피우려고 노력하고 있어요. 그가 스스로 알아차리기 전에 제가 이야기하는 게 낫다는 것도 알아요. 그리고 선생님께서 금연은 쉽고 또 그렇게 저에게 조언해 주시리라는 걸 알고 있지만, 전 아직도 금연 시도를 생각하는 것조차 힘들어요.

"다른 사람이 당신을 판단하는 것을 원하지 않는 것처럼 당신도 다른 사람을 판단하지 말라."는 말이 있어요. 임신한 친구에게 하루에 다섯 개비씩 담배를 피운다고 길게 잔소리한 적이 있는데, 그래서 거의 그 친구를 잃을 뻔 했어요. 제가 임신했다는 걸 그 친구가 알았을 때 그녀는 완전 기회를 잡았다는 식이었죠. 흡연이 태아의 건강에 끼치는 영향을 믿지 않아서가 아니에요. 그렇게 믿어요. 세가 무슨 짓을 하고 있는지 잘 알고, 기형을 가진 아이를 낳는 악몽을 계속 꿔요. 그런데도 전 아직 끊지를 못해요. 제 경우가 너무 절망적이라서 당신이 저를 도와줄 수 없을 것만 같아요."

나는 진에게 '포기'를 시도해 보라고 조언하지 않았다. 대신 남편과 함께 클리닉에 방문하라고 했다. 니코틴 중독이 희생자들에게 얼마나 무시무시한 힘을 발휘하는지 둘 다에게 설명하려 했다. 그렇게 되면 그녀는 죄책감을 느끼고 자기를 경멸하지는 않을 것이며, 그녀의 남편도 그녀의 상황을 제대로 이해할 수 있을 것이었다.

니코틴 영향에 대해 진은 아주 잘 알고 있었다. "이 악질이 저에게 휘어잡는 힘이 너무나 강해서, 금연이 쉽다고 생각하는 건 말할 것도 없이 앞으로 절대 탈출할 수 없을 거 같아요." 라고 생각했다. 담배 없이는 삶을 즐길 수도 대처할 수도 없다고 믿는 당황스러운 느낌이 바로 그 '힘' 이다. 그 당황스러운 느낌은 진짜다. 그러나 일단 각각의 담배가 그 공황상태를 해결해 주기보다는 실제로 악화시킨다는 사실을 이해하기만 하면, 그 힘은 당신을 조절하는 능력을 잃을 뿐만 아니라 실제로 다음의 한 개비를 막아주는 가장 막강한 영향력을 발휘해 준다. 상담 시간 동안 진은 이러한 중요한 관점을 잘 파악했다.

중독이라는 고통 중간에 있는 사람에게는 이러한 사실을 파악하기가 어렵다. 그러나 그것에 자유로워지면 그것이 보인다. 진과 에릭은 둘 다 총명한 사람이었다. 상담 종반부에는 그는 아내를 안아주며 "이제는 이해해. 원하지 않으면 끊으려고 노력하지도 마." 라고 말했다. 이 순간 아직도 그가 그녀의 임신 사실을 모르고 있다는 걸 알아두라. 그녀는 "이미 나의 흡연은 끝났어." 라고 대답했다. 그리고는 아기에 대해 얘기했다. 내가 약물 중독에 대항해서 싸운 20여 년의 시간 동안 온갖 곤란과 역경, 슬픈 일을 겪어 왔다. 그러나 내게 이런 특별한 순간이 찾아왔다는 것만으로도 그 수없이 힘든 시기에 대한 보상을 받는 것만 같았다. 아이러니하게도 그 기쁜 상황을 함께 한 것은 눈물을 닦아줄 수 있는 화장지 한 박스였다.

진의 이야기는 극단적인 경우이다. 하지만 정도의 차이만 있을 뿐 사실 지극히 평범할 뿐이다. 우리 사회가 그토록 쉽게 소녀들이 덫에 빠질 수 있는 환경에 있어서 나는 너무 화가 난다. 그들은 거의 덫에 빠지도록 강요당한다. 혹시 임신이 된 상황은 그녀의 생애에서 가장 스트레스가 많을 시기이고, 그녀의 작은 '친구' 같은 담배가 가장 필요하다고 믿는 시기이다. 그런데도 우리는 그녀가 수치심을 포기하도록 엄청난 압력을 가한다. 임신은 시험, 선택, 결정, 기쁨, 흥분, 그리고 두려움이라는 모든 상황과 감정을 경험하게 한다. 이 시기에 금연이라는 시험을 통과하지 못하면, 우리는 그녀를 경멸하고 '나약함' 때문에 그렇게 되었다고 꾸짖는다.

이러한 태도는 임산부와 태아에게 특별히 도움이 되지는 않더라도 의학계에서는 이해할 만하다. 그런데 비흡연자, 전에 피우다가 끊은 사람들, 친척 그리고 낯선 사람마저 이러한 값싼 비난을 해야지만 스스로가 할 일을 다 했다고 느낀다. 심지어 그녀의 흡연하는 친구들조차도 그 마녀사냥에 가세해서는 "임신을 했는데도 아직 담배를 피운다는 게 이해가 안돼. 나라면 당연히 끊겠어."라고 조언한다. 상황이 역전될 때는 그들도 태도가 바뀌고, 상대방의 입장을 알 수 있다. 상대방의 입장에서 생각할 수 없는 이러한 것은 인간 본성의 표상이다. 당신이 독한 감기에 걸려 심각하게 아플 때 "도대체 뭐가 그렇게 난리야? 단지 감기에 걸렸을 뿐이야!"라는 말을 얼마나 많이 들어 보았는가? 일반적으로 상대방이 나를 이해해줄 때는 그 사람이 나와 비슷한 문제를 이미 경험했을 때이다.

어떤 소녀들은 다행히도 임신이 되면 임산부와 태아 모두에게 이롭
도록 몸 안에서 그들의 식습관이 바뀌게 된다. 그리고 자연스럽게 흡
연의 욕구는 사라진다. 인간의 몸 안에서 일어나는 놀라운 일 중 하나
이다. 그러나 어떤 소녀들은 의식적으로 금연을 결정하지만 결국 실패
한다. 아기가 건강하게 태어나더라도 담배를 끊지 못했다는 사실 때문
에 평생 죄책감을 가지고 살아간다. 만약 아기가 기형을 가지고 태어
나기라도 한다면 그 고통이 어떨지 상상도 하기 어렵다.

어떤 여성은 임신 기간에 금연에 성공한다. 하지만 그 9개월간의
불쾌, 두려움, 기대감과 흥분 뒤에는 정신 및 육체적으로 가장 스트레
스가 많은 시기가 오고, 그 다음 출산 후에는 그 스트레스는 최고점에
달한다. 산모와 아기가 모두 건강하다면 그 고통과 극도의 피로는 잠
시 잊어버릴 수 있다. 산모는 바닥의 최저점의 상태에서 천국의 최고
점의 상태로 즉시 올라간다. 이것이 바로 흡연자의 삶에서 극과 극의
상태이다.

담배 하나가 필요해!

어떤 여성은 임신 기간에 대부분을 금연하면서 지냈는데, 출산 후
탯줄이 끊기기 전에 또는 끊기자마자 담뱃불을 붙였다고 말한다. 어떤
여성은 그 순간에는 충동을 억제했지만 출산 후 우울증이 왔을 때에는
다시 빠져들었다고 한다. 유감스럽게도 임신한 이후로 영원히 담배를

끊은 사람은 많지 않다. 금연의 경우와 마찬가지로 금연할 이유가 더 이상 사라지고 없으면 흡연하지 않으려는 욕구도 없어진다.

한 여성은 첫 아이를 임신했을 때는 흡연 욕구가 없었는데, 그 후 즉시 다시 빠져들게 되었다. 그리고 이번에는 다시 임신을 했는데 그 이유가 아이를 하나 더 원해서가 아니라 금연하기 위해서였다고 했다. 치음에는 이상하게 들렸지만 생각할수록 이해가 갔다. 문제는 이번에는 그렇게 되지 않는다는 것이었다.

많은 임신한 소녀들이 흡연이 태아에게 미치는 역효과에 대해서 믿기를 거부하거나, 혹은 "이 단계에서 금연을 시도하는 것 자체가 아기에게 더 안 좋을거야." 라고 생각하며 스스로를 정당화한다. 이러한 이유로 실제로 의사가 금연을 말렸다고 주장하는 이도 있다. 나는 의사들이 흡연에 대해 언급한 유명한 진술들로 책 한 권을 만들 수도 있다. 물론 어느 정도는 정말로 의사가 말한 대로 정확하게 말을 한 것이라고 믿는다. 하지만 의사가 한 말이라고 인용하는 내용의 대부분은 문맥을 벗어나 말한 것이거나 과장되었다고 생각한다. 흡연자가 자주 사용하는 또 다른 방어 장치는 누군기에게나 동일하게 적용된다는 논리로 자신의 주장을 정당화한다.

나의 세미나에서 천식을 앓고 있는 한 어린 소녀가 천식 발작을 해소하기 위해, 담배를 계속 피워야 한다고 의사가 말했다고 했다. 30여 명의 다른 흡연자들 앞에서 나는 이렇게 말했다. "그렇지만 흡연은 천식의 주된 요인입니다. 당신의 의사가 실제로 그렇게 말했다는 걸 믿을 수가 없군요." 의사가 정말로 그렇게 말했는지 재확인했다. "꽤씸

한 일이군요. 그 사람의 이름과 주소를 준다면, 제가 이 문제에 대해서 알아보겠어요."라고 말했다. 그녀는 한 발 뒤로 물러서면서 "흠, 사실 그가 정확히 그렇게 얘기한 것은 아니었어요. 제가 천식 발작이 일어나면 담배 피우는 것이 조금 도움이 된다고 말했더니, 그가 고개를 끄덕였어요."라고 말했다. 내가 끝까지 물어보지 않았다면 나머지 서른 명의 흡연자는 그녀의 말을 있는 그대로 믿었을 것이다.

최선의 조언을 해주어야 한다는 생각에 많은 의사는 임산부들에게 담배를 완전히 끊을 수 없다면 줄여보라고 조언한다. 그 조언은 논리적으로 들리기는 하나, 이미 설명했듯이 그건 산모가 선택할 수 있는 세 가지 가능성 중에서 최악의 것이다. 단 며칠 정신적이든 육체적이든 니코틴 금단 증상을 겪는 정도를 넘어서, 9개월 내내 자신에게 가하는 제한 때문에 스트레스를 더 받고, 또한 정해진 양을 넘어서기라도 하면 죄책감으로 괴로워한다.

그런데 정말 좋지 않은 점은 산모의 마음속에 담배가 소중하다는 환상을 심어주는 것이다. 현재 더 커져가는 가려움을 해소시켜주기를 기대하면서 기다린다는 것. 담뱃불이 일단 붙여지면, 그 안도감은 엄청나고 그동안 참아온 데에 대한 보상이 된다. 출산 후에 산모는 다이어트 중 박탈감을 더 이상 견딜 수 없어하는 사람과 같은 처지에 놓이게 된다. 그 다이어트 중이던 사람은 계속해서 폭식하게 되고, 그 흡연자는 지속적으로 흡연한다.

여기서는 흡연이 어떻게 태아에게 영향을 주고 해치며 심지어 죽일 수도 있는지는 자세히 얘기하지 않겠다. 그 이유는 이미 충분히 쓰여

졌기 때문이다. 더 근본적인 이유는 임신한 여성이 제일 읽고 싶지 않은 내용이 그녀 자신이 아이에게 해를 끼치고 있다는 내용이기 때문이다. 그 여성은 이미 이러한 것에 대해 알고 있지만 그녀는 아직 금연하지 못한다.

좋은 의도로 임신한 여성을 꾸짖는 사람들은 담배의 유해성을 그 여성이 더 잘 안다는 사실을 종종 놓친다. 그녀 스스로는 당신에게 인정하지 않고 자신의 행동을 정당화하려 해도, 그 행동에 대해 이미 죄책감을 느낀다. 단지 다른 흡연자가 평생 그렇게 하는 것처럼 그녀도 그렇게 행동하고 있을 뿐이다. 다른 사람이 그녀를 더욱 긴장되고 불안하게 할수록 담배가 버팀목이 된다는 환상은 더 커진다.

임신 자체와 그에 따른 비방은 내버려 두더라도 임신한 여성은 종종 이 시기에 또 다른 충격을 받는다. 대부분 흡연하는 젊은이들은 스스로 절제력이 있으며 필요할 때는 언제든 그만 둘 수 있다고 믿는다. 임신이라는 계기를 통해서 그들은 담배가 그 수많은 니코틴 쓰레기들 중 하나라는 사실을 깨닫는다.

내가 반드시 언급할 필요성을 느끼는 것 중 하나는 흡연이 태아의 건강에 미치는 영향이다. 산모가 헤로인 중독일 경우에 태아 역시 금단 고통을 겪는다는 것을 읽은 적이 있다. 완벽히 논리적으로 들린다. 같은 피가 결국 산모와 태아의 핏줄을 돌아다니기 때문이다. 니코틴 중독에도 같은 논리가 적용되어야 한다.

내가 '의지력' 요법을 사용해서 금연시도를 했을 때 담배 하나가 없는 것이 몹시 화가 났었다. 또한 그 공허감이 담배에 의해서 만들어지고, 곧 없어진다는 걸 알게 되었을 때에는 담배가 없다는 것이 조금도 나를 괴롭히지 않았다. 현재까지 나에게는 오직 이 두 가지 상황만이 있었다. 한 가지는 담배가 공허감을 경감시켜 준다고 믿었던 것, 그리고 다른 하나는 담배가 공허감을 일으킨다고 알았던 것, 담배와 관련 짓지 않고서는 니코틴 금단으로 겪는 신체적 불쾌감이 어떠한 것인지 나는 잘 모른다. 그렇다면 그게 어떤 것인지 내가 어떻게 평가할 수 있 겠는가?

우리가 사용할 수 있는 유용한 방법이 있다. 니코틴 금단에서 오는 신체적 불쾌감은 음식에 대한 배고픔과 같다고 말했다. 아기는 배고플 때 울도록 만들어진다. 아기가 니코틴 금단의 신체적 영향으로 고통을 받고 있다면, 끊임없이 배고프다 느낄 것이고 계속해서 울 것이다. 젖 을 먹인다고 해서 충족되지 않을 것이다. 지치고 혼란스러운 어머니는 과도하게 젖을 먹일 것이고 결국 문제는 심각해질 뿐이다.

문제의 요지로 다시 돌아가 보자. 임신 여부와 상관없이 삶을 훨씬 더 즐길 수 있다는 이유로 당신이 금연하기를 바란다. 삶에 다른 문제 가 없다고 말하는 것은 아니다. 어떤 심각한 문제가 있는데, 당신이 그 것에 대해 무언가 할 수 있다면 그렇게 하라! 그것에 대해 할 수 있는 게 아무것도 없다면, 걱정하는 건 조금도 도움이 되지 않는다. 흡연자 라면 그것이야말로 심각하고 진정한 문제를 가지고 있는 것이다. 다행 히도 그 문제는 간단하고 쉬운 해결책이 있다.

금연하라! 그렇게 하면 나와 수천 명의 사람들이 그러했듯이 당신 도 해결할 수 없을 것만 같았던 다른 수많은 문제가 갑자기 사라지는 것을 보게 될 것이다. 그리고 일단 당신이 흡연의 덫에서 빠져 나온다면 지금 느끼는 것처럼 그 문제들이 그렇게 심각하게 다가오지 않을 것이다. 다음에서는 수백만 명의 여성들 가슴 깊은 곳에 박혀 있는 또 하나의 환상에 대해서 살펴보겠다.

담배 피우면 살빠진다고?

체중을 줄이려고 흡연을 일부러 선택했다는 여성이 얼마나 많은지 정확히 모른다. 곧 설명하겠지만 실제로 흡연은 체중 감소를 돕지 않는다. 다른 모든 환상과 마찬가지로 실제로 정반대의 영향을 미친다. 그러나 흡연이 정말 체중을 줄이는데 도움을 주었다고 해도 흡연자가 일부러 또는 다른 이유로 평생 흡연을 하며 사는 것을 선택했다고는 믿지 않는다. 이것을 깨닫는 게 상당히 중요하다. 다른 흡연자는 우리가 처음에 덫에 빠지도록 하고, 금연하려고 하면 상실감을 느끼게 하는 데 영향력을 끼친 사람들이다. 스스로 선택하거나 원해서 흡연을 한 사람은 없다. 또한 흡연에서 얻는 이점은 없고, 무엇보다도 모든 흡연자가 처음부터 흡연을 시작하지 않아야 한다는 것을 깨달아야 한다.

내가 똑같은 주장을 다른 행위에 빗대어 설명한다면 어떻게 생각하겠는가? 예를 들어 내가 "현재까지 아무도 안도감을 느끼려고 일부러 끓는 물에 손을 주기적으로 집어넣겠다고 한 사람은 없다."라고 말한다고 하자. 당신은 주장할 가치도 없는 얘기라고 생각할 수도 있다. 두 가지 경우의 차이점은 담배를 피울 때는 진정한 즐거움을 얻고, 그것이 버팀목이 된다는 것을 어리석게도 믿는다는 것이다. 흡연을 있는 그대로 본다면 어느 누구도 빠져들지 않을 것이다. 그런데 여러 번 강조했듯이 우리는 흡연의 좋은 점이 있다고 믿도록 세뇌되었다. 그렇다면 왜 좋은 점을 얻으려고 일부러 흡연을 선택하는 사람이 없겠는가?

흡연의 좋은 점이 있다고 믿더라도, 일부러 걸려드는 것에 대한 논리적인 이유는 없다. 이 환상의 이득은 도대체 무엇인가? 흡연이 즐겁다는 것? 첫 담배는 담배 없이도 우리는 잘 살아갈 수 있다고 말해준다. 우리는 담배가 집중과 긴장완화를 도와주고 스트레스와 지루함을 덜어준다는 말을 들어왔다. 그건 또한 건강에 해가 되고 지저분하고 역겨운 것이라는 사실도 안다. 오늘날까지 인간은 더러운 연기를 폐 속으로 흡입하지 않고서도, 충분히 집중을 질 하고, 편안하고, 슬겁게 지내왔다. 그리고 지루함과 스트레스도 잘 해결해 왔다. 그렇다면 왜 실제로 필요하지도 않은 좋은 점을 얻겠다고 위험을 감수하려고 하는가?

전혀 논리적이지 않다. 일부러 빠져드는 유일한 논리적 이유는 자살을 하려는 때이다. 삶을 단축시키려고 기간을 더 늘리고 돈이 많이 드는 비효율적인 방법으로 목표를 달성하려는 것 역시 논리적이지 않다.

그럼에도 당신은 이성에게 매력적이게 보이고 싶어서 또는 단지 체중감소를 목적으로, 흡연을 배우는 사람이 있을 거라고 생각할 수도 있다. 그러나 우리 젊은이들이 최소한의 지적 능력은 가지고 있다고 하자. 그렇다면 체중을 줄이는 유일한 방법은 섭취하는 음식의 양을 줄이거나 종류를 바꾸는 것이라는 사실을 알지 않겠는가? 1990년대에 정부는 여윈 남성모델을 사용하는 것을 반대했는데, 그 이유는 대중매체에 투영된 결과 나타난 섭식 장애가 사회적으로 큰 문제가 되어서다.

담배 광고는 급진적으로 변해 왔으며 담배 회사 스스로 흡연이 '섹시함'과 '멋짐'의 인상을 준다고 사용되어 온 문구들을 이제는 공공연하게 사용하지 않는다. 젊은이들이 앨 맥퍼슨과 같은 여성이나 다른 날씬하고 매력적인 패션/대중매체 스타가 담배 연기를 내뿜는 장면을 본다면, 본인들도 그러한 이미지를 닮고 싶어 할 것이다. 이 젊은이들이 속아 넘어가는 것은 '큰 담배회사'(Big Tobacco : 일반적으로 담배 회사를 일컫기 위해 사용하는 말로 경멸의 의미가 담겨 있다)를 위한 무상의 광고이다. 그토록 아름다운 사람들이 담배 회사에 이용되어 돈을 조금도 받지 않는다는 것은 참으로 안타까운 일이다. 담배 회사가 타당하지도 않은 이미지를 만들어 사람들을 현혹시키고, 상품을 사는 데 돈을 지불하게 한다. 모든 흡연자가 결국 담배 회사를 위해 일하고 있으며, 그들 중 단 몇 명만이 살아남아 대중 매체와 신문의 이목을 끄는 것이다. 다음에 당신이 빠져 나오게 될 때 당신에게 탐정 게임을 하라고 주문하고 싶다. 과체중의 흡연자를 찾아내는 게임이며, 이 게임을 하면 당신은 눈이 휘둥그레질 것이다.

체중 문제에 대한 첫 번째 해결책은 먹는 습관을 바꾸는 것이다.

다이어트와 같이 좀 더 체계적인 방법을 써서 담배란 걸 시도해 보고 실패하는 게 아닌 이상, 도대체 누가 병을 유발하는 담배를 일부러 피우겠는가? "그들은 아마도 그렇게 빠질 거라고 생각하지 않았고 비용은 구체적으로 생각해 보지 않았을 수도 있다."고 이야기할 수 있다. 동의한다. 사실 그 덫의 불가사의는 많은 십대들이 빠져들지 않을 거라고 믿으면서 장난해 본다는 것이다. 그러나 음식 소비를 조절할 자제력이 없는 사람에게 그런 믿음을 적용하기는 어렵다. 어쨌든 우리는 모두 니코틴이 얼마나 중독성이 강한지 그리고 그걸 그만두기 위해서는 얼마나 많은 의지력이 필요한지를 안다. 이러한 이유로 환각제를 장난삼아 해보는 게 유행이었던 60년대에 나와 같은 많은 골초 흡연자들은 스스로 담배 하나를 조절할 수 없다면, 다른 약물은 절대 조절이 불가능하다고 생각했다. 그래서 다른 약물은 시도조차 하지 않았다.

　경제적인 측면을 고려하지 않았을 수도 있다는 사실 역시 나의 관점을 잘 설명해 준다. 우리는 어떤 진로를 신중하게 결정할 때 보통 결정을 내리기 전에 좋은 점과 나쁜 점을 평가해 본다. 이유없이 스키를 선택하지 않는다. 우선 스스로 비용을 감당할 수 있는지를 따져 본다. 만약 당신이 나의 나이라면 다리를 부러뜨릴 위험을 감수하기를 원하는지 혹은 그보다 더한 것에 대해서도 생각해 볼 것이다. 스키를 타는 세 명 중 한 명이 스키가 사망의 직접적인 원인이 된다면, 어느 누구도 이 스포츠를 선택하지 않을 것이다. 첫 담배가 5만 파운드짜리라는 걸 미리 안다면 체중감소를 위해서건 다른 이유에서건 일부러 담배를 선택하는 사람은 없을 것이다. 우리 대부분이 처음 담배에 그렇게 지불해야 했다면 그 덫에 빠지지 않았을지도 모른다.

심지어 몇 년 동안이나 빠져 있었다. 또 현재 빠져 있다는 걸 알고 있더라도 끊지 않으면, 지금까지 얼마나 많은 돈을 낭비했고, 앞으로 얼마나 또 낭비해야 하는지 가늠하기 힘들다. 흡연자에게 담배에 얼마나 돈을 쓰는지 물어본다면 그들은 정확한 수치를 주지 않을 것이다. '포기'를 시도할 때조차도 우리는 진실을 왜곡한다. 우리가 실제로 더 이상 일주일에 그렇게 많은 돈을 탕진하지 않는다면, 그 돈을 충분히 저축할 수 있다.

당신은 담보 대출의 지불과 관련된 질문을 받았을 때 똑같은 방식으로 쓴 약을 달게 만들 수도 있지 않느냐고 생각할 수도 있다. 오직 한 달에 그렇게 많은 돈에 관해서 얘기할 뿐이다. 이렇게 막연한 이유는 흡연에 대한 대화와 정확히 같은 이유에서다. 즉, 우리의 목 주위에 5만 파운드라는 무거운 짐이 걸려 있음을 스스로 상기하는 것을 별로 바라지 않는다. 적어도 담보 대출은 그 의무에 참여하기 전에 그러한 사실과 이미 직면한다. 때때로 우리는 그걸 무거운 짐으로 간주하지만 그 빚은 결국 우리의 가장 소중한 재산, 즉 집인 것이다. 자산을 감정하는 방법이 되기도 한다.

모든 흡연자가 거짓말한다. 물론 일부러 그러는 것은 아니다. "단지 체중을 줄이기 위해서 하는 거야."와 같이 그럴듯한 핑계를 찾을 수만 있다면 거기에 집착할 것이다. 그처럼 겉으로 보기에 '논리'적으로 보이는 것을 잠시만 살펴보면, 흡연자가 되는 것은 완전히 비논리적이라는 걸 확인할 수 있다. 흡연자는 왜 흡연하는지 그 이유에 대해 정당화하려고 몇 시간이고 소비한다. 본인의 자녀들에게는 끊임없이 담배 피우지 말라고 조언하는 것은 흡연을 선택해서 시작하는 사람은 없다는 것이다. 세 명 중 한 명을 단명시키고, 평생 노예로 살게 만드는 약물에 빠져들기 전에는 약물이 필요가 없었다. 그럼에도 불구하고 빠져들기 위해 5만 파운드를 지불할 정도로 멍청한 사람이 있다고 생각하는가? 당신이 흡연으로 진정 즐거움을 얻는다고 믿더라도 모든 흡연자는 빠져들기 전에는 그것이 필요가 없었다. 비흡연자는 무언가 놓치고 있는 게 아니라는 사실을 안다. 모든 흡연자는 굳이 내가 언급하지 않아도 스스로가 덫에 빠졌다는 것을 안다. 흡연자인 것을 즐기는 사람은 없다는 것을 인정하고 그들을 부러워하지 않기를 바란다.

많은 흡연자가 자유로워지고 싶다는 걸 인정한다. 간혹 어떤 이는 인정하지는 않는데, 나와 당신이 그랬던 것처럼 체면을 살리기 위해서 진실을 왜곡한다. 그런데 당신은 곧 자유로워질 것이다. 모든 흡연자가 가라앉고 있는 배를 떠나기를 간절히 소망한다는 것을 절대 잊지 말라. 그들을 부러워 말라. 불쌍히 여기라.

왜 담배가 체중을 줄여준다고 믿는가? 친구들 중 누군가가 6개월 동안 담배를 피우지 않았다고 자랑한다면, 그것 때문에 훨씬 건강해 보인다고 칭찬해 줄 것이다. 그리고는 속으로 "저 새 옷장은 비싼 게 틀림없어."라고 생각할 것이다. '의지력' 요법을 이용해서 금연하는 사람들이 실제로 체중이 늘어난다. 당신의 부모나, 이모 혹은 사촌이 담배를 피운다면, 그들이 "포기하기로 했는데 몸무게가 너무 많이 늘어서 다시 시작했어." 라고 말하는 걸 몇 년 동안 수도 없이 들을 것이다.

처음에는 이런 말이 당신에게 아무런 영향을 주지 않는다. 우리가 스스로 그 덫에서 벗어나려고 할 때 우리는 그 말을 의식 속에서 들추어내어 흡연하는 이유라고 말한다. 체중이 증가하는 것은 담배를 끊은 많은 사람은 어쩔 수 없다고 말을 하기도 한다. 이에 유추할 수 있는 명백한 결론은 금연할 때 체중이 늘기 때문에 흡연이 다시 체중 감소를 도와줄 수 있다는 것이다. 흡연의 다른 모든 모습들과 마찬가지로 일단 덫의 성질을 충분히 이해하게 되면, 그 반대의 상황이 진실이라는 것을 발견할 것이다. 나 본인의 실례를 보여주는 것만큼 좋은 게 없는 것 같다.

어떻게 음식의 공허함과 니코틴의 공허함이 똑같은지 그리고 왜 흡연자가 식사하는 것보다는 차라리 담뱃불을 붙이려 하는지는 이미 설명했다. 일단 걸려들게 되면, 결국 우리는 아침뿐만 아니라 점심 식사까지 거르기 쉽다. 하루 중 저녁 시간이 될 때 즈음이면 몸은 배가 많이 고픈 상태가 되므로, 흡연자의 마음에 저녁 식사는 큰 의미를 가지기 쉽다. 저녁 식사를 하고 나면, 먹은 것이 상당하다 할지라도 공허한 느낌이 남는다. 특히 온종일 아무것도 먹지 않았을 때 우리는 자연적으로 허기는 채워지지 않았다고 믿는다.

이 상황의 진실은 낮 시간 동안 당신의 몸은 음식을 요구했지만 당신의 뇌는 이러한 느낌을 "담배를 원해"로 해석했다. 따라서 먹는 것 대신 흡연을 했다. 저녁 시간에는 몸은 니코틴을 갈망하고 있지만, 뇌는 "배고파, 음식을 더 먹어"로 해석한다. 내 경우에는 내 몸이 니코틴을 원하고 있다는 것을 알지 못했고, 계속해서 먹어댔다. 니코틴의 갈망으로 야기된 그 공허함은 배고픔으로 오는 고통과 구별이 안된다.

그리고 니코틴이 허기를 채워줄 수 없는 것처럼 음식도 니코틴에 대한 갈망을 채워주지 못한다.

이 혼란의 원인은 니코틴의 갈망을 충족시켜주려고 온종일 흡연하지만, 음식에 대한 우리 몸의 진정한 배고픔은 절대 충족시켜주지 않는다. 그런 다음 저녁 내내 허기를 채우기 위해 먹지만, 우리 몸은 니코틴을 원하고 있기 때문에 포만감을 느끼는 상태에 도달할 수 없다. 온종일 먹지 않았음에도 나는 (적어도 2스톤 영국에서 쓰이는 무게 단위로, 1스톤은 대략 6.35킬로그램이다)체중 과다였다.

'포기'를 시도할 때 왜 흡연자는 몸무게가 늘어 가는가? 그 이유는 니코틴이 몸에서 아주 빨리 사라지지만, '작은 괴물'은 즉시 죽지 않고 잠시 동안 니코틴을 갈망하기 때문이다. 자연스럽게 음식으로 대체하는 경향이 생긴다. 왜 대체재가 금연을 어렵게 하는 이유와 대체재로는 금연에 완벽하게 성공할 수 없는 이유는 나중에 더 설명하겠다. 이러한 경우에서 그 '작은 괴물'은 죽은 지 이미 오래 전이고, 그 갈망하는 마음은 순전히 정신적인 것이다.

이제 우리는 금연으로 가는 과정에서 장애물에 노달했다. 내가 보기에 'Easyway 금연법'을 사용했을 때 실패하는 많은 사람들이 이 단계에서 무너진다. 다음에 내가 주장하는 점을 충분히 이해하는 것이 절대적으로 중요하다. 종종 적은 수이지만 지금까지 실패한 사람들에게서 편지를 받는다. 그런데 바바라에게서 받은 편지의 다음 발췌문이 가장 전형적이다.

"알렌 카 선생님께,

선생님의 책을 읽고서 금연한 몇몇 사람을 실제로 알고 있어요. 훌륭한 책이란 걸 인정하고, 그 책을 잘 이해하고 또 선생님이 말씀 하신 모든 것을 동의해요. 전 몇 번을 읽었지만 불행하게도 저에게는 효과가 없었어요.

몇 번 시도해 보았지만 가장 오래 간 것이 3주였어요. 저는 농부의 아내고 네 아들이 있는데 모두 농장 일을 해요. 일하는 시간이 길고 스트레스가 많아요. 포기하기로 시도해 볼 때마다 흡연에 대한 생각을 멈출 수 없었어요. 눈물이 많이 나고 우울해요. 선생님 무척이나 바쁘신 분이란 건 알지만, 저를 도와주신다면 정말 감사하겠어요."

바바라의 편지에 제시된 몇 가지 요점을 지적하기 전에 지금껏 당신에게 알리지 않았던 정보에 대해서 알려줄 필요가 있다. 오직 5개의 가르침만이 있다고 말했다. 사실이다. 그러나 그것들은 당신이 이 책을 읽는 동안 따라야 할 가르침들이다. 마지막 담배를 피우게 될 때를 위해서 올바른 마음가짐을 가지도록 만들어진 것이다. 남은 생애 동안 행복한 마음가짐으로 유지할 수 있는 가르침이 더 있다. 그 중 이미 언급한 적도 있고 암시를 준 적도 있다. 알아채지 못했다면 걱정할 필요 없다. 적당한 시기가 오면 모두 항목별로 설명할 것이다.

각각의 가르침이 다 중요하다. 그 중 하나가 일단 금연했을 때 담배에 대해 생각을 멈추려고 노력도 하지 말라는 것이다. 이러한 조언을 하는 이유는 '의지력'을 사용해서 금연하려 할 때 더 이상 흡연이 허용되지 않는데, 마음은 계속해서 담배 생각에 사로잡혀 있다. 따라서 생각하지 않으려고 분투한다는 사실에 스스로 비참하게 느껴지기 때문이다.

이것은 바바라의 편지를 다시 생각나게 한다. 흡연을 그만두는 것은 당신이 할 결정들 중에서 가장 최선의 결정이다. 어떻게 그것을 생각하지 않는 게 가능하겠는가? 그러지 않으려고 노력해도, 며칠 동안은 그 '작은 괴물' 이 먹이를 달라고 말할 것이다. 당신의 진도가 어디까지 나갔는지 물어보는 사람도 있을 것이다. 당신의 얼굴에 대고 일부러 담배 연기를 뿜어 대면서, 뭔가 놓치고 있는 것을 당신과 자신에게 확신시켜 주려는 친구도 있을 것이다. 흡연을 생각하지 않는 것은 불가능하고, 그렇게 한다 해도 단지 스스로를 더 비참하게 만드는 것이다.

왜 그것에 대해 생각하지 않기를 원하는가? 당신이 삶에서 할 수 있는 가장 최선의 선택이며 위대한 성취다. 나쁜 일은 절대 없다. 반대로, 실로 훌륭한 무언가가 일어나고 있다. 20년이 넘는 그 자유의 시간 동안, 더 이상 흡연하지 않고 있다는 생각에 사로잡혀 있다. 여전히 자유라는 기쁨을 벗어나지 못한다.

바바라가 "포기하기로 시도해 볼 때마다 흡연에 대한 생각을 멈출 수 없었어요."라고 했던 말에 주의해 보라. 무언가를 '포기' 했다고 믿지 않으면, 많은 시간을 흡연에 대한 생각으로 낭비하지 않을 것이다. 그녀의 삶 또한 스트레스가 많다고 설명한다. 이것에 대해 논쟁하는 것은 아니지만 이미 스트레스가 많은데 스트레스를 더 만들려고 돈을 지불하겠는가?

분명하게도 바바라는 모든 것을 이해하지 못했다. 금연에 실패한 흡연자들 외에도 'Easyway 금연법' 을 잘못 이해하는 사람들이 있다.

아이러니하게도 금연에 성공한 사람들은 종종 다른 사람을 실패로 인도한다. 데비의 경우를 다시 떠올려 보면 그녀는 "다시 담배 피우는 것은 생각조차 하지 않아요."라고 말한다. '의지력' 요법을 사용하는 흡연자들은 박탈감과 비참함을 느낀다. 그래서 언젠가 흡연이 그들의 삶을 더 이상 지배하지 않고, 그것에 대해 생각하는 걸 멈출 수 있게 되기를 고대한다. 데비의 진술은 단지 그들을 혼란스럽게 할 뿐이다. 성공하기 위한 열쇠는 담배를 생각하지 않는 것이라고 믿게 한다. 생각을 안 하려고 노력할수록 그것에 대한 생각으로 더 사로잡히고 비참해진다.

열쇠는 흡연을 생각하느냐 않느냐가 아니다. 그것에 대해 생각할 때 무엇을 생각하느냐다. "언제 이것에 대한 생각을 멈출 수 있을까?" 또는 "언제 비참하고 빼앗긴 듯한 느낌이 사라질까?"라고 생각하고 있다면, 두 질문에 대한 대답은 "절대!"라고 스스로 확신하게 될 뿐이다. 그러나 "훌륭하지 않나요! 저는 이미 자유예요!" 라고 생각하고 있다면 당신은 그대로 될 것이다.

정말 이것처럼 단순한 것일까? 남은 생애 동안 정말 이렇게만 하면 되는 것일까? 흡연이 생각날 때마다 그저 "훌륭하지 않나요! 저는 이미 자유예요!"라고 생각하면 된다? 아니다, 그렇지 않다. 이걸 충분히 반복하면 결국 그렇게 이루어질 것이라고 생각하지 말라. 흡연은 바보의 게임이라는 걸 우리는 안다. 흡연은 멋이고 남성미라고 스스로를 속이지 마라. 이전에 금연 시도를 할 때마다 담배 없이는 집중이 안 되거나 스트레스를 풀 수도 없어서 결국에는 흡연한다. 이럴 때 당신은 금연하지 못하는 근본적인 이유를 알지 못한다.

우리는 그 이유를 이해하지 못했다. 그저 그렇다는 것만 알 뿐이었다. 니코틴 딫 전체가 교활한 속임수이고, 금연을 방해하는 근본적인 요소라는 것을 알게 되면, 담배가 필요하다는 핑계를 더 이상 대지 못한다. 나는 담배에 대해 생각할 때 "훌륭하지 않나요! 저는 이미 자유예요!" 라고 외칠 필요가 없다. 실제로 그렇다는 것을 알았고 정반대라고 스스로를 속이는 것조차 불가능했다.

'포기' 할 때 몸무게가 느는 이유는 '작은 괴물' 이 며칠 동안 그 공허하고 불안한 느낌을 계속해서 만들기 때문이다. 일단 담배를 끊은 사람은 공허함을 채우는 수단으로 담배를 사용하지 못해서 대체재가 필요하다고 말한다.

명백하게도 금연 중인 사람은 껌을 씹거나 사탕을 물면 체중이 증가한다는 사실을 안다. 그러나 대체재를 사용하는 것은 잠시라고 생각하며 언제든지 대체재도 끊을 수 있다고 생각한다. 문제는 사탕이 니코틴에 대한 갈망을 충족시키지 못한다는 것이다. 결국 사탕 하나 뒤에 또 하나의 사탕을 원하게 된다. 작은 보상이 되기는커녕 각각의 사탕은 건강에 해가 된다. 게다기 사탕은 작은 보상이라는 습관을 깨주지 않는다. 머지않아 한 때 흡연자였던 그 사람은 2스톤이나 체중과다가 되고, 결국 사탕을 무는 게 싫증나서 담배를 간절히 원하게 된다. 담배 하나에 대한 타당한 핑계가 만들어졌다. "체중이 늘어서 스스로를 죽이고 있을 뿐만 아니라 새 옷에 엄청난 돈을 쓰고 있어. 그냥 담배를 피워서 나를 죽이는 것도 괜찮다고 생각해!"

'의지력' 요법을 사용하는 흡연자 역시 같은 이유로 체중이 늘기 쉽다. 그런데 금연했기 때문에 살이 찌는 것이 아니라 처음부터 그 덫에 빠졌기 때문이라는 것을 기억하라. 니코틴 중독은 당신을 영원히 허기지게 만든다. 따라서 더욱 체중과다가 되기 쉽다. 물론 매우 날씬하고 슈퍼모델과 같은 몸매를 가진 흡연자도 있다. 그러나 바디샵(The Body Shop, 화장품과 목욕용품을 파는 회사)의 설립자인 아니타 로딕이 지적했듯이, 전 세계에는 대부분이 평범한 사람이지 슈퍼 모델과 같은 특별한 사람은 많지 않다.

대부분의 대체재는 당신을 살찌게 하여 비참하게 할 뿐 문제를 해결해 주지 않는다. 'Easyway 금연법'을 사용할 때에는 잠시 동안만이라도 체중이 증가할 필요가 전혀 없다는 것을 강조한다.

'작은 괴물'이 당신의 몸속에서 니코틴을 먹고 사는 촌충이라고 상상해 보라. 그것을 죽이려면 얼마나 굶겨야 하는가? 니코틴이 사라지는 데 걸리는 시간을 알려고 검사를 받아 보는 것도 가능하다. 그러나 '작은 괴물'이 언제 니코틴 갈망을 그만 둘지 아는 건 불가능하다. 그 이유는 신체적 느낌은 거의 알기 불가능하며 공허함과 불안함을 구별하기 어렵기 때문이다. 따라서 금연시도를 했던 나의 경험과 수천 명의 다른 흡연자들의 의견을 토대로 나는 대략적인 판단을 한다.

공황상태에 빠지지 말라!

경고하는 것은 미리 대비하라는 의미에서이다. 두려워하지 않도록 어떠한 일이 일어날지 설명하겠다. 니코틴 공급을 끊는 순간 그 갈망은 점차 쌓이고 5일이나 7일 뒤에는 최고점에 이른다. 이 순간부터는 점차 긴장은 덜해지고 더욱 편안해진다. 몸에서 독은 제거되고 균형상태로 돌아간다. 절제한 지 3주가 지나면 '작은 괴물'이 죽었다는 것을 느낀다. 전에는 담배 없이는 그려볼 수 없었던 상태에 도달하게 된다. 이 기간 동안 담배를 피우지 않았을 뿐만 아니라 그 생각조차 나지 않았다는 사실이 갑자기 떠오른다. 니코틴에 의존하지 않고도 삶을 즐길 수 있고, 당신에게 던져지는 무엇이든 대처해 낼 수 있다는 걸 깨닫는다. 완벽하게 자유롭다고 느낀다.

금연에 사용하고 있는 방법이 무엇이든 간에, 이것은 어떤 흡연자에게든 매우 즐거운 기분이다. 이 때가 위험한 순간인데 이런 기분 때문에 성공했을 많은 흡연자가 실패했다. 자유롭다 느끼고 단지 증명하기 위해 담뱃불을 붙이고 싶어진다. 그리고 그 담배가 그것을 그대로 증명해준다. 절제의 3주가 지나간 뒤 담배는 이상하고 역겨운 맛이 난다. 즐거움의 느낌이라든지 니코틴은 버팀목이라는 생각은 없고, 어떻게 그러한 환상들을 생각에 품었는지 외이헤힌다. 그러나 당신은 몸속에 니코틴을 다시 집어넣었고, 그것이 몸에서 사라지는 순간 이미 새로운 '작은 괴물'이 만들어진다. '가려움'을 즉시 긁지 않으리라는 가능성은 있지만, 며칠 후 또는 몇 주가 지나 다시 유혹을 느끼게 된다. 그러면 당신은 "담배를 피운 건 2주 전이었고 다시 빠지지 않았어, 그러니까 나쁠 건 없지?"라고 생각한다. 당신은 첫 번째 판에서 빠졌던 똑같은 덫에 다시 멈추어 있고, 깨닫기도 전에 전과 마찬가지로 담배를 많이 피우고 있다.

이 3주 간의 기간을 '의지력' 요법을 사용해서 '포기'를 시도하는 흡연자들이 참아내는 장기간의 갈망과 혼돈해서는 안 된다. 이 흡연자들은 '작은 괴물'에 대해 알지도 못한다. 그것이 죽은 후 공허함을 느낄 때면, 당신은 담배를 다시 떠올리게 된다.

조금 전에 니코틴 공급을 끊으면 갈망은 점차 쌓이고, 대략 일주일 후에 최고점에 도달한다고 말했다. 이 시간 동안 심각한 금단 고통을 겪을 것이고, 그 갈망을 견디기 위해 한동안 참아야 한다고 생각할 것이다. 그렇지 않다. 실제적인 신체 느낌은 아주 작기 때문에 존재한다는 것조차 알기 힘들다. 이 때문에 보통 흡연자는 일주일 내내 심각한 고통 없이 지낼 수 있다. 또한 당신은 인식하지 못한 채 그 공허함은 흡연하는 동안 계속 당신을 따라다닐 것이다.

내가 마침내 담배를 끊었을 때 왜 갈망하지 않고 금단 고통으로 고생하지 않는지 이해를 못했다. 즉시 행복했고, 그때부터 쭉 그렇다. '작은 괴물'의 갈망을 얘기하고 있다. 사실 우리 몸은 음식을 갈망하는 것보다 니코틴을 더 갈망할 수는 없다. 몸은 "배고파, 음식이 필요해" 또는 "담배를 원하거나 필요로 해"와 같은 신호를 뇌에 보낼 뿐이다. 전자의 신호는 우리를 살아남고 오래 행복하게 살 수 있도록 해주는 화재경보와 같은 안전장치다. 하지만 후자는 악독하고 교활한 속임수다. 이것은 당신을 정신 및 육체적으로 파괴시키는 강력한 독이 될 뿐 즐거움이나 버팀목이 되지 않는다.

특히 '작은 괴물'이 살아 있는 그 처음 며칠 동안은 "담배를 원하거나 필요로 해."와 같은 느낌을 가질 수 있다는 것을 깨달아라. 이제 'Easyway 금연법'과 '의지력' 사이의 가장 중요하고 결정적인 차이점이라는 요지에 도달했다.

'의지력' 요법에 근거해서 금연 중인 사람은 흡연자인 것이 왜 어리석은 것인지 많은 이유를 들어 합리화한다. 그러나 때때로 다시는 절대 담배 피우지 않겠다고 결심한 후, 수분 내에 뇌의 한 부분은 "너는 담배를 원하거나 필요로 해."와 같이 말한다. 이 상황은 매우 혼란스럽다. 이것이 바로 '작은 괴물'의 임종의 고통임을 이해하지 못한다. 담배가 즐거움을 주고 버팀목이 되기 때문에 혹은 스스로 그 습관을 깨지 않았기 때문에, 담배를 원하거나 필요로 한다고 추측한다. 이유는 그다지 문제되지 않는다. 문제는 담배를 원하는데 허용되지 않는다는 것이다. 이 때문에 박탈당한 듯 비참하게 느껴진다. 그사이 '작은 괴물'은 부분적으로도 충족되지 않았다. 따라서 욕망이나 필요성은 점점 증가한다. 이것이 다시 빼앗긴 듯하고 비참하게 느끼는 걸 악화시키고, 괴로움을 만들어낸다.

담배가 필요한 절정의 시간이 언제인지 생각해 보라. 그렇다. 당신이 스트레스를 받을 때다. 이것은 원인과 결과의 상황이다. 즉, 스트레스가 크면 클수록 필요성은 커진다. 필요성이 충족되지 않으면 않을수록 스트레스는 커진다. '의지력' 요법으로 '포기'하는 흡연자가 쉽게 긴장하게 되고 금연이 그토록 어렵다고 생각되는 것은 당연하다.

'Easyway 금연법'으로도 "담배를 원하거나 필요로 해"와 같은 느낌을 받을 수도 있다. 이것을 받아들여야 이 일이 일어날 때 당신은 당황하지 않을 것이다. 그건 단지 '작은 괴물' 의 임종의 고통일 뿐이란 걸 이해해야 한다. 당신은 그 느낌은 잔인한 속임수라는 것을 알고, 전에 피운 담배 때문에 일어나는 것임을 안다. 당신은 흡연이 즐거움과 버팀 목이란 걸 제공하지 않는다는 걸 안다. 그래서 담배 하나를 갈망하거나 담배가 없다고 박탈감이나 비참함을 느끼는 대신 당신의 태도는 그와 정반대의 것이 된다. 스스로에게 "이제는 이 교활한 신용 사기꾼이 어떻게 활동하는지 알아. 더 이상 그 독을 내 폐 속으로 흡입해 넣는 사기를 당하지 않아. 근사하지 않은가? 나는 자유야!"라고 말한다. 니코틴이 몸 안에서 사라지게 되는 경험을 통해 니코틴 덫에 대해 확실하게 이해하게 될 것이다.

당신은 담배를 원하고 필요하다는 느낌을 핑계 삼아 담배가 필요하다고 주장할 것이다. 별로 그렇지 않다. "숨쉬고 있는, 먹고 있는, 자고 있는"것처럼 동사가 끝에 "하고 있는"으로 끝나는 것은 진행 중인 상황을 의미한다. 갈망이라는 것은 즉각적인 느낌이 아니라 충족되지 않는 욕구가 연장되는 것이다. 당신이 새 차를 샀을 때 새 차의 앞 유리의 와이퍼를 작동하게 하는 스위치가 항상 옛날 차에서 방향지시기나, 경적을 작동하게 하는 스위치가 있었던 바로 그 위치에 있다는 걸 어떻게 알게 되는가? 전형적인 소드의 법칙과 머피의 법칙의 영국식 표현이다. 처음 며칠간은 방향지시기를 켜고자 할 때면 대신 와이퍼를 움직이게 하거나 경적을 누른다. 누군가가 내 운전을 방해할 때마다 경적이라 생각한 것을 치면 앞 유리창에 물이 끼얹어질 뿐이다. 스스로 살짝 바보처럼 느껴지는 것 말고는 다른 큰 손해는 없다. 사실 요즘 다른 차가 방해할 때마다 조이스가 "여보, 물 한 번 뿌려줘요!"라고 말을 하는데, 그게 아니었다면 위와 같은 일은 이미 잊어버렸을지도 모르겠다.

좋은 차, 집, 직업을 구하는 것처럼 더 나은 걸 얻는 경우까지 포함해서 삶의 어떠한 변화도 적응하는 데에는 시간이 걸린다는 것을 받아들여라. 빙향지시기 대신 앞 유리 와이퍼를 건드릴 때 당신은 엄청나게 긴장되는가? 일부러 그 행동을 반복하려고 고집을 부리겠는가? 물론 아니다. 당신의 삶 속에서 적응하는 데에는 시간이 걸린다는 것을 받아들인다. 금연할 때 겪게 되는 모든 작은 불편함은 처음부터 덫에 빠졌기 때문이지 금연을 시도하고 있기 때문에 초래된 것이 아니다.

그러니까 금연하고 나서 처음 며칠 동안은 아마도 당신의 뇌가 "담배를 원하거나 필요로 해"라고 외칠 수 있음을 받아들여라. 선택은 당신 자유라는 것을 깨달으라. "지금 담배가 피우고 싶어. 이 갈망이 얼마나 갈까? 내가 과연 자유로워질 수는 있을까?"라고 스스로에게 말할 수도 있다. 이 길을 택한다면 실제로 갈망하기를 선택하고 있는 것이며 참으로 어리석은 일이다. 이렇게 행동하기를 신택한나변 낭신은 절대 자유로워질 수 없을 것이다.

흡연자가 되기를 선택한 사람은 없으며, 흡연자는 빠져 나올 방법을 모르는 덫에 빠진 사람들이라고 했다. 그러나 벗어날 방법이 있다는 사실을 확실히 해두라. 'Easyway 금연법'이 그 감옥의 열쇠를 준다. 즉시, 쉽게, 그리고 영원히 떠날 수 있는 선택권을 준다. 그리고 "담배를 원하거나 필요로 해"라는 순간이 오면 공황 상태에 빠져 흡연할 수 없다는 사실에 탄식하지 말고, 그대로 멈추고 스스로에게 다음과 같이 말하라. "이게 무엇인지 잘 알아. 단지 '작은 괴물' 의 임종의 고통일 뿐이야. 근사하지 않은가? 나는 이미 자유야!"

당신은 정말 그렇게 자유로워질 것이다

그런데 본인이 자유라고 자신에게 속이고 있는 게 아니라는 것을 언제쯤 알 수 있을까? 니코틴에 의존하지 않고 있다는 것은 속일 수 없는 사실이다. 흡연자도 그렇고 누구도 니코틴에 의존하는 사람은 없다. 단지 의존하고 있다고 믿도록 우롱당했을 뿐이다. '의지력' 요법에서는 흡연자들이 마지막이 되기를 바라는 담배를 끄고 나서, 며칠 동안 "담배를 피우고 싶은데, 하나도 피울 수가 없어!" 라고 얘기하면서 보낸다. 그 중 몇몇은 남은 생애에 절대 담배를 피우지 않고 산다. 하지만 이따금 "담배를 피우고 싶어"라고 말한다. 잠시만 멈추어 보라. 이 상황의 어리석음에 대해 생각해 보라. 비흡연자가 되고 싶다고 말하면서 동시에 "담배를 피우고 싶어"라고 정기적으로 말하면서 평생을 사는 것에 대해서.

혼란스럽게 생각하는 경우는 이보다 더 사태가 심각한 예가 있는가?

흡연자와 비흡연자의 실제 차이점은 무엇인가? 비흡연자는 담배에 대한 필요성과 욕구가 없다. 당신이 사용하는 치료요법과 상관없이 금연시도를 할 때 진정으로 성취하고자 하는 것이 무엇인가? 이따금 담배를 갈망하면서 하나도 피울 수 없음을 비참하게 생각하면서 평생을 살아가는 것인가? 물론 아니다! 충분히 오래 참아내기만 하면 마침내 어느 날 아침 다음과 같이 느끼면서 일어날 것이라고 헛된 희망을 갖고 살아가는 것이다.

훌륭하지 않나요? 근사하지 않나요?

나는 자유예요! 나는 비흡연자예요!

한 가지 확신할 수 있는 것은 이런 사람들은 그렇게 되지 않으리라는 것이다. 내가 지금까지 보여준 이유로 그들은 본인 스스로에 대해 음모를 꾸미고는 그 근사한 상태를 성취할 수 없게 한다. 비흡연자가 되려고 기다릴 필요가 없다. 사실 비흡연자가 되는 것을 기다리지 않는다는 것이 핵심이다. 담배가 정말 버팀목이 되고, 즐거움을 준다고 믿으면서 마지막이기를 바라는 담배를 끊었는데, 어떻게 담배가 그 반대의 일을 하는 걸 보여줄 수 있겠는가?

모든 신비로움과 혼동, 의심을 우선 제거하는 게 더 이치에 맞지 않은가? 마지막 담배를 끄기 전에 이렇게 한다면 당신은 포기할 게 전혀 없다. 담배는 집중과 긴장완화를 도와주지 않고 지루함과 스트레스를 풀어주지 않으며, 오히려 지루함과 스트레스를 일으키고 집중과 긴장완화를 방해하는 주범이 바로 담배라는 사실을 알게 된다. 이런 훌륭한 진실을 알면서 시작하는 게 더 이치에 맞지 않은가? 포기하는 것은 전혀 없고, 즐거움이나 버팀목을 빼앗기기는커녕 서양 사회의 사망 원인 1위인 병이자 평생의 고통, 가난, 속박에서 치유된다는 사실을 알면서 시작하는 게 더 이치에 맞지 않은가? 처음부터 다음과 같이 느끼면서 시작하는 게 더 이치에 맞지 않은가.

훌륭하지 않나요? 근사하지 않나요?

나는 자유예요! 나는 비흡연자예요!

내가 이랬다. 데비도 이랬고, 'Easyway 금연법'과 함께 성공했던 그 수천수만 명의 사람이 이랬다. 당신은 이러한 일이 일어나도록 가르침을 따르기만 하면 된다. 이 행복한 느낌으로 시작하면, 다음과 같은 일이 일어나는 걸 기다리지 않아도 된다.

당신은 이미 행복한 비흡연자다

그리고 이 사실에 평생을 즐거워하면서 살아갈 수 있다. 5일이건 일주일이건 그 이상이건 비흡연자가 되기 위해서 기다린다면, 이미 그 상태이기 때문에 의미가 없다.

비흡연자에게 좋은 날도 있고 나쁜 날도 있는 것처럼 금연한 사람에게도 그렇다. '의지력' 요법에서는 금연한 사람은 모든 것을 담배를 피울 수 없는 탓으로 돌린다. 'Easyway 금연법'에서는 나쁜 일도 일어날 수 있다는 걸 인정하라. 그리고 마지막 담배의 불을 끄는 순간 니코틴뿐만 아니라 다른 끈적끈적한 더러운 물질까지 당신 몸에서 빠져 나간다는 사실을 알아두라. 그 끈적끈적거리는 물질이 몸에서 빠져 나가는 데에는 7년에서 10년 정도 걸린다는 보고를 들은 적이 있다면 잊어버려라. 지금 금연하도록 설득하려고 의학 전문가들이 그렇게 말하는 것이다. 이처럼 겁만 주는 방법은 효과가 없다. 결과는 우리의 삶을 겁주는 것이다. 그래서 우리는 담배 하나에 손을 뻗을 가능성이 더 높다. 물론 겁주는 방법이 금연하려는 의지를 더 강하게 만들 수는 있지만, 단지 오늘 말고 내일이라는 생각만 심어줄 뿐이다. 우리는 모두 내일은 절대 오지 않는다는 것을 안다.

흡연자가 주위에 있는 한 그 끈적끈적한 물질은 우리 몸에서 완전히 사라지지 않는다. 인간이 지구를 오염시키고 있는 다른 종류의 독성 물질을 우리 모두 다시 들이쉬는 것처럼, 비흡연자도 그러한 물질을 가지고 있다. 그러나 우리 몸의 체계는 믿을 수 없을 정도로 강하게 만들어졌다. 내가 그렇게 담배를 많이 피웠음에도 어떻게 폐암이나 다른 종류의 독한 병을 피해갈 수 있었는지 모르겠다. 그러나 내가 피해갔다는 사실이 그 관점을 증명해준다. 내 의도와 상관없이 흡연자들이 내뿜는 연기를 마시게 되는데, 그 양은 비교적 적기 때문에 걱정할 필요가 없다.

금연을 하는 며칠 이내에 그 끈적끈적한 물질의 대부분이 몸에서 빠져나간다는 사실에 확신하라. 그렇게 되도록 기다리지 말라! 마지막 담배의 불을 끄는 순간 금세 신체 및 정신적으로 강해진다는 것을 알라.

안 좋은 날이 있을 때, 그대로 받아들여라. 자신에게 "그래, 이런 날도 있는 거지, 나는 신체적으로 정신적으로 더 강하기 때문에 담배를 피울 때보다 지금이 훨씬 더 좋아."라고 말하라. 내가 그랬던 것처럼 당신도 곧 안 좋은 날보다 좋은 날이 더 많아질 것이다. 신체 및 정신적으로 강할 때는 두더지가 파놓은 작은 흙 두둑도 큰 산처럼 느껴질 때가 있다. 그리고 한 때 큰 문제로 보였던 것이 작은 도전거리 정도로 바뀌기 쉬우며, 당신은 오히려 그걸 받아들이고 극복하는 걸 즐길 것이다.

내가 이미 말한 것을 계속해서 반복하는 것처럼 보일 수도 있다. 당신이 잘 이해하는 것이 정말 중요하다. '작은 괴물'은 실제지만 그것은 절대 갈망하지 않는다. 다른 모든 세뇌가 그러한 것처럼 그건 당신이 담배를 갈망하도록 만드는 촉매제는 될 수 있다. 하지만 결국 당신 스스로가 선택한다. 수돗물을 틀어 나오는 뜨거운 물 아래에 손을 넣어본 적이 있을 것이다. 손을 그대로 둬야 할지 아니면 빼야 할지 고민하는 동안 그렇게 그대로 있었는가? 물론 아니다. "담배가 필요해"라고 느낀다면 정확히 같은 선택을 하면 된다. 담배 한 개비를 피울 수 없다는 사실에 대해서 깊이 생각하는 게 현명한가? 만약 깊이 생각하는 게 있다면, 그건 실제로 "내가 '니코틴'에 중독되는 것을 진정으로 원하는가?"이어야 한다.

마지막 담배를 피우고 나서 처음 며칠 동안 공허함을 느끼게 되면, 그것이 '작은 괴물'의 임종의 고통인지 아니면 음식에 대한 진정한 배고픔인지 어떻게 알 수 있을까? 흡연자일 때 몰랐던 것만큼 당신은 알지 못할 것이다. 중요한 건 알 필요도 없다는 것이다. 그 기간에 당신은 적절한 식사를 할 것이고 식사 중간에 간식을 먹지는 않을 것이다. 다시 말해 공허한 느낌을 가진다면 그건 임종의 고통이라고 간주하면 된다. 어쨌든 그건 깨닫기 거의 어려울 정도로 약할 것이며, 그것으로 인해 괴롭기는커녕 오히려 그걸 즐기게 될 것이다.

이미 음식에 강박관념에 사로잡혀 있으며, 식사 중간에 간식을 먹는 것을 참을 수 없는 상태일 수도 있다. 그것은 니코틴에 중독되어 있기 때문이다. 니코틴이 당신을 영원히 허기진 기분이 들게 만들고, 이 때문에 흡연은 체중감소에 도움이 되지 않는다. 이미 체중 문제가 있다면 잃을 게 전혀 없다. 반대로 'Easyway 금연법'의 가르침을 따랐던 다른 모든 수천수만 명의 흡연자들이 그랬던 것처럼, 당신도 흡연 문제를 해결하면 체중 문제와 다른 문제들이 같이 해결되는 걸 확인할 것이다.

사탕이나 비스킷 같은 걸로 허기를 채운다 해도 여전히 배고프다 느낄 수 있음을 명심하라. 삶의 진정한 큰 즐거움 중 하나를 거부해 버리는 행동이 될 것이다. 사탕으로 허기를 채우면 살이 찌고 비참하게 느껴진다. 그리고 역겨워질 뿐만 아니라 식욕을 떨어뜨리게 된다. 음식을 소중히 여기는 문화에서 식사 시간 전에 '좋은 음식'보다는 '좋은 식욕'을 바라는 건 이상한 관습이 아니다. 아무리 좋은 음식이라도 배고프지 않다면 즐길 수 없다. 우리는 배고픔을 불쾌한 것으로 간주하는 경향이 있다. 그렇지 않다. 오히려 반대로 좋은 식사를 즐기기 위해 꼭 필요하다. 규칙적이고 적절한 식사를 하면 그 중간에 배고프다 느끼지 않을 것이다.

금연하고 나서 처음 며칠간 배고픔을 경험하더라도 그다지 대단한 시련은 아니다. 오래 허기질수록 식사 시간이 될 때 누릴 수 있는 즐거움은 더 커진다. 흡연이 실제로 배고픔의 기분을 증가시키지만 동시에 미각과 후각을 파괴시키기도 한다. 금연으로 얻는 큰 이점 중 하나가 그 두 가지 감각을 다시 되찾는 즐거움이다. 그리고 당신은 마지막 담뱃불을 끄는 순간 그렇게 될 수 있다. 그러나 사탕이나 비스킷 같은 대체재를 사용한다면 기쁨을 잃어버릴 수 있다. 뿐만 아니라 살이 찌고 비참해질 것이다. 여러 다른 나쁜 일들도 일어날 것이다.

적절한 시기에 그 연결고리를 없애고 헛된 생각을 제거하는 것이 중요하다는 걸 설명하겠다. 대체재는 이 두 가지 모두를 지속시킨다. 대체재는 또한 언제 자유로워질지 알지 못하게 한다. 대체재가 효과가 있어도 그것을 '포기' 해야 될 것이다. 우리의 진보 추이에 대해 자세히 평가해 봐야 할 시기가 왔다. 7장에서 사회가 일반적인 진실로 받아들이는 20가지의 환상에 대한 설문지에 답했다. 이번에는 우리 자신에게 물어보자.

몇 개의 미신을 타파했는가?

50쪽에서 당신에게 주었던 설문지의 질문 하나하나를 고려해 보라. 천천히 생각해 보고 준비가 되면 당신 본인의 대답을 써보라. 이걸 다 마치면 그 전에 만들어 놓은 대답과 비교해 보라. 대답들이 다른가? 이제 아래에서 각각의 질문에 대한 설명을 읽어보라. 보는 요지를 정확히 이해하기 위해서 필요하다면 관련 있는 장으로 되돌아가 살펴보라.

1.흡연자들은 스스로 선택해서 담배를 피우는가?

7장에서 모국어는 선택하는 게 아닌 것처럼 흡연자도 흡연을 선택하는 게 아니라는 사실을 확실히 설명했다. 런던 브리지를 샀던 미국인 사업가 로버트 맥쿨러가 1968년 런던 브리지를 타워 브리지로 잘못 알고 2.5백만 달러를 주고 구입했다. 그 런던브리지는 분해되어 미국으로 옮겨졌고, 아미조나에 있는 하바수 강에 다시 세워졌다. 누가 그걸 사기로 선택한 것이었나? 누구도 그걸 사라고 강요하지 않았으니까 그가 선택한 것이라고 주장할 수도 있다. 그러나 그는 속임수의 희생자일 뿐이었다. 속임 당하기를 선택한 것이 아니었다. 쥐가 선택해서 덫에 있는 치즈를 먹는 것인가 또는 곤충이 선택해서 낭상엽 식물 안에 있는 과즙을 먹는 것인가? 그 사실을 미리 충분히 알았더라면 그렇게 하지 않았을 것이다. 그들은 모두 속은 것이다.

2. 사람들은 습관적으로 흡연하는가?

그렇지 않다. 인간과 자연의 합작으로 만들어 놓은 가장 정교하고 교활한 덫인 니코틴 중독에 흡연자가 빠졌기 때문이다.(제5장)

3. 장기적으로 흡연해 온 사람들은 10대들보다 더 깊이 빠져들어 있는가? (제5장)

'전문가' 는 언제 '장난삼아' 한 번 시도해 본 젊은이들이 실제로 걸려들게 되는지 질문을 받으면 혼란스러워한다. 그 곤충은 언제 걸려드는가? 명백하게도 처음 그 과즙의 냄새를 맡게 될 때 자연스럽게 걸려든다. 젊은이들도 실험적으로 그 첫 담배에 불을 붙이고자 결정하는 순간 걸려들게 된다. 그렇다면 왜 실험적으로 담배를 피워보는 모든 젊은이들이 걸려드는 건 아닌가? 똑같은 이유로 물고기나 쥐는 미끼를 물어도 걸려들지 않는 경우가 있다. 단지 운이 좋아서!

장기간 흡연한 사람이 10대들보다 잘 빠지는지에 대한 답은 다음 질문을 통해서 생각해 볼 수 있다.

4. 골초들은 보통 흡연자보다 더 깊이 빠져들어 있는가? (제9장)

모래 늪에 발목까지 빠져들어 있는 사람 아니면 목까지 빠져들어 있는 사람 중 누가 더 부러운가? 둘 다 같은 늪에 빠져 있다. 누가 도망칠 가능성이 더 많은가? 바로 스스로가 늪에 빠져 있다는 것을 깨닫지 못하고 흡연이 즐겁기 때문에 담배를 피운다. 그리고 또 그렇게 하기로 스스로 선택했다고 믿는 사람이 아닐까? 당신이 덫에 걸려들어 있고 탈출하고 싶다는 걸 깨닫는다면, 적어도 당신에게는 기회가 있다. 그러나 도망치고자 하는 욕구가 없다면 기회는 전혀 없다.

5. 젊은이들은 어른스럽고 근사하고 반항하는 느낌을 가지려고 흡연하는가?

의심할 여지없이 젊은이들은 어른이 되었고 '멋지다' 는 느낌을 가지기를 바란다. 아동기와 청소년기기 비로 이른이 되기 위한 훈련 기간이 아닌가? 긍정적인 목적이 있고 좋은 지도를 받을 수 있다면 반항적인 기질은 분명히 나쁜 것이 아닌 좋은 것이다.

나에게는 네 명의 자녀가 있다. 네 명 모두 반항아적인 기질이 있다는 걸 기쁘게 말할 수 있다. 흡연자가 되는 것의 어리석음에 대해 인식시켜 주려고 노력했다. 또한 '파란불 건너기 규범'(The Green Cross Code. 영국의 도로안전교통위원회에서 보행자가 안전하게 길을 건널 수 있도록 기본적인 규범을 만들어 널리 알리는 캠페인을 벌였다.)에 대해서도 가르쳐 주었다. 그들 중 두 명이 흡연을 하기 시작했다. '파란불 건너기 규범'의 중요성을 알려준 다음에 그들은 모두 길을 건널 때 위험한 놀이를 할 필요가 없다고 생각하게 되었다. 사실 '파란불 건너기 규범'에 반항하는 아이를 본 적이 없다. 그렇다면 왜 자연적으로 반항적 기질이 있는 아이들이 흡연금지에는 반항하고, '파란불 건너기 규범'에는 그렇지 않은가? 이건 다른 이유로 흡연을 선택하게 된다는 걸 의미하지 않는가?

아이러니하게도 10대들은 어른들이 흡연하는 것을 멋지거나 근사하다고 생각하지 않는다. 중독된 것을 오히려 바보스럽다고 생각한다! 그들은 덫을 이해할 방법이 전혀 없고, 세월이 지나 노인이 된다는 것도 상상하지 못한다. 크리스틴의 딸 사라가 엄마가 죽을 것이라고 생각해서 울었던 걸 기억하는가? 모든 가능성을 열어두고 생각한다면 사라 그녀도 지금쯤 담배에 걸려들어 있을지도 모른다. 나는 아버지가 폐에서 기침이 올라오는 것을 지켜보았다. 항상 젖어 있고 충혈되어 있던 그의 눈과 니코틴 얼룩이 묻어 있는 손가락과 이 그리고 지저분한 입 냄새는 결코 멋지거나 근사하지 않았다. 이걸 다 보았다고 해서 내가 그 덫에 빠지지 않았는가? 물론 아니었고 오늘날 수천수만 명의 젊은이들이 그 덫에 빠지는 것을 막지 못한다. 겁이 많은 젊은이들은 반항기 많은 주위 친구들을 부러워한다. 흡연은 여전히 부모의 간섭이라는 그늘에서 벗어나 독립하는 증표로, 어른으로 가는 길에 있는 의식의 한 부분으로 간주된다. 이러한 설득력 있는 이유와 함께 내가 그랬던 똑같은 이유로 그들도 흡연을 시작한다. 모두가 속은 것이다.

6. 흡연자들은 바보 같은가?

사실이라면 버트란드 러셀, 프로이드, 아인슈타인, 심지어 셜록 홈즈까지 모두가 바보인 것이다. 물론 셜록 홈즈는 소설 속 인물이지만 이것이 그 모든 세뇌와 혼동의 부분을 차지하지 않는가? 홈즈는 '파이프 담배 세 개 정도의 문제'에 대해서 얘기한다. 이 위대한 남자는 흡연을 하지 않고는 그의 연역 추리 능력을 발휘할 수 없다. 오늘날 젊은이들 중 소수만이 셜록 홈즈를 읽는다. 오늘날 그와 비슷한 인물은 아마도 영화 '리썰 웨폰'에 나오는 멜 깁슨과 같은 사람이 아닐까 한다. 담배 없이 집중할 수 없다고 믿는 것이 놀라운가? 덫에 놓인 그 치즈를 갉아 먹어보는 쥐는 멍청한가? 우리 인간은 그 치즈가 미끼라는 사실을 알기 때문에 그렇다고 생각할 수도 있다. 낭상엽 식물에 올라가 과즙을 시험 삼아 마셔 보는 곤충은 멍청한가? 다시 한 번 더 우리는 그 특정 덫이 어떻게 작용하는지 알고 우리는 절대 거기에 빠져들지 않는다.

그러나 니코틴 덫은 조금 다르다. 그건 인간을 유혹하기 위해 인간이 교묘하게 만들어 놓은 것이다. 몇 세대 전까지만 해도 어른 남성의 90퍼센트가 거기 걸려들었다. 오늘날 여전히 30퍼센트가 넘는 젊은이들을 빠뜨리며 남성보다 더 많은 여성이 빠져든다. 어떤 다른 종류의 병이나 기근보다 그리고 인류 역사상 전쟁 사망자를 다 합한 수보다도 많은 사람들이 니코틴 때문에 젊은 나이에 죽었다. 현재 니코틴 중독으로 매년 400만 명이 넘는 희생자가 발생한다. 세계보건기구는 그 수치가 2030년까지 1000만 명에 이를 것으로 추정한다.

덫이 어떻게 작동하는지 정확히 이해한다면 그 쥐가 치즈를 갉아 먹을 것이라 생각하는가? 흡연이 돈이 많이 들고 건강에 나쁘다는 말은 아이들이 덫에 빠지지 않도록 막지 못한다. 아이들은 당신보다 더 어리석지 않으며 그 덫은 당신과 내가 빠졌던 그 덫과 똑같은 것이다. 아이들이 덫에 빠지지 않도록 하는 방법은 그게 어떻게 작동하는지를 정확하게 설명해 주는 것이다. 단순히 흡연이 건강을 해친다고 말하는 것으로 아이들을 설득할 수는 없다.

20년 전에는 나는 'Easyway 금연법'을 지지하는 유일한 사람이었지만 이제는 내 주장을 지지해주는 수천 명의 사람이 있다. 그들은 'Easyway 금연법'이 효과가 있다는 것을 안다. 당신이 이 방법이 만족스러워서 감사의 표현을 한다면 정말 고맙겠다. 대중매체와 의사, 국회의원에게 글을 써서 왜 여러 환상들을 고수해서 바로 이 마름병이 지구상에서 번성하도록 만드는지 물어보라. 그들에게 암흑시대에서 빠져 나와 21세기로 들어가라고 조언하라. 흡연자가 폐암에 걸리고서야 그제야 덫의 참된 성질을 깨닫는다는 건 정말 안타깝다. 그리고는 스스로의 어리석음에 대해 생각하고 자신을 꾸짖는다. 그런데 이건 공평하지 않다. 미리 제대로 이해했다면 피했을 것이다.

젊은이들에게 적어도 니코틴 덫을 피할 수 있는 정보를 알려줄 수 있다는 게 얼마나 다행인가! 학교에서 흡연 강의를 해본 치료사라면, 반항기질이 많은 젊은이라도 겁을 주는 방법으로 흡연에 대해 이야기하지 않는 한 열린 마음으로 받아들인다는 것을 알 것이다.

7. 흡연자들은 특정한 담배의 맛을 즐기는가? (제5장)

8. 식사 후의 한 개비와 같이 특정한 담배는 다른 것보다 맛이 더 좋은가?

흡연자가 실제로 담배를 피워 본다면 두 질문에 대한 대답을 얻을 것이다. 만들어 피우는 담배나 재떨이에서 주운 담배꽁초를 피워본 적이 있다면, 담배가 어떤 맛인지 알 것이고 내가 무엇을 말하는지 정확히 이해할 것이다. 어떤 흡연자는 담배의 냄새를 즐기기 때문에 흡연한다고 주장한다. 하지만 대부분은 담배 연기로 가득한 곳을 지나가면 기침을 하고 불쾌감을 느낀다. 차이점은 흡연자는 비흡연자보다 훨씬 빨리 그 환경에 적응해서 그 공기 상태를 느끼지 못한다는 것이다.

불쾌한 냄새가 나는 담배 연기와 관련한 이 문제는 논의할 필요가 있다. 비흡연자는 그 냄새가 실제로 얼마나 역겹고 특히 식사 시간에 얼마나 안 좋은지 말해준다. 그러나 어떤 때에는 심지어 비흡연자도 그 담배 냄새를 즐기는 것처럼 보인다. 그들 역시 중독의 영향을 느끼고 거기에 빠지기 시작한 것이다. 반드시 본인이 담배를 피워야만 '작은 괴물'이 만들어지는 것은 아니다. 간접흡연의 가장 안 좋은 점은 그 발암 연기가 니코틴을 함유하고 있으며, 이 물질이 실제로 비흡연자에게 '작은 괴물'을 만들어낸다는 것이다. 이 영향은 특히 금연 중인 사람들에게 강력히 작용하는데, 이에 대해 당신도 알 필요가 있다.

그 두 시기 중 하나는 마지막 담뱃불을 끄고 나서 처음 며칠간이다. '작은 괴물'은 굶주리게 되고 먹이를 달라고 소리친다. 조금 전에 빠져 나온 덫의 성질을 잘 알지 못하는 사람은 타고 있는 담배 냄새가 곧 충에게 나는 과즙의 냄새처럼 유혹적이다. 금연 중인 이 사람은 담배에서 나온 떠다니는 연기를 맡으려 한다. 그 냄새는 담뱃불을 붙이는 것과 기분이 편안해지는 것을 관련시키게 된다. 최근에 담배를 끊은 사람은 갑자기 그 예전에 있었던 "담배가 필요해" 신호가 다시 느껴진 다는 게 매우 당황스러울 뿐이다. 이게 무엇인지 잘 이해한 사람이라 면 공황상태에 빠져들지 말라는 뜻임을 안다. 현재 일어나고 있는 상황을 인지하면서 그 순간 더 이상 담뱃불을 붙이지 않아도 된다는 사실에 감사한다. 이러한 기분은 곧 지나가리라는 걸 안다.

담배나 엽궐련이 뿜어내는 연기는 실제로 그것을 피우고 있지 않을 때에만 유쾌해 보인다. 허기를 채우기 이전에 맛있는 찌개의 냄새를 맡는 것처럼, 파이프 담배를 피우는 어떤 사람들은 담뱃불을 붙이기 전에 담배 주머니의 냄새를 맡는다.

다시 중독되게 만든다면 간접흡연도 피해야 하는 것이 아닐까? 아니다! '작은 괴물' 이 당신을 중독시키는 것이 아니다. 당신을 중독시키는 건, 즉 '작은 괴물' 에게 먹이를 주면 즐거움을 얻고 버팀목이 될 수 있다는 믿음이다. 그 치즈 조각이 쥐가 덫에 빠지도록 유혹하는 속임수다. 그러나 쥐가 덫을 이해한다면 치즈 조각은 허기를 채워주는 음식이 아니라 미끼라는 사실을 알게 될 것이다. 흡연의 덫에서는 놀랍게도 미끼가 음식이 아니라 서양사회에서 제1의 사망률을 일으키는 독이다. 덫의 성질을 완벽하게 이해한다면, '작은 괴물' 에게 먹이려는 유혹에 절대 넘어가지 않을 것이다.

당신이 이해해야 할 두 번째 중요한 시기는 특히 크리스마스나 연말연시와 같이 파티가 수없이 많고, 간접흡연에 과도하게 노출되는 순간들이다. 흡연에 대해 적대적인 사람은 한 번도 담배를 피워본 적이 없는 사람이 아니라 과거에 피웠으나 지금은 금연 중인 사람이다. 담배를 피울 수 있는 자유를 옹호했던 사람들이 일주일 금연하기라도 하면, 흡연자들이 뿜어내는 더러운 공기를 들이마셔야 한다는 것에 불쾌감을 표출한다.

이 사람들이 배려심이 없다거나 인정이 없어서 그러는 것이 아니다. 바로 간접흡연이 '작은 괴물'을 건드려 다시 만들어 내고 있기 때문이다. 담배 냄새가 유쾌하지 않다 하더라도 "너는 정말로 담배 한 개비를 원해."라고 외치는 경고음을 듣는다. 그들 스스로가 흡연자보다 더 나은 상태에 있다는 걸 알지만, 흡연자들은 행복하고 활기차 보여 부러워한다. 흡연자들에 대한 적대감은 방어적 반응이다. 흡연자를 공격하고 창피를 줌으로써 본인이 내린 결정이 올바르다는 것을 자신에게 강조한다.

그렇다면 다른 흡연자를 피하는 게 해답인가? 논리적으로 들리고 이것이 노한 '전문가'가 조언하는 방법이다. 하지만 현실에서는 흡연에 대해 생각을 멈추는 것만큼이나 실행 가능성이 없다. 그렇게 한다면 어떠한 일이 일어날지 잠시 생각해 보라. 흡연자가 있을 수도 있는 사회적 행사인 결혼식이나 장례식, 파티, 술집, 식당 그 어떤 곳에도 가지 말아야 함을 의미한다. 흡연하는 친구가 있다면 그들을 피하거나 혹은 신성한 금연자가 되어 당신 앞에서는 담배를 피우지 말 것을 요구해야 한다.

회사에 흡연자가 있다면 직업을 바꿔야 할지도 모른다. 흡연자는 항상 있기 때문에 골프 모임이나 테니스 모임, 카드놀이 모임, 빙고 게임 장소에는 갈 수가 없다. 그리고 당신의 배우자가 금연을 거부하고, 당신 앞에서 피우기를 고집하는 배려심 없는 흡연자라면 새로운 동반자를 찾아야 할지도 모르겠다. 당신에게 남겨진 유일한 선택은 수녀원으로 들어가는 것이나 흡연이 금지되어 있는 다른 형태의 공동생활체 속으로 들어가는 것이다.

흡연자 그리고 흡연하는 상황을 피해야 할 이유는 없다. 삶을 포기하고 있는 것이 아니다. 사실 흡연을 '포기' 하지도 않았다. 포기해야 할 것은 아무것도 없다. 마지막 담뱃불을 끄는 순간 이 문제를 해결할 수 있을 것이다. 당신의 몸을 독으로 망가뜨리지 않아도 되며 급속히 신체 및 정신적으로 강해질 것이다. 처음부터 존재하지도 않았던 즐거움이나 버팀목을 생각하면서 울적해 하지 않는다면 즉시 삶을 즐길 수 있을 것이다. 다음에 이야기할 '저녁 식사 파티' 사건이 이 상황을 잘 설명해줄 수 있다.

마가렛이라는 여성을 만난 적이 있는데 내 앞에서 담배를 피우다가 당황스러워했다. 내가 하는 일을 잘 알고 있었는데, 지금까지 만난 사람들 중에서 가장 악랄한 금연자라고 단정한다. 내가 담배의 나쁜 점을 강연할 것이라고 알고 있었다. 게다가 그녀는 그 자리에서 유일한 흡연자였다. 그녀는 담배피우는 자신의 행위가 누군가에게 영향을 줄 수 있다는 것보다는 본인이 유일한 흡연자라는 것을 의식하고 있었다. 어쨌든 식사는 끝나고 흡연자의 '초조함' 이 일어났다.

다른 사람들이 이야기하는 동안 마가렛은 라이터와 담배를 만지작거리고 있었다. 이 상태를 지켜본 나는 "마가렛 씨, 식사가 끝났고 누구도 불평하지 않으니 필요하면 담배를 피워요."라고 말했다. 그녀는 "필요하지는 않은데 하나 피우고 싶어요."라고 말했다.

입을 다물어야 했는데 그녀의 대답은 내 코밑에 머리카락을 갖다 대고 간질이는 것과 같았다. 의견을 내놓지 않을 수 없어서 "필요하지 않으면 그만둬요. 필요하지도 않은데 억지로 피울 필요는 없다." 고 말했다. 담뱃불을 막 붙이려는 참이었다. 대신 그녀는 "좋아요, 그만 두겠어요."라고 했다.

나는 계속해서 내 옆에 앉아 있던 셀라와 대화를 나누었지만, 나의 관심은 마가렛에게 있었다. 그녀가 이 상황을 어떻게 대처하는지 보고 싶었다. 물론 머지않아 다시 초조해졌다. 당신은 마가렛을 불쌍하게 생각할 것이다. 흡연자로서 내가 그러했듯 당신도 많은 비슷한 상황을 겪었으리라 생각한다. 그러한 상황에서 나 자신이 악당이 아니었다는 것을 분명히 이해하라. 그 지저분한 담배가 바로 진정한 악당이었다. 비흡연자에게는 담배가 허용되지 않는 상황에서 비참한 느낌이 드는 것은 괜찮다. 어느 순간 마가렛은 화장실로 가려고 자리에서 일어섰다. 라이터와 담배를 드는 순간 건너편에 있던 나를 보았고, 즉시 자리에 다시 앉았다. 그녀는 내가 다시 허튼소리를 하리라 생각했을 것이다. 나는 스스로가 속이 좁게 느껴지기 시작했다. 상황을 좋게 하기보다는 더 악화시켰던 것이다.

그 난국을 해결한 방법을 생각하던 중 셀라가 "지금 당장 담배가 없으면 죽을 거 같아요.”라고 말했다. 그녀를 비흡연자라고 생각했기 때문에 나는 무척 놀랐다. 사실 나는 그녀가 한 번도 피워본 적이 없다는 걸 확신했다. 그녀는 섬세한 사람이었고 모습도 아름다웠다. 그런데 나를 완벽하게 속인 것은 바로 그녀가 교구목사의 아내라는 사실이었다. 교구목사의 아내면 흡연하지 말라는 법이 있나? 그들 중 많은 이가 실제로 흡연을 할지도 모른다. 그런데도 우리는 사람들에 대한 선입견을 가지고 있다.

나는 “죄송해요, 당신이 흡연자라는 사실을 몰랐어요. 나 때문에 피우지 않는 것이라면 내가 불쾌해할 거라 생각하지 마세요. 한 때 저도 세상에서 가장 상태가 안 좋은 적도 있었어요.”라고 말했다. “그럴 리가요! 8년 동안 담배를 안 피웠고 다시는 피우지 않을 거예요. 근데 식사 후에 담배 한 대를 즐기곤 했고, 지금 한 대 피울 수만 있다면 정말 즐길 것 같아요.”라고 대답했다. 이때 마가렛은 내가 교구목사의 아내와 대화에 빠져 있다고 믿고, 담뱃불을 붙여 교활히 담배를 빨아들이고 있었다.

이 사건은 흡연자인 것이 얼마나 공허한 것인지를 충분히 보여준다. 한쪽에서는 깊은 죄책감과 불편함에 빠진 듯한 모습을 한 마가렛이 담배를 피우고 있었다. 그 모습은 자신이 담뱃불을 붙인 걸 누군가가 눈치 채지 못하고, 그 방 안에 있는 다른 사람들처럼 자유로워지기를 바라는 것 같았다. 다른 한쪽에서는 8년 동안이나 금연해 왔던 셸라가 앞으로 담배를 피울 수 없다는 것에 속상해하고 있었다.

참으로 우스운 상황이었다. 상대방의 떡이 더 커보인다고 믿더라도 그 사람을 부러워하는 것은 바보스럽다. 여기에 서로를 부러워하는 두 여성이 있는데, 흡연자와 비흡연자가 되는 선택권은 그들 자신에게 있다. 나를 화나게 한 건 서로간의 대화가 시작되기 전 30분 동안이나 마가렛에게 자유로워지는 것의 좋은 점을 설명하면서, 그녀도 그렇게 될 수 있다고 설득했다는 것이다. 마가렛은 담배 없이 하루도 산 적이 없는 흡연자였다. 셸라가 8년 동안이나 금연을 했는데도 여전히 갈망하고 있다는 말을 했을 때, 마가렛이 무슨 생각을 했을지 상상할 수 있는가?

국내 일간지는 최근 8년 동안 절제하다가 다시 흡연을 시작하기로 결심한 한 여성에 대해 지면을 통째로 할애한 기사를 내보냈다. 그녀는 그 시간 동안 얼마나 우울하고 고통스러웠는지 그리고 체중이 얼마나 늘었는지 자세하게 설명했다. 흡연을 다시 결심했을 때 기분이 얼마나 좋았는지도 설명했다. 대체로 첫 담배가 얼마나 황홀했는지를 보여주었다.

지금 나는 그녀가 참으로 안타깝다. '의지력' 요법을 사용해서 금연 시도를 했을 때 내가 얼마나 고통스러웠는지 이미 말했다. 스스로 그 충격을 악화시켰다는 것도 잘 안다. 그녀는 행복한 비흡연자가 아니었음을 확신하지만 그녀가 한 진술을 좀 더 자세히 살펴보자. 흡연이 그렇게 좋다고 생각했다면 왜 처음에 금연했을까? 그 8년이 그토록 나빴다면 왜 훨씬 일찍 그 시도를 접지 않았을까? 그러지 않았다는 사실은 그녀가 흡연자가 되는 걸 싫어했음을 보여준다. 그 8년간의 시간이 완전히 시간 낭비였다고, 마침내 스스로 인정해야 하는 상황에서도 그녀가 그토록 즐거웠다는 사실을 믿을 수가 없다.

내가 '의지력' 요법을 사용해서 실패했던 여러 경험들 중에서, 투쟁을 그만두기로 했을 때 느꼈던 안도감을 기억할 수 있다. 그러나 "훌륭해! 나는 다시 흡연자야. 이 담배 참으로 환상적이지 않아?"라고 생각했던 적은 단 한번도 없었다. 오히려 반대로 안도감은 항상 실패감과 걱정으로 줄어들었으며, 바로 그 첫 담배는 지독한 맛이었다.

설사는 불쾌하지만 8년 동안 변비로 고생해 온 사람에게는 극도의 기쁨일 것이다. 8년 동안이나 담배를 기다려 왔다면 안도감은 대단하다는 것에 의심하지 않는다. 맛은 그렇지 않다. 전에 내가 얘기했듯이 모든 약물 중독은 거짓말쟁이다. 스스로 그래야만 한다. 그 저녁 식사 파티에서 셸라가 한 말은 악의가 없는 것이었지만, 마가렛에게 미친 영향은 내가 그 전에 그녀와 나눈 대화를 완전히 부정하는 것이었다. 최근에 '포기'를 시작해서 '의지력' 요법의 고통을 겪는 사람에게 혹은 금연시도를 생각하는 흡연자에게, 그 신문 기사가 어떤 영향을 미쳤을지 상상할 수 있는가?

당신도 틀림없이 저녁 식사 파티와 비슷한 상황에 있었거나 보았을 것이고, 또 신문 기사에 나온 여성과 공감할 수도 있다. 그렇지만 다른 흡연자를 피하지는 말라. 오히려 다른 흡연자들은 남은 생애 동안 그들처럼 살지 않는다는 게 얼마나 훌륭한지를 강력히 상기시켜 주는 계기가 될 수 있다. 겉에 보이는 허식을 던져 버리고 자기기만을 되돌아보고, 모든 흡연자를 비참한 약물중독자로 보라. 그들을 제대로 바라보게 되면 보고 느끼는 건 오직 동정이다.

담배 없이 파티를 즐기는 것이 여전히 당신을 괴롭힌다면, 마지막 담뱃불을 끄자마자 파티 한 군데에 가보라. 걱정하면서 가지는 말라. 나쁜 일은 아무것도 일어나지 않을 것이다. 당신은 범죄를 저지르지 않았는데도 받은 종신형에서 탈출해 있을 것이다. 오히려 당신은 흥분되고 근사한 무언가가 일어나고 있다.

당신은 이 지구상에서 모든 흡연자가 열망하는 **자유**라는 상태를 성취할 참이다. 행복한 비흡연자가 되는 것을 기다릴 필요가 없다는 것을 발견할 기회다. 식사 시간이든 교제 시간이든 즉시 삶을 즐길 수 있다. 당신은 사람들의 이목을 집중시킬 프리마돈나가 될 것이다. 흡연자들은 당신이 투덜거리고 비참할 것이라 생각할 것이다. 당신이 유일한 비흡연자일 때에도 모든 흡연자들이 당신을 부러워할 것이다. 그들 중 몇몇은 그렇다고 인정하기를 꺼릴지도 모른다. 어떤 이는 당신 면전에서 담배를 피워댈 수도 있고 당신이 느슨해 보일 때 일부러 담배 하나를 권하기도 할 것이다. 그들을 경멸하지 말고 불쌍히 여기라. 니코틴 중독이 심어 놓는 두려움은 그렇지 않으면 즐겁고 인정 많은 사람들을 야만인처럼 행동하도록 만든다. 당신은 기분이 너무 좋은 나머지 잠시 금연했다는 사실을 잊고, 다른 사람이 제안한 담배에 손을 뻗어 버릴 수도 있다. 그걸 만지기도 전에 그 제안자는 "너 '포기' 했다고 생각했어!"라고 소리친다. 다른 흡연자들도 코웃음을 친다. 당신은 거기 그대로 손을 뻗은 채로 당황하고, 기가 꺾여 "나도 내가 '포기' 했다고 생각했어." 라고 생각한다.

이것이 바로 의심이 들도록 하는 결정적 상황의 하나다. 자신에게 "나 정말 자유로운가, 아니면 그렇다고 스스로를 속이고 있는 것인가?”라고 물을 것이다. 걱정하지 말라, 단지 방향지시기 대신 경적을 눌렀을 뿐이다. 잊어버렸다는 그 단순한 사실이 엄청난 신호라는 것을 생각하라. 당신은 즉시 삶을 즐기고 있고, 더 이상 흡연을 하지 않는다는 것을 보여줄 수 있다.

다른 사람이 담배를 건넬 때 반응할 수 있는 여러 가지 방법이 있다. 일단 받고는 다음과 같이 말하면서 구겨 버릴 수도 있다. “담배를 피울 생각은 없어. 단지 당신의 관에서 못을 제거해 주고 싶었어.” 그런데 이건 나의 방식은 아니다. 다른 흡연자들은 당신이 정말 잊어버렸다는 걸 느낄 것이다. 당신이 자유라서 기분이 들떠 있다는 것도 느낄 것이다. 당신은 다음과 같이 완벽하게 솔직해져도 좋다. “믿을 수 없어. 전에 금연시도를 했을 때는 스스로 너무 비참하고 흡연을 할 수 없다는 생각이었어. 그 때 누군가가 나에게 금연한 뒤 단 이틀 만에 더 이상 흡연하지 않는다는 것을 잊고, 담배를 거절하는 엄청난 기쁨을 느꼈다면 안 믿었을 거야!”

이런 식으로 대답하는 게 약간은 무섭다는 생각이 들 수도 있다. 사실 당신은 그 흡연자들에게 호의를 베풀고 있는 것이다. 흡연자와 ‘의지력’ 요법으로 ‘포기’를 시도한 금연자들 사이에 끊임없이 일어나는 허풍의 전쟁에 대해 생각해 보라. 금연자는 스스로 얼마나 건강하다 느끼는지, 얼마나 많은 돈을 절약했는지 그리고 흡연이 얼마나 지저분하고 역겨운 습관인지는 멈추지 않을 것이다. 흡연자는 담배로 얻는 즐거움을 이야기하면서, 돈을 가치있게 썼으며 내일이라도 당장 버스 밑에 깔려도 좋다고 할 것이다.

'Easyway 금연법'으로 금연하면 속일 필요가 없다. 카드게임에 비유해서 설명해 보겠다. 당신은 '로얄 스트레이트 플러쉬'라는 최고의 패를 정말로 가지고 있으며, 다른 흡연자는 동점의 패 두 장도 없다는 사실을 안다. 당신을 정말 사랑하고 성공을 바라는 사람조차도 조금은 실패하기를 바랄 것이다. 이유는 당신이 금연에 성공하면, 결국 본인이 세상에서 유일한 흡연자가 될 것을 두려워하기 때문이다.

셸라처럼 우는소리를 하는 금연자나 뉴스 기사에 나온 여성의 이야기는 '포기'에 대한 생각조차 두렵게 만든다. 그러니까 흡연자들을 피하지 말라. 그들은 당신이 흡연을 그리워하지 않고, 삶을 즐기게 된 것에 대단하게 생각할 것이다. 그런 다음에는 친구와 가족에게 금연하도록 권할 수 있다. 하지만 더 중요한 것은 스스로 슈퍼우먼이 된 것처럼 느껴진다는 것이다. 남아 있는 의심을 모두 던져 버려라. 그리고 'Easyway 금연법'을 지지하는 많은 사람이 금연을 그들 삶의 가장 위대한 성취로 설명하는 것을 기대해 보라. 교도소에서 풀려난 사람처럼 자유인이 되었다는 기쁨은 영원할 것이다.

내가 받는 편지에서 발견하는 다른 공통된 주세는 배우자가 흡연하면 금연하기 어렵다는 믿음이다. 동시에 금연하자고 상대방을 설득하는 실수를 하지는 말라. 그렇게 한다면 배우자를 잃게 되거나 또는 배우자가 당신의 성공을 몰래 무너뜨리려 할 수도 있다. 당신이 성공하게 되더라도 그들을 세상에서 가장 불행한 사람, 즉 몰래 담배를 피우는 흡연자로 만들 수도 있다! 그냥 위의 원칙들을 따르라. 당신이 정말 자유롭다는 걸 배우자가 본다면 그도 자발적으로 동참할 것이다.

지금까지 1번에서 8번까지의 환상을 타파해 버렸다.

미신 9번부터 12번까지는 다 함께 다루어야 가장 효과적이다.

9. 담배가 지루함을 덜어주는가?

10. 담배가 집중할 수 있도록 도와주는가?

11. 담배가 긴장을 완화시켜 주는가?

12. 담배가 스트레스를 풀 수 있도록 도와주는가?

긴장이 완화되는 상황과 스트레스가 많은 상황 그리고 지루함과 집중함은 완전히 상반되는 것이라고 설명했다. 흡연자에게 어떻게 해서 똑같은 담배가 한 시간 전에 피웠던 담배와 전혀 다른 결과를 얻을 수 있는지 물어보라. 심지어 '전문가' 조차 이 현상을 설명하는 것을 당황스러워할 수 있다. 사실 그에 대한 설명은 매우 간단하다. 니코틴이 흡연자의 몸에서 사라질 때 스트레스는 증가하고 긴장하게 한다. 만약 차 사고와 같은 스트레스 받는 상황에서는 스트레스는 사고에서 온 것이라고 간주할 것이다. 담뱃불을 붙이고 나서 조금 전보다 실제로 스트레스가 덜하다고 느낀다면, 뇌는 바보같이 담배가 부분적으로 스트레스를 풀어주었다고 믿는다. 이때 깨닫지 못하는 것은 흡연을 하는 동안 그렇지 않은 비흡연자보다 실제로 더 스트레스를 받고 있다는 사실이다. 그 이유는 담배가 오직 금단 증상을 부분적으로만 해결해 주기 때문이다. 편안한 상황에서조차 흡연자는 '가려움'의 증상에 걸려서 온전히 편안해질 수 없다. 이와 같은 연유로 보통 흡연자조차도 파티에서 줄담배를 피우게 된다. 내 말을 그냥 그대로 받아들이지 말고 당신 스스로 관찰해 보라.

지루함과 집중에 대해 조금 더 설명할 필요가 있다. 밤에 일하는 사람들처럼 지루함의 시간이 긴 직업을 갖고 있는 사람에게 담배는 지루함을 덜어주지 않는다고 설득하는 것은 거의 불가능하다. 껌을 씹으면 지루함을 덜 수 있다고 믿는 사람에게도 마찬가지다. 스트레스의 증상 중 하나가 바로 턱을 가는 행동이다. 껌을 씹음으로써 턱을 갈 수 있는 이유가 생긴다. 껌이 이를 닳고 상하게 하는 걸 줄여줄 수는 있지만 스트레스를 덜어주지는 않는다. 껌을 씹는 게 정말로 스트레스를 줄여준다면 계속해서 씹고 있을 이유가 없다. 다시 한 번 내 말을 곧이곧대로 듣지 말고, 다음에 껌을 씹고 있는 사람을 보면 그들이 편안한지 아니면 스트레스를 받는지 생각해 보라. 세뇌를 제거해 버리면 진실한 상황을 제대로 볼 수 있다.

담배가 지루함을 덜어준다고 믿는 유일한 이유는 지루할 때 담뱃불을 붙이기 때문이다. 그러나 지루함은 정신의 문제다. 지루함이 일어날 때는 신경을 기울일 재미있는 것이 없다는 뜻이나. 낱말 맞히기 게임을 하거나 재미있는 책을 읽고 몰두할 수 있는 유희거리를 찾아낸다면 쉽게 그쪽으로 신경을 기울일 수 있을 것이다. 그러나 흡연은 특별히 정신을 확대시킬 수 있는 활동이 아니다. 담뱃불을 붙이는 행위조차 나중에는 자동으로 된다. 지루하다고 느낀 아이들이 충동적으로 시험 삼아 처음 담배를 피워볼 때 처음 몇 분간은 지루함을 더는 데 성공할 수는 있다.

그렇지만 한 번 빠져들게 되면 흡연은 잠재의식에 의한 행위가 된다. 지루해서 담배를 피울 때 갑자기 "맹세코 이건 흥미로워. 암을 유발하는 연기를 내 폐 속으로 들이쉬고 다시 밖으로 내보내. 이 얼마나 즐거운가!" 라고 생각하는가? 식사 후 한 개비처럼 소위 '특별한' 담배라고 말하고 피울 때조차 우리는 이러한 정신적 과정을 거치지 않는다. 껌을 씹는 게 스트레스를 덜어주지 않고 오히려 느긋하지 못한 상황을 강조해 줄 뿐인 것처럼, 흡연도 마찬가지로 지루함을 덜어주기는커녕 지루하다는 사실을 강조해 줄 뿐이다.

그렇다면 흡연자는 왜 지루할 때 담배를 피우는가? 어느 정도는 담배가 지루함을 덜어준다고 세뇌되어 왔기 때문에. 주된 이유는 스트레스나 집중과 관련이 없는 다른 것에 관심을 기울이게 되면, 그 '가려움'을 인식하지 못하기 때문이다. 그러나 당신이 정말로 지루하게 느낀다면 '가려움'에서 마음을 돌릴 것은 아무것도 없어서 계속해서 긁게 된다.

30년이 넘는 세월 동안 매일매일 줄담배를 피웠던 내 경우를 생각해 보라. 이것보다 더 지루하고 역겹고, 더 바보 같은 상황이 있을 수 있을까?

니코틴 중독이 지루함의 주된 요인 중 하나라는 타당한 이유가 여럿 있다. 지루함을 덜어준다고 믿기 때문에 흡연은 쉬운 해결책이고 다른 진정한 해결책을 찾지 않는다. 흡연으로 무기력하게 느끼고 돈이 빠져 나가기 때문에, 진정으로 흥미 있는 취미생활을 하는 데에 쓸 에너지와 돈이 없다. 가장 중요한 것은 흡연할 수 없는 상황에서 점점 더 불편하다고 느끼기 때문에 그러한 취미생활은 피하게 된다. 비흡연자 친구들보다 내가 훨씬 먼저 축구, 럭비, 크리켓, 그리고 테니스를 그만 뒀다는 것은 우연의 일치인가? 운동과 흡연을 동시에 할 수 있는 골프에 내가 빠졌다는 것도 우연의 일치인가?

낱말 맞히기 게임이 지루함을 해결할 수 있는 방법이 된다고 말했다. 사실 많은 흡연자가 담배 없이 이 게임을 하는 것을 생각조차 하지 않을 것이다. 나도 그렇게 생각했다. 효율적으로 집중하기 위해서는 주위를 흐트러뜨리는 모든 것을 제거해야 한다. 흡연자에게 '가려움'은 정신을 혼란하게 하는 것이다. 이것에 대해 알 필요도 없다. 이러한 이유로 많은 흡연자가 전화를 걸기 전에 담뱃불부터 붙인다. 전화로 얘기하는 것은 더 어렵기 때문에 우선 정신을 산만하게 하는 모든 것을 없앤다. 전화 내용이 스트레스를 주는 것이라면 담배를 피울 이유가 더 늘어난다. 친구와의 잡담이라면 여전히 느긋한 상태이고 싶어한다. 친구가 좀 지루한 사람이라면 담배를 넉넉히 가지고 있는 것이 중요하다. 다시 한 번 더 담배를 피우는 것은 '가려움'을 부분적으로만 긁어주기 때문에 비흡연자보다 집중을 더 잘할 수 없다.

유명한 옥스포드 대학의 한 교수가 공영 방송에 나와 "흡연은 확실히 집중할 수 있게 도와줘요."라고 말했다. 우리는 모두 이것이 진실이라고 세뇌됐다. 이게 사실이라면 왜 트럭 운전사, 비행기 조종사, 외과의사와 같이 높은 집중력을 요하는 직업을 가진 사람들에게 일하는 동안 담배 피우는 것을 의무사항으로 하지 않는가? 왜 이들에게 근무 시간 동안에 흡연이 금지되어 있는가? 그 이유는 덫에 빠진 사람은 오직 니코틴 없이는 긴장을 완화할 수 없고, 지루함이나 스트레스를 덜 수도 없으며 집중할 수 없는 사람들이라는 걸 우리는 모두 직감적으로 알기 때문이다.

내가 '포기'를 여러 번 시도했을 때 담배 없이 집중하는 것이 어려웠다. 이것은 내가 담배가 집중을 도와준다는 믿음 때문이었다. 정신적으로 장애물이 생길 때마다 나는 거기에 앉아 문제를 해결하려 노력하지는 않고, 담배가 문제를 해결해 줄 것인데 그럴 수 없는 상황을 투덜대고 있을 뿐이었다. 내가 왜 집중할 수 없었는지는 수수께끼가 아니다.

정신적으로 장애물이 생기는 건 오직 흡연자와 금연자에게만 일어나는 것인가? 정말로 그렇다면 흡연은 문제를 해결해 주는 것이 아니라 그걸 일으키는 요인이 된다. 물론 모든 사람이 때때로 그런 문제를 가진다. 그런 문제가 생길 때 비흡연자는 어떻게 하는가? 우리가 걸려들기 전에 했던 것들, 즉 문제를 해결하려고 몰두하는 것을 비흡연자들은 한다. 흡연으로 '가려움'은 오직 부분적으로만 해결되기 때문에 흡연은 실제로 집중을 방해한다. 니코틴에 의해 끊임없이 끈적거리는 물질이 쌓이는 과정은 뇌를 포함한 모든 장기에 영향을 준다. 'Easyway 금연법'으로 내가 금연하고 난 후 난 계속해서 정신적으로 장애물을 겪었지만 담배가 집중을 방해한다는 걸 알았다. 그래서 담배 하나 때문에 울면서 시간을 허비하지는 않았다. 그 장애물을 넘을 수 있는 실질적인 해결책을 찾으려 했다. 이 장을 쓰려고 노력하면서 그런 장애물이 있었다. 옛날 같았으면 담배 하나를 물고 구체적인 생각 없이 그렇게 있었을 것이다. 그러나 담배는 해결책이 아니라 산만하게 한다는 걸 알기 때문에 상황을 논리적으로 바라보았다. 이렇게 한 후에 장애물의 원인과 해결책이 분명해졌다. 5시간 동안 움직이지 않고 집중했고 결국 뇌는 휴식이 필요했다. 겉보기에 해결할 수 없을 것 같은 문제가 하룻밤 잠을 푹 자고 난 뒤에 기적처럼 사라지는 것은 굉장한 일이다.

1번에서 12번까지 모든 미신을 타파해 버렸다. 이제 흡연자의 상상 속에 있는 가장 오래가는 환상 두 가지에 대해 다뤄보자.

13. 흡연자들은 흡연을 즐기는가?

덫의 성질과 환상이 어떻게 작용하는지 이해하게 되더라도 실제로 흡연을 즐긴 적이 없다고는 받아들이기 힘들다. 과거에서 현재까지 담배나 엽궐련, 파이프 담배를 즐긴 흡연자는 분명 있다. 모든 가능한 환상과 세뇌를 제거하고, 6장 처음에 정의했던 것처럼 니코틴 중독을 제대로 이해하려면 그것의 진짜 모습을 알아야 한다. 그 정의를 다시 읽어보라. 흡연이 즐거운 것이라고 세뇌당할 수는 없다는 것을 알 것이다.

흡연자에게 왜 흡연하냐고 물어보면 보통 대답은 "당연히 흡연을 즐기기 때문에" 이다. 하지만 그 지저분하고 암을 유발하는 연기를 폐속으로 들이쉬는 행위가 어떻게 그들은 분명하게 표현할 수 없을 것이다. 흡연자들이 제시하는 좀 더 상세한 변명들은 변명에 불과하며 사실이 아니다. 꽉 조이는 신발을 신고 있다고 인정하는 많은 여성을 안다. 하지만 그걸 즐긴다고 인정하는 사람은 아직 만나지 못했다. 식당에서 발의 '가려움' 이라는 고통이 생길 때 긁기 위해서 남몰래 신발을 벗어 버린다. 흡연은 꽉 조이는 신발을 신는 것과 같은데, 두 경험 모두 즐겁지 않다.

그러나 좀 더 총명한 흡연자들이 흡연의 이유로 이따금 제시하는 것이 있는데 아직까지 논의하지 않았던 주제, 의식이라는 것이다. 한 편지의 발췌문을 보라.

"저는 꽤 능력 있는 정신과의사고 아주 담배를 많이 피웁니다. 제가 바보가 아니라는 걸 알고, 저를 포함한 다른 모든 수백만명의 흡연자가 그러하듯 저도 담배를 피워서 즐거움을 얻어야 한다고 생각하게 되었어요. 흡연자들이 제시하는 모든 보통의 이유를 다 분석해 보았는데, 그 중 어떤 것도 이치에 맞지 않아요. 한동안 자신에게 중독적 성향이 있다는 것밖에는 설명이 안 된다고 믿었어요. 하지만 직업 교육을 통해 그것 역시 말이 안 된다는 걸 발견했어요. 그리고는 즐길 만한 것은 바로 의식이라는 결론에 이르렀어요. 아름다운 담뱃갑 포장, 그 셀로판과 금색으로 된 종이포장을 제거하는 것, 담뱃갑을 친구에게 건네는 것, 완벽하게 말려지고 포장된 담배를 꺼내는 것, 불을 붙이는 것, 처음 그 몇 번의 흡입과 조금 더 만족스러운 내쉼, 물론 옆에 비흡연자가 앉아 있지 않다는 전제하에서요! 저는 이러한 의식이 제 삶에서 가장 즐거운 순간이고, 솔직히 이것 없이 살 수 없어요."

이 편지는 다른 중요한 문제 두 가지를 제기하지만 의식에 관한 문제를 우선 살펴보자. 그토록 즐거운 것이 바로 의식이라면 실제로 담뱃불을 붙이지 않고, 그 의식을 계속하는 것도 가능할 것이다. 많은 흡연자가 이런 방법을 시도해 보았지만, 잠시만 그럴 수 있을 뿐이다. 다년간 잔디 볼링의 수석 해설자였던 데이비드 브라이언트는 금연해야 하는 실내경기 도중에는 입술 사이에 비어 있는 파이프 담배를 물고 있기도 했다. 당신이 특히 먹는 것의 의식을 평가해 본다면, 이 방법이 왜 효과가 없는지 이해하기가 쉬울 것이다.

속물이라 볼지 모르겠지만 나는 장식이 잘 되어 있고 즐거운 분위기에 그림과 같은 전망이 있는 식당에서 식사하는 의식을 좋아한다. 좋은 친구와 함께 하고 웨이터의 시중이 곁들여진다면 더할 나위 없이 좋다. 깨끗한 리넨과 무늬가 정교하게 들어간 유리잔, 은으로 된 그릇과 매력적인 도자기, 이 모두가 이 의식의 즐거움을 더해준다. 이제 당신이 제일 좋아하는 음식의 냄새가 공기를 타고 오고 당신은 식욕이 왕성해진다. 마침내 음식이 나온다. 같이 간 사람의 음식도 나오기를 정중히 기다린다. 막 한 입 입에 넣으려고 하려는 찰라, 웨이터가 당신의 어깨를 치면서 "죄송합니다만, 음식은 아니고 오직 이 의식에 대해서만 지불하셨습니다."라고 얘기한다. 음식을 먹는 게 허용되지 않는다면 이 의식을 즐길 수 있겠는가? 물론 아니다. 낭신은 분명히 화가 난다. 이 식사의 완전한 목적은 바로 배고픔을 해소하는 것이다. 당신이 이걸 할 수 없다면, 의미가 없다.

흡연에서 아름다운 포장지, 금으로 된 라이터, 은으로 된 담배 케이스, 그리고 무늬가 들어간 재떨이는 정반대의 목적에 맞는 역할을 한다. 즉, 지저분하고 암을 유발하는 연기를 폐 속으로 들이쉬는 행위에는 즐겁고 사회성을 높여주는 무언가가 있다고 믿도록 당신을 현혹시킨다. 그러나 먹는 게 허용되지 않으면 식사는 무의미해지는 것처럼, '가려움' 을 긁지 못하는 상황에서 흡연은 무의미하다.

이 현상을 밝게 조명해 줄 수 있는 또 다른 방법은 약사에게서 살 수 있는 허브담배를 시도해 볼 때다. 당신이 이걸 해보았다면 더 말할 필요도 없다. 아직 해보지 않았다면, 가서 시도해 보라. 그러면 내가 무슨 말을 하는지 정확히 이해하게 될 것이다.

14. 어떠한 사람은 중독에 약한 성격을 가지고 있는가?

존재 여부를 확실하게 볼 수 없어서 나는 이 주장에 공감한다. 할 수 있는 건 자신이 가진 정보를 이용해 가능성을 판단하는 것이다.

많은 흡연자가 스스로 중독에 약한 경향이 있다고 생각한다. 왜? 겉으로 보기에 합리적인 핑계가 되기 때문이다. 하지만 중독적 성향이 있더라도 따져 보면 앞뒤가 맞지 않다. 내가 사교적인 성격이라면 사람들과 어울리는 것을 좋아한다는 것을 말한다. 나는 그러기 위해서 실제로 그것을 즐기고 있을 것이다. 따라서 중독적 성향이 있다는 것은 니코틴뿐만 아니라 다른 중독 물질에 중독되기를 원한다는 것이다. 약물에 중독되려고 일부러 시작한 사람은 없다.

내가 알고 있는 가장 흥미로운 이야기를 가지고 정리해 보겠다. 왜 우크라이나보다 더 많은 이집트 사람이 나일강에서 익사하는지에 그리고 이집트 사람이 스스로를 나일강에 빠져 죽게 하는 중독적 성향이 있는지에 대한 연구 기금으로 당신에게 백만 파운드를 준다면, 당신은 오래 걸리지 않아 그 상황을 이해하고 결론에 이르게 될 것이다. 우크

라이나 사람들은 나일강 근처에 살지 않기 때문에 빠져 죽지 않는다. 이집트 사람은 익사에 대한 중독성은 없다. 단지 나일강에서 목욕하고 배를 탈 때 빠져 죽는다. 어떤 것이든 처음부터 사용하지 않으면 중독될 수 없다. 놀랍게도 'Easyway 금연법'을 사용하기 전, 스스로 중독적 성향이 있다고 믿었던 수천 명의 흡연자에게 뭔가 번뜩이는 발견을 하게 된다.

당신을 중독시키는 것은 성격이 아니라 중독 약물이다. 또 다른 것은 그 약물에서 즐거움을 얻고 버팀목이 된다는 믿음과 그것 없이는 삶을 즐길 수도 스트레스를 해결할 수도 없다고 생각하는 믿음이다. 다시 말해 당신은 삶의 스트레스와 긴장감을 덜려고 그 약물에 의존한다. 분명히 신체적으로는 그 약물에 중독되어 있지만 담배 없이는 당신은 온전하지 않다는 환상에 또한 중독되어 있다. 잘못된 믿음을 깨뜨려야 중독에서 벗어날 수 있다.

지금까지 1번에서 14번까지의 미신을 타파해 보았다. 나머지 여섯 개의 미신을 타파하기 전에, 좀 전의 편지에서 제기된 다른 문제를 살펴보겠다. "저는 이러한 의식을 제 삶에서 가장 즐거운 순간과 연관시키고, 솔직히 이것 없는 제 삶은 그려볼 수도 없어요." 다음의 중요성에 대해 논의할 필요가 있다.

담배가 없으면 죽을 것 같아!

‘Easyway 금연법’은 누구에게나 효과가 있다. 그러나 우리 클리닉을 찾는 모든 흡연자가 성공하지는 않는다. 나는 그들이 실패자라고 생각하지 않는다. 시간이 걸리겠지만 그들이 언젠가는 금연이 쉽다는 것을 확실하게 이해할 것이다. 우리 클리닉에서는 클리닉을 찾는 모든 사람이 금연에 성공하는 것을 목표로 삼는다. 혹 그들이 실패하게 되면 그 이유를 정확히 분석하려고 한다. 금연에 성공하지 못하는 요인에는 다음과 같은 사항들이 있다.

당신은 다르다고 그래서 ‘Easyway 금연법’이 당신에게는 효과가 없을 거라는 믿음

이런 부정적인 생각 때문에 시작도 하기 전에 실패할 것이다. 'Easyway 금연법'을 통한 첫 시도에서 실패했다면 가르침을 제대로 이해하거나 따르지 않았다는 것이다. 이것은 쉽게 고칠 수 있다. 당신이 이미 니코틴의 덫에 대한 진실을 알고 있다는 것 외에는 다른 흡연자와 특별히 다른점은 없다. 예전에 놓치고 있던 사실을 지금은 정확히 알고 있다.

금연은 매우 어려울 것이라고 믿으면서 우울하고 겁에 질린 마음가짐으로 시작하는 것

무엇이 그리도 우울한가? 자유로워지는 것을 선택하는 중이다. 몇 년 간의 투옥에서 막 풀려나려는 시점에서 넬슨 만델라처럼 느낄 기회는 매일 있지 않다. 행복하고 자신감 넘치는 마음가짐으로 시작하고 금연을 흥미진진한 도전으로 생각하라. 잃을 것은 전혀 없고 얻을 것만 많이 있다.

흡연사가 계속해서 남배를 피우는 이유는 단 니코틴에 중독되었다는 사실을 이해하지 못하는 것

당신은 이미 니코틴에 중독되어 있어서, 담배가 즐거움을 주고 버팀목이 된다고 생각한다. 그것은 환상일 뿐이다. 사실 니코틴은 당신이 불쾌감을 느끼게 하는 주요인이다. 그런데 그것을 깨닫지 못하고 담배 하나를 더 피워서 그 불쾌감을 해소하려고 한다. 이제 니코틴의 속임수를 확실히 이해했다면 완벽하게 제거해야 한다.

'작은 괴물'이 마지막 담배의 불을 끄고 난 뒤에 며칠 동안은 계속 살아 있을 거라는 사실을 이해하지 않는 것

마지막 담배를 끌 때 갑자기 담배 하나가 더 피우고 싶다고 느낄 수도 있다. 이것은 담배를 원하는 상태가 아니다. 죽어가는 '작은 괴물'의 몸부림일 뿐이다. 기뻐하고 스스로의 결심을 굳게 할 때다.

연결고리를 인식하고 제거하는 것의 실패

앞 유리 와이퍼 실례에 비유하여 생각해 보았던 방법을 다시 상기해 보자. 우리는 모두 과거 자신이 했던 행동방식에 익숙해 있다. 어떤 이는 긴장될 때 잠깐이라도 긴장을 해소하기 위해 어렸을 때 그랬던 것처럼 머리를 만지작거린다. 흡연자는 담배를 피울 수 없다는 것에 스트레스를 받기 쉽다. 담배 없이 전화 통화를 하거나 어려운 문제를 푸는 건 상상할 수도 없다. 이것은 모든 순간에 담배가 있어야 한다고 생각하기 때문이다. 그래서 이런 생각은 금연을 시도조차 못하게 한다.

금연을 막 시도하려 할 때 담배 없는 식사를 그려보기가 어려운가? 내가 말해 주겠다. 당신은 5일 동안 피우시 않는다. 그리고는 친구와 함께 외식을 나간다. 식사 후에 친구들이 담배를 피우면 그 연기 때문에 자신도 모르는 사이 담배의 유혹을 느낀다. 당신은 어떻게 할 것인가? 그 유혹을 의지력으로 견디겠는가? 아니면 곧장 담뱃불을 붙이겠는가? 5일간의 절제 뒤에 담배의 맛은 역겹게 느껴지지만, 그동안 담배에 대한 욕구가 부분적으로 해소되어 다시 담배 없이는 살 수 없다는 생각에 빠진다.

의지력은 이런 끊임없이 반복되는 연결고리를 제거하는 데 필요하다. "담배를 원하거나 필요로 해"라는 제동을 거는 것은 '작은 괴물' 뿐만이 아니다. 지금까지 살펴 본 어떤 종류의 연결고리건 그렇게 할 수 있다. 이러한 이유로 셀라가 8년간의 금연 후에도 여전히 "담배가 없으면 죽을 거 같아요."라는 생각을 계속 했다. 결국 의지력을 사용하여 '포기'하는 사람은 완벽하게 자유롭다고 느낄 수 없는 것이다.

마지막 담뱃불을 끄기 전에 가능한 모든 연결고리를 끊어 버리는 것이 중요하다. 이를 위해서는 당신 스스로 상상력을 사용할 필요가 있고 용기를 가져야 한다. 그러나 돌아오는 보상은 엄청나다. 스스로에게 이걸 상기시키라. 당신이 현재 하는 것을 스스로에게 말해주라.

우선 당신이 담배와 연결시키는 모든 상황들은 예전에도 지금도 즐거운 상황들이다. 이 책을 특별히 참조하지 않아도 이 사실에 대해 충분히 알고 있다. 그러한 상황에서 비흡연자는 흡연할 필요도 욕구도 없다는 것을 안다. 당신도 덫에 빠지기 전에는 비흡연자와 같은 상황이었다.

오직 중독자만이 익숙한 행동 방식 때문에 고통을 겪는다. 흡연은 그러한 상황에서 오히려 즐거움을 방해한다는 것을 기억하라. 다시 말해 흡연자가 담배를 피울 수 없을 때 상황은 급속히 나빠지고 그 순간은 더 이상 즐거울 수 없다. 이 고통을 만드는 건 오직 담배다. 비흡연자가 이런 흡연자의 마음가짐으로 그 상황에 놓인다면 비흡연자도 즐기지 못한다. "담배 없이는 이 상황을 즐길 수 없어"라고 생각한다면 스스로 성공 가능성을 망가뜨리는 것이 된다.

19장에서 금연을 하자마자 파티에 갈 것을 추천했다. 자신을 시험해 볼 수 있는 좋은 기회이다. 연결고리를 찾고 생각하고, 사고방식을 바꾸기 위해서 그 연결고리를 사용하라. 비흡연자가 되는 것을 기다릴 필요가 없고 고통의 시간을 견딜 필요도 없다. 연결고리들을 완벽히 제거하면 분명 흡연에서 자유로워질 것이다.

말 그대로 수십 개의 연결고리가 있다. 그 중에서 좀 더 전형적인 몇 개를 더 살펴보자. 당신은 결혼식이나 휴일에 많은 흡연자를 만난다. 그들 모두 웃고 행복해 하며 분명히 행복한 시간을 보내고 있는 듯하다. 담배가 서로에게 건네지고 "이건 공정하지 않아, 이 사람들 모두 즐거워하고 있잖아. 그들은 담배를 피울 수 있는데, 난 그렇지 못해."라고 생각하기 쉽다. 물론 그들이 흡연자여서 즐겁게 시간을 보내고 있지는 않다. 휴일이다. 그들 모두 그렇게 인정하지는 않겠지만, 흡연자 모두가 당신을 부러워할 것이다.

이러한 상황에서 당신이 담배를 갈망하기 시작한다면 흡연자였던 과거로 돌아가는 것이다. 즉 아무것도 남지 않는 실패자가 된다. 결국 담배를 피울 수 없기 때문에 스스로 더 비참해진다.

다른 흡연자들이 흡연의 덫에 빠진 희생자라는 사실 이외에 다른 장애가 있다고 상상해 보라. 그들 모두 다리가 하나씩 없다고 생각해 보자. 그들은 여전히 이 휴일 즐거운 시간을 보내고 있을 것인데, 당신은 그런 장애가 없어서 무언가 소외되고 있다고 느끼기 시작할 것인가?

휴일과 비슷하게 당신의 비행기가 연착되었을 때와 같은 상황에서, 특히 공항의 대기실은 덫이 된다. 어떻게 그렇게 만들어 놓았는지는 모르겠지만, 어디에 앉든 주위는 온통 세금면제가 가능한 담뱃갑들로 채워져 있다. 당신은 지루해하며 앉아 있는데 주위 흡연자들은 많은 돈을 절약한 것에 만족해하며 말한다. "나도 세금면제 담배에 돈을 절약하곤 했지. 나도 그냥 하나만 살래." 라고 생각하기가 쉽다. 그러지 말라! 대신 흡연이 절약을 돕기보다는 자신을 구속하고 건강을 해치는 특권을 누리는 대가로 평생 5만 파운드 돈을 써야 한다는 사실을 상기하라.

주위에 있는 흡연자들 특히 연착된 비행기를 탈 사람들을 살펴보라. 그들이 행복하고 활기차 보이는지 보라. 자신이 예전에 가지고 있던 연결고리가 있는 상황에 놓일 수 있다. 이것이 바로 파블로의 종이다. 여성은 감정교류가 많은 편이어서 짜증과 같은 감정이 쉽사리 드러난다. 뭔가 잘못된 기분이 들면 상황을 바꾸기 위해 해결책을 생각할 것이다. 이러한 상황에 미리 대비하라. 벨이 울리면 첫 번째 반응인 "담배를 원해" 는 단지 조건적 반사, 즉 불쾌감에 반응하는 어두운 그림자로 생각한다. 그리고 스스로의 결심을 확고히 해야 한다. 금연 후 처음 몇 주 동안 정신적 충격이 일어난다면 꽤 강렬한 것일 수 있다. 그러나 하나가 아니라 두 개의 힘이 있다는 것을 기억하라. 당신은 아직 몸에서 니코틴을 정화시키는 마지막 단계에 있고, 신체적으로 변화가 일어나는 상태다. 잊을 수 없는 정신적 충격을 담고 있는 상황이 주는 정신적 고통을 겪고 있다.

당신의 뇌는 자동으로 이 두 가지의 차이점을 나누어서 당신에게 "반은 니코틴 중독으로 인한 신체적인 것이고, 나머지 반은 감정적으로 화가 나기 때문이야." 라고 말하지는 않을 것이다.

단지 스트레스를 받을 것이다!

담배가 그 기분을 해소시켜준다고 믿는다면 담뱃불을 붙이려고 한다. 그러나 담배는 단지 일시적으로 문제를 해결해 줄 뿐, 오히려 그 과정을 다시 처음으로 돌려놓는다는 것을 안다. 그러한 자극이 존재한다고 해서 공황상태에 빠지지는 말라. 이따금 나타나는 현상을 자신에게 현실을 상기시킬 수 있는 계기로 이해하라. 금연 결심을 절대 다시 생각하지는 말라. 비흡연자여서 얼마나 행운인지를 자신에게 상기시켜라.

다른 전형적인 상황은 삶에 일어나는 드라마와 같은 것들이다. 누군가가 당신의 차를 부수었다. 자연히 이 상황이 즐거울 수 없다. "이럴 때 나의 작은 버팀목에 기댈 수도 있지 않을까?" 라고 생각한다. 당신이 흡연자였을 때 작은 혹은 큰 사건이 일어났던 기억을 돌이켜 보라. 당연히 한 개 혹은 여러 개의 담배를 폈을 테지만, "환상적이지 않아? 내 사랑하는 차가 망가졌지만, 뭐 어때? 담배를 피울 수 있잖아." 라고 스스로 생각해 본 적이 있는가? 이와 같은 상황에서 담배를 피우는 생각은 자신을 고문하는 것이 된다.

흔하지는 않지만 간혹 몇 년을 함께 담배를 피우며 즐겼던 친구를 다시 만날 수도 있다. 엠마 프로이드가 흡연을 시작한 친구에게서 큰 영향을 받았다는 것을 아마 기억할 것이다. 그러나 그 영향력은 반대의 경우에도 똑같이 막대하다. 당신은 와인 한 잔과 담배 한 대와 함께 했던 지난날의 추억을 떠올리며 현재 상황을 지속시키려 한다.

담배 하나 없는데 어찌 예전과 똑같은 분위기가 가능하겠는가? 당신은 금연함으로써 함께 흡연했던 친구와 관계가 깨질 것을 걱정할 수도 있다. 엠마가 "그들은 흡연 클럽에서 빠져 나갔지만 전 아니었어요."라고 말했던 것을 기억하는가? 친구들과의 모임에서 이런 상황이면 친구들이 불편해하고, 자신만 이상한 존재처럼 느껴지는가? 이러한 상황에 대비해서 미리 준비하라.

친구들이 아무리 금연의 반대 방향으로 당신을 설득하려 해도, 실제로는 그 친구도 당신처럼 자유로워지기를 원한다는 걸 기억하라. 일곱 명의 친구가 니코틴의 덫에서 벗어난 후에 엠마는 자신이 흡연자였던 것을 혐오했다. 엠마를 포함해서 다른 친구들의 금연을 도왔던 친구들이 얼마나 만족스러웠을지 생각해 보라. 당신도 곧 똑같은 기쁨을 즐기게 될 것이다.

지금까지 흡연에 관해 주장한 모든 것이 사실이라면 마지막 담배를 꺼버리는 그 순간, 다음과 같은 상태가 될 것이라고 생각하지 않은가?

전적으로 스트레스가 없고

항상 느긋하며

절대 지루하지 않으며

언제나 집중할 능력이 있는 상태

우리가 완벽해 지는 데 무언가 하나 부족하다는 생각은 누가 만들어 낸 것인가? 'Easyway 금연법'으로 단번에 성공하지 못하는 여섯 번째 이유, 가장 주된 요인이 되는 이것이다.

담배는 나의 휴식처

'헛된 생각'이 무엇인가? 어떤 이유에서건 이 지구상에 있는 인간은 불완전하다는 믿음이다. 인간은 신의 창조나 진화로 만들어진 것이든 둘의 합자이든 상관없이 이러한 믿음은 조금도 변하지 않는다. 고릴라, 호랑이, 코끼리와 같이 좀 더 진화된 종류는 인간이 현재 누리는 의료 서비스 같은 혜택 없이도 충분히 살아갈 수 있다.

현재까지 좀 더 강한 종족은 보통 다른 동물들의 서식지를 파괴하였고, 자신들의 목적을 위해서는 수단과 방법을 가리지 않고 무슨 일이든지 했다.

고릴라나 코끼리, 호랑이는 강한 동물에 속하지만 인간 역시 그들처럼 피부와 뼈로 만들어진 존재다. 인간의 유전자 96퍼센트는 침팬지와 똑같다고 알려져 있다. 인류가 이 지구상에 존재해 온 시간보다 훨씬 많은 시간 동안 호모 이렉투스가 현재 인간에게 있는 편의시설 없이 잘 살아왔다.

그렇다면 왜 기린은 태어나자마자 몇 시간 이내에 걸을 수 있는데, 인간은 태어나서 일 년이 소요되는가? 왜 서양 사회에서는 출산과 같이 너무나도 자연스러운 기능이 병처럼 취급되는가? 원주민 산모는 도와주는 여성 한 명만 있으면 출산을 할 수 있으며, 20분 후에는 바로 일어나 돌아다닌다.

우리가 원시시대 삶의 방식으로 돌아가야 하는 것이 아니다. 현재 의학이 산모와 신생아의 사망률을 줄였다는 것에 반박하는 것도 아니다. 나는 단지 신생아가 신체적으로 연약할 뿐만 아니라, 어른들도 연약하고 불완전하다고 믿는다는 것을 지적한다.

"학교 다닐 때가 가장 행복했지" 와 같은 진부한 말을 얼마나 많이 듣는가. 바보 같은 건 우리가 그렇게 믿는다는 것이다. 출산은 생물이 경험하는 가장 고통스러운 경험이다. 그러나 살다 보면 가장 고통스러운 경험을 잊게 된다. 아동기와 청소년기는 성숙되어가고 독립해 가면서 스트레스를 많이 받는 시기이다. 독립과 성숙만 이루면 삶은 전부 달콤하고 아름다워야 하지만 사실은 그렇지 않다. 각종 걱정거리와 책임감으로 복잡하다. 결국 이런 것들을 스스로 선택하면서, 왜 즐겁기보다 괴로워 해야 하는가?

사실 인간의 몸과 마음은 이 지구상에서 가장 강하고 진화된 존재로 살아남을 수 있게 만들어졌다. 코끼리 및 호랑이와 비교해 보면 인간은 정신적으로는 훨씬 우수하지만, 육체적으로는 훨씬 열등하다고 믿는다. 진실은 완전 정반대다. 학교 시절이 가장 행복한 시간이었다면, 왜 서양 사회에서 청소년의 자살률이 매년 높아지고 있는가?

청소년기가 스트레스가 많은 시기이긴 하지만, 지구상의 다른 모든 생물들과 마찬가지로 우리는 충분히 그런 시기를 대처할 수 있다. 나는 인간에게 특별히 주어진 것 중 하나가 의식이라고 생각한다. 다시 말해 인간은 이성적으로 생각할 능력이 있다.

18장에서 식사 후 느긋한 시간을 보낼 때 또는 스트레스를 받을 때 공허함과 불안함을 느끼게 되면 담뱃불을 붙이게 된다는 것을 살펴보았다. 공허하고 불안한 느낌을 받을 때면 우리는 언제나 담뱃불을 붙이는 습관에 빠져 있었다. 바보같이 담배는 그러한 기분을 덜어준다고 믿는다. 그러나 이제는 그것이 잘못된 것임을 이해한다. 이제 담배가 없을 때 느끼는 공허함과 박탈감을 담배로 다시 해결하려는 습관을 완전히 바꿀 수 있다. 담배를 문제의 원인으로 보면, 문제는 이미 해결되어서 더 이상 자신을 괴롭힐 필요 없다. 니코틴 덫의 참된 진리를 이해하지 못한다면, 속임수를 쓰는 상황에서 쉽게 넘어가게 된다. 다음의 경우를 살펴보라.

담배 회사는 수십 년 동안 마케팅 홍보에 정신분석학적인 방법을 사용하고 있다. 통계자료에 따르면 사람은 대체로 과시하려고 명품을 바라고 또 가진다. 보통 사람은 특별한 존재가 되기를 원하며, 명품은 사회에서 자신의 위치를 높이기 위한 수단이 된다. 이런 추세에 따라 담배 회사는 필요한 정보를 이용해서 상품을 특정한 사회집단에 맞춘다.

회사는 저명한 정신분석학자를 마케팅 부서로 고용해서 이러한 그룹이 바라는 것과 잘 맞는 로고와 이미지를 만들려고 노력한다. 또한 청소년 시장을 사로잡으려고 청소년이나 성공, 사회통합과 관련되어 있는 색깔과 아이디어를 고려했다. 담배 회사가 흡연자의 여러 세대를 사로잡고 있는 만큼 이 작업도 계속 진행 중이다.

그 연구 과정 중에 나와 있는 문서는 담배 회사에 대항하기 위한 법적 절차에 사용된다. 그 문서에서 마케팅 전략에 냉소적이다는 것을 알 수 있다. 보통 흡연자들은 중독에 빠진 '비논리적이고 우매한' 존재로 묘사된다. 즉, 그들은 지극히 중독성이 강한 약물을 스스로 사고 있으며 거기에서 벗어나기 어렵다는 것을 깨닫지 못한다.

그러한 정보가 발견되었다면 전 세계적으로 정부가 담배 마케팅을 금지해야 한다고 생각할 것이다. 그러나 안타깝게도 아니었다. 1998년에 필립 모리스 주식회사 등에 대항한 미네소타 공판 동안 그러한 문서가 유출되었다. 하지만 담배 회사의 활동에 아무런 영향을 끼치지 못했으며, 정부의 반대를 이끌어내지 못했다. 담배 회사는 여전히 담배를 팔고 있다.

그들이 의존하는 정보 중 일부는 당신에게서 직접 나온다. 예를 들어 담배회사는 쇼핑 설문조사를 통해 정보를 얻는다. 당신도 설문작성을 해본 적이 있을 것이다. 담배 회사에서 직접 하는 설문은 아닐지라도, 결국 그 결과는 그들에게 팔린다. 앞으로는 당신이 제공하는 정보가 다른 곳으로 퍼지지 않도록 정보 보호란에 표시를 해야 한다.

1960년대 남성 대 여성의 흡연자 비율은 60대 40이었다. 그때 이후로는 하강세였다. 남성 흡연자의 숫자는 반으로 줄어 27퍼센트가 된 반면 여성 흡연자의 수는 10퍼센트가 줄어들어 30퍼센트가 되었다. 이러한 통계에서 담배 회사는 남성이 여성보다 이 게임에서 빠져 나올 성공률이 더 높다고 결론지었다. 결과적으로 1998년까지 남성 중 단 28퍼센트만이 흡연하고 있었고, 여전히 흡연하고 있는 여성은 27퍼센트로밖에 줄지 않았다. 1990년대에 들어설 즈음에는 서양 사회에서는 하강 국면에 접어 든 담배 시장은 담배를 팔 새로운 대상을 여성으로 보았다. 금연 운동에 제기된 문제들 중 여성에 관한 것은 거의 없었으며, 이것이 여성이 금연하기 왜 어려운지를 보여준다.

현재 여성 흡연자의 비율은 남성 흡연자의 비율과 똑같다. 10대들 사이에서 소녀의 흡연 비율이 급속도로 올라가고 있다. 그리고 어떤 나라에서는 실제로 소년 흡연자를 능가하기도 한다. 이러한 증가를 가능하게 한 추진력은 '큰담배회사'의 성공적인 마케팅 전략이었다. 그들은 1960년대부터 계속해서 여성과 관련된 문제에 엄청난 돈을 퍼부었다. 기업은 여성을 정복해야 할 시장으로 간주하고 매년 광고와 마케팅 예산의 엄청난 부분이 이러한 방향으로 쓰인다. 기업에서 제공된 문서를 보면 최근 현대 여성의 '요구와 필요'에 발맞추기 위해 시장구조에 대한 체계적인 분석을 해오고 있다는 것을 알 수 있다. 엄청난 양의 연구가 이 시장을 목표로 행해지고 있다.

이 중에서 가장 놀라운 사실은 미성년자의 여성 흡연자들에 관한 사항이다. 시장 상품에 대한 생활양식과 관련된 접근법의 개발이 이러한 젊은이들을 겨냥하고 있다는 것이다. 여성의 관점과 욕구에 대해 알려고 하며, 또한 현재의 경향을 개발하고 미래의 경향을 예측하기를 원한다. 이 시대의 여성성을 대표하는 이미지 향상에 대해 이야기한다. 이를 위한 열쇠는 '일상생활의 결과에 반하는 것' 인데, 이것이 담배 산업의 공식 목표다. 그들은 '여성은 조금 물러나 보상받을 수 있는 방법을 찾는다. 이 상품이 탈출구를 제공해 줄뿐만 아니라(아이들이 놀고 있고 엄청나게 소리를 지르고 있을 때), '또한 보상의 역할을 한다.' 라고 진술한다. 그렇다면 집안일·보고서·논문을 끝내고 그 다음에 지금까지 잘 해온 데에 대해 담배 휴식이라는 보상을 받을 자격이 돼. 꽤 친숙하게 들리지 않는가?

당신이 만약 말보로 라이트를 피우고 있다면 그들은 당신을 적절하게 공략했다. 사실 '라이트' 라는 표시를 달고 있는 브랜드면 어떤 것이든 그건 사기다. 건강에 대한 의식을 겨냥한 것으로 해독을 줄이는 주된 노력을 보여주면서, 흡연자에게 금연하지 않아도 되는 합법적인 근거를 제공하는 것이다. 담배 회사들도 이러한 종류의 담배는 '사기에 불과한 것' 이라고 시인한다. 안정된 기분을 느끼기 위해서 당신의 몸이 '필요' 로 하는 정도의 니코틴 양을 얻어 내도록 그저 깊이 들이쉬기만 하면 된다. 의심스럽다면 마지막으로 울트라 라이트 담배를 피웠던 때를 생각해 보라. 그렇다, 당신은 구멍들을 베이프로 막지 않았는가?

마지막으로 말하지만 아주 중요한 사실은, 담배 회사가 특별히 수입이 낮은 여성을 겨냥해서 개발한 상품이 있다는 것이다. 고상함과 부의 환상을 주기 위해 담뱃갑 포장에 반짝거리는 금색을 휘두르는 것보다 더 좋은 게 어디에 있겠는가?

다음 페이지에 있는 도표를 보라. 여성흡연자를 더 잘 이해하기 위해서 '큰 담배회사'가 만들어 놓은 이 범주들 중에서 당신이 해당하는 범주를 분명히 찾을 수 있을 것이다. 담배 산업의 세계에 대해서 좀 더 알고 싶다면, 인터넷에서 '큰 담배회사'라는 검색어로 찾아보라.

당신을 덫에 빠지게 하려고 만늘어신 빙법에 대해 무한히 얘기할 수 있다. 그 처음 담배를 피웠을 때에는 이처럼 니코틴의 덫이 심각하다는 것을 몰랐다.

이제부터 이 정보를 사용해서 정확히 이해하고 다시는 흡연을 하지 않을 수 있다. 그들은 담배라는 감옥을 환상적인 장소라고 말한다. 이러한 특정 상황 속에서 당신은 자신이 흡연자라는 현실을 살아왔다. 당신도 그걸 싫어했고 거기에서 벗어나려고 이 책을 읽고 있다. 흡연자라는 것은 절대 더 나아질 수 없고 오직 나빠지기만 하는 것이다. 지금 상황을 싫어한다면 앞으로 항상 그럴 것이다. 당신이 그 생애 첫 담배의 시간으로 다시 돌아갈 수 있다면 자신에게 어떤 조언을 하겠는가?

당신은 곧 마지막 담뱃불을 끈 후 그 악몽을 끝내고 자유롭게 걸어 나오게 될 것이다. 그리고 처음 담배를 피웠던 적이 없는 사람처럼 삶을 즐길 수 있을 것이다. 이 모든 것을 지금 알고 있는 당신은 자신에게 최고의 조언을 줄 수 있다. 이제 정확한 선택을 할 수 있다.

대부분의 시간 동안 얼마나 비참하게 지내고 있고, 또 비참하게 지내게 될지 알면서 남은 생애 동안 그 덫에 머문다.

혹은

당신 자신을 자유롭게 하고 탈출의 기쁨을 축하할 수 있다.

헛된 생각은 첫 담배 이전에는 존재하지도 않았다. 그날 이후 그 첫 담배가 만들어 놓은 공허함을 채우기 위해 노력한다. 하지만 공허함을 채우기는커녕 일시적으로만 올려주고, 다시 새로운 공허함을 계속 만든다는 것을 깨닫지 못하면서 말이다.

담배가 몸에 좋지 않다는 것을 알면서 피우는 것은 어리석은 일이다. 분명히 하라. 당신은 금연할 필요도 없고, **그 자리를 대신할 무언가가 필요하지도 않다.**

이로써 편리하게도 설문지의 환상 16번으로 돌아갈 계기가 되었다. 니코틴 껌이나 패치, 스프레이가 도움이 되는가? 다음에 정확히 왜 그런지 설명하겠다.

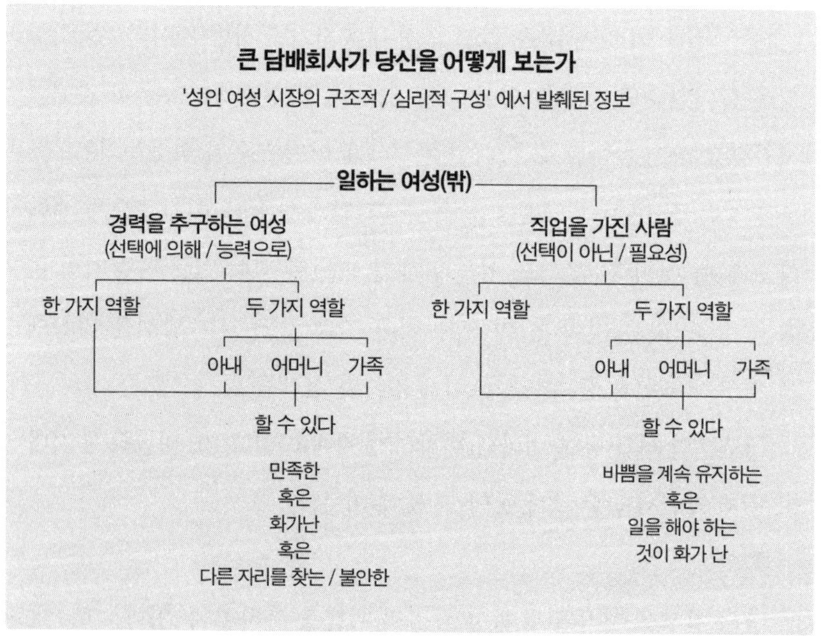

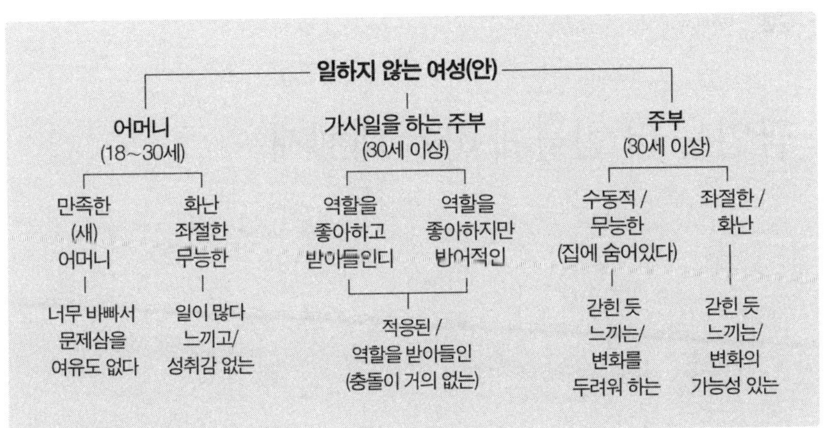

※나이는 단순히 하나의 기준이다. 18~30세 여성 중에선 아이가 없고 일하지 않는 여성은 점점 줄어들고 있다.

금연을 더 힘들게 하는 대체재

당신이 성취하려는 것은 담배를 피울 필요성이나 욕구를 전혀 느끼지 않는 것이다. 아직도 그 상태에 도달하는 것이 어렵다고 믿을 수도 있다. 나의 가르침을 그대로 따르기만 하면 아주 간단한 문제이다. 운에 의한 것이 아니다. 당신이 완벽하게 담배를 지배하게 될 것이다.

가르침 중 하나는 대체재를 사용하지 않는 것이다. 담배 없이는 불완전하다는 생각을 제거하라고 강조했다. 대체재를 찾는 것은 담배가 몸에 좋지 않다는 것을 알지만 버팀목이 되기 때문에 계속 피우겠다는 것과 같다. 결국 스스로 약물에 의존하고 있다는 환상을 제거하기는커녕 의존하고 있음을 확인시켜 주는 것이다. 아니라면 왜 대신할 무언가가 필요하겠는가?

독감에 한 차례 걸렸다가 회복되었다고 해서, 그것을 대신할 다른 병을 찾아 나서겠는가? 물론 아니다. 그 병이 다 나아서 무척이나 기쁘다. 지금 6장으로 돌아가서 **디베스테이션**의 정의를 다시 읽어보라. 그것이 바로 여태까지 당신을 괴롭혔던 병이다. 흡연을 정확하게 그런 관점에서 이해하기 어렵다고 느끼실지도 모르겠으나, 내가 그렇다는 확신을 줄 수 있다. '빈민굴'의 나락까지 떨어져 있는 알코올 중독자를 그려보라. 이 사람을 알코올에 빠지게 만든 원인이 무엇이었든지 현재 그를 괴롭히는 문제는 알코올 자체다. 하지만 알코올 중독자는 자신의 문제를 제대로 보지 못하고 괴로워한다. 모든 약물 중독이 희생자들에게 같은 영향을 미친다. 약물에 의존할수록 점점 몸과 마음은 망가지고 그것 없이는 살 수 없게 된다.

상상력을 동원해서 당신이 그런 상황에 처해 있다고 그려보라. 상상력을 이용하려면 용기가 필요하다. 그래서 어떻다는 것인가? 상상력과 용기는 이미 우리에게 있다. 단지 약물로 인해 잠시 잃었던 것이다. 이제 나시 그것을 찾으려는 순간이다.

'작은 괴물'을 빨리 굶겨 죽일수록 좋기 때문에 '큰 괴물'도 빨리 제거할수록 좋다. 다행히도 '큰 괴물'은 순전히 상상이 만든 허구, 즉 환상이다. 영화 '매트릭스'에 그려진 세상처럼 그건 환상일 뿐이며, 마지막 담뱃불을 끄기도 전에 제거해 버릴 수 있다.

모든 대체재는 그런 환상을 지속시킬 뿐이다. 마지막 담배를 끄기 전에 그 환상을 지우지 않으면 어떻게 그 후에 지우는 게 가능한가? 모든 대체재는 의도적으로 '큰 괴물'의 생명을 연장시킨다. 니코틴을 함유하는 대체재는 마찬가지로 '작은 괴물' 의 생명을 연장시킨다. 물론 니코틴 껌이나 패치, 코로 들이쉬는 스프레이에 대해 말하고 있다. 니코틴 대체재를 사용하는 것이 합리적으로 보일 수도 있다. 흡연 '포기'를 시도할 때 제거해야 하는 두 가지가 있다. 첫 번째는 니코틴 금단에서 오는 신체적인 고통이고, 두 번째는 습관 그 자체다. 두 가지를 동시에 제거하기는 어려울 것이다.

따라서 마지막 담배를 끌 때, 신체적 금단 고통을 피하려고 당신의 몸에 계속해서 니코틴을 제공해 준다. 습관을 끊었기 때문에 이제는 두 번째 적을 공격할 수 있고, 니코틴 섭취를 점차 줄임으로써 문제를 해결할 수 있다.

이 모든 게 그럴 듯하게 들리지 않는가? 그 표면을 긁기 시작할 때까지는 그렇다. 담배 자체를 점차 줄이면서는 똑같은 결과를 얻을 수 없었다. 사실 이 방법이 더 쉽지 않았을까? 어쨌든 신체적 금단 고통뿐만 아니라 습관을 점차 버리는 방법으로도 상황을 더 진전시킬 수 있지 않았을까? 13장에서 언급한 메리에 대해 기억하는가? 그녀도 이러한 방법을 시도했고, 결국 흡연에 대한 잘못된 믿음을 버리지 못하고, 오히려 담배를 소중한 것으로 생각하게 되었다. 니코틴 대체요법은 논리적으로 들리지만 세 가지 잘못된 가정에 근거를 두고 있다.

1. 흡연은 습관이다.

2. 습관은 깨뜨리기 힘들다.

3. 니코틴을 중단하면 심각한 신체적 금단 고통을 겪는다.

우리는 이미 이 세 가지 가정 모두를 타파했다. '니코틴 패치'를 이용해봤지만 실패한 흡연자들의 가장 공통된 의견은 "신체적 금단 증상에는 확실히 도움이 되었지만, 정신적인 문제를 해결해 주지 못했다."는 것이다. 다시 말해 흡연의 근본적인 문제를 해결하지 못했다.

수십 명의 저명한 의사들에게 담배를 줄이는 방법과 니코틴 대체요법이 같은 결과를 얻을 수 없는지 설명을 부탁했다. 그리고 덧붙여 담배를 점차 줄이는 것이 니코틴 대체요법보다 훨씬 어려운지도 물어봤다.

그 중 어떤 이도 과학적 설명을 제시하지 못했다. 나는 그들의 모습을 보면서 흡연에 대해 제대로 모른다는 생각이 들었다.

흡연자에게 흡연 대신 니코틴 껌을 씹으라고 하는 것은 헤로인 중독자에게 헤로인을 흡입하는 대신 혈관 속으로 바로 주사하라는 것과 같다. '니코틴 대체요법'이라는 문구 자체가 잘못된 이름이다. 어떠한 치료법도 내포되어 있지 않으며 무언가 대체되는 것도 없다. 단지 또 같은 약물을 다른 형태로 처방해 주는 것뿐이다. 바로 이러한 이유로 수천 명의 금연자들이 니코틴 껌에 중독된 문제를 해결하려고 우리 클리닉을 찾는다.

그렇다면 대체재를 찾는다는 것은 어떤 의미인가? 대체재를 사용하여 흡연할 때와 동일한 기분을 느끼면서 쉽게 금연할 수 있다고 보는가? 그것 때문에 니코틴 덫에서 확실히 빠져나오지 못하는 것은 아닌가? 오로시가 발견했던 것처럼 오즈의 마법사는 사기였다. 그녀가 이미 가지고 있는 것을 찾고 있었던 것이다. 당신도 그렇다. 이미 당신은 외부의 도움 없이 몸 안에서 흡연의 문제를 해결할 수 있다. 당신의 뇌와 몸은 스트레스 자체를 없애줄 수는 없지만, 스트레스에 잘 대처할 수 있다.

그 의사들에 대해 잠시 생각해보자. 보통 의사는 흡연자가 금연하도록 도와주는 치료법을 처방할 뿐만 아니라, 지구상에서 인간을 괴롭히는 모든 병에 대한 해결책을 알아야 한다. 너무 혹독하게 굴지는 말자. 흡연의 덫이 가진 수수께끼를 푸는 데에 많은 시간과 노력을 들였다. 다른 병에 관련해서 의사는 단순히 약을 처방하여 병을 치료하려고 한다. 일반적인 의사는 대부분 니코틴 중독을 일반 대중보다 더 잘 알지 못한다. 사실 우리 클리닉의 도움을 구하는 사람은 대부분 의료 관련 업종 종사자다. 그들이 추구하는 것은 환자를 더 잘 돌보고 위함이 아니라 덫에서 벗어나기 위해서다.

이제 우리는 설문지에서 네 개의 마지막 환상만을 남겨두고 있다.

1.금연하기 위해서 의지력이 필요한가?
2.신체적 금단고통을 겪어야 하는가?
3.금연 시도 중인 사람은 처음의 갈망과 신경과민의 시간을 참아내야 하는가?
4.금연하는 게 어려운가?

네 가지 관점을 이미 조금씩 얘기해왔다. 당신이 가르침을 모두 잘 따라왔다는 가정하에, 이들에 대한 대답은 단호히 "아니요"이다. 당신은 이제 흥미진진한 단계에 도달했다. 당신이 에베레스트 정상까지

100피트밖에 안 남아 있는 에드먼드 힐러리나 셰르파 텐징이라고 상
상해 보라. 계획과 준비라는 그 힘들었던 일이 당신 뒤에 있다. 날씨는
좋고 목표까지 가는데 방해할 건 아무것도 없다는 사실을 안다.

조금 긴장되고 당황스러운가? 걱정하지 말라. 사람들이 감옥 문을
열어주러 왔을 때의 넬슨 만델라를 생각하라. 그는 두근거리는 미음이
없었을 거라 생각하는가? 당신은 힐러리 및 텐징과 아주 비슷한 혹은
더 나은 위치에 있다. 운이나 다른 우연에 의존할 필요가 없다. 만델라
와 정확히 같은 상황에 있다. 오직 당신에게 필요한 것은 다음을 따르
는 것이다.

마지막 가르침

마지막 가르침에 앞서 아직까지 거론하지 않았던 중요한 주제, 즉 **시기**가 있다. "지금이 정말 금연을 시도할 적절한 시기인가?"라고 스스로에게 물어볼 수 있다.

제발 그 교묘한 덫에 빠져들지 말라. 적절한 시기가 절대 없다고 생각하게 만들 것이다. 어쨌든 간에 흡연자는 가장 즐거운 때에 흡연을 한다. 그러니까 결혼식이나 그리스마스, 휴일 이전에 '포기' 하는 것은 바보스러울 수 있다. 그리고 "내가 좀 더 편안하다 느낄 때까지 그리고 기타 자신을 괴롭히는 다른 문제가 해결될 때까지 기다릴 거야."라고 생각한다. 이런 생각이 결국 우리를 속여 망쳐 놓는다. 언제나 축하의 행사나 안 좋은 일 때문에 그 '불행' 의 시간을 자꾸만 미루게 된다.

어떤 사람이 계속해서 상태가 나빠지는 병으로 고생하는데, 아주 간단하고 돈이 안 드는 치료법이 있다고 가정하자. 치료법을 사용해 보라고 그 사람에게 언제 조언해 주겠는가? 생각해 볼 필요도 없다. 대답은 언제나 그래왔듯이 **지금! 지금! 지금!** 힐러리가 산 정상까지 단 100피트밖에 안 남았는데, 바로 다음 움직임을 고민하면서 마침내 "아마도 내년까지 기다려야겠다."고 생각한다면 이 사람을 어리석다고 생각할 것이다. 나쁜 일은 아무것도 일어나지 않고 있다. 오히려 엄청나게 훌륭한 상황이 나타나고 있다.

승리를 노리고 시도해보라!

이 책을 읽으면서 따라야 할 가르침을 얻었다. 이 단계에서 모두 반복할 이유가 없다. 마지막 담배를 피우기 전에 'Easyway 금연법'에서 가장 중요한, 즉 흡연은 어떠한 형태로는 즐기움을 주지 않고 버팀목이 될 수 없음을 확실히 깨달아야 한다. 다시 한 번 아주 명확하게 설명해 보겠다. 흡연자로서 가지는 불리한 점이 이점을 능가한다는 것은 아니다. 모든 흡연자가 빠져들기 전에 빠져 있는 동안 그리고 계속해서 담배를 갈망하기는 하나 '포기'를 한 이후에 그렇게 생각한다. 내가 뜻하는 것은 이점이 전혀 없다.

담배가 즐거움을 주고 버팀목이 된다는 환상은 몸에서 느끼는 공허함과 불안함을 담배가 해소해 준다고 생각하기 때문에 생긴다.

니코틴이 그 불안함과 공허함을 만들어 냈고, 당신이 담배 하나만 더 불을 붙일 핑계를 찾는 동안 계속해서 그것을 다시 만들어 낼 것이다.

이러한 대본이 당신뿐만 아니라 모든 흡연자에게 적용된다는 걸 이해할 필요가 있다. 위의 두 가지 사실에 대해 명확히 이해할 수 없다면, 이 책을 다시 읽고 이해할 때까지는 금연을 시도하지 말라. 어렵다 생각되면, 'Easyway 금연법' 클리닉에 도움을 더 요청할 수도 있다 (이 책의 뒤에 있는 진료소 목록을 보라).

또한 설문지에 있었던 마지막 네 가지 환상에 대해 정리할 필요가 있다.

17. 금연하기 위해서 의지력이 필요한가?

18. 신체적 금단고통을 겪어야 하는가?

19. 금연을 시도 중인 사람은 처음의 갈망과 신경과민의 시간을 참아내야 하는가?

20. 금연하는 게 어려운가?

우리는 이미 여러 단계에서 4가지 문제를 다루었으며, 덫을 이해했다면 이들 모두가 환상이라는 것을 알 것이다. 당신은 지금 마지막 담배를 피우고, 자유로워지기를 더 기다리지 못해 담배를 찾고 있을 수도 있다. 그러나 과거에 금연시도를 해본 적이 있고 그것이 어렵고 불가능하다 결론지었다면, 내가 여러 번 그러했듯이 당신은 아직 흡연자 누구에게나 금연은 쉽고 즐거운 일이라는 사실을 받아들일 준비가 안 되어 있을 수도 있다. 이런 의혹을 가지고 있다고 해서 시도해 보는 것을 막을 필요는 없다. 모든 것이 그러하듯이 백문이 불여일견이다! 알고자 한다면 시도해 봐야 한다. 조금 긴장되고 걱정스럽게 느껴져도 걱정하지 말라. 긴장될 수는 있지만 가르침을 모두 계속해서 따른다면 실패 없이 이겨낼 수 있다.

여기에 바로 마지막 가르침이 있다

1. 당신의 마음가짐을 확인해보라. 흡연자와 비흡연자의 진정한 차이점은 흡연의 여부가 아니다. 진정한 차이점은 비흡연자는 영원히 흡연을 할 필요성도 욕구도 없다는 것이다. 더 이상 담배는 한 대도 절대 피우지 않겠다는 생각을 하기 어렵다면, 다음의 양자택일의 상황에서 각각 당신은 어떻게 느낄지 생각해 보라.

(가) 담배 하나를 갈망하면서 절대 하나도 피우지 않고 평생 살아가는 것 혹은

(나) 절대 금연하지 않고 살아가는 것

약간 걱정스럽고 긴장되게 느껴진다 하더라도, 비참할 필요가 없다. 흡연을 있는 그대로 보고, 다른 흡연자가 간절히 바라는 것,

니코틴 중독의 속박에서 석방되는 것

이것을 성취하기 위해 행복한 마음가짐을 가지는 게 중요하다.

2. 당신은 평생 흡연자로 살아가기로 결심한 적이 절대 없다. 다른 모든 흡연자처럼 니코틴 덫에 유혹 당했다. 그 덫의 교묘함을 얕보지 말라.

한때 성인 인구의 9퍼센트가 그 곳에 갇혀 있기도 했다. 감옥에서 종신형을 사는 사람과는 다르게 30년이 지난다고 해서 자연적으로 해방되지도 않으며, 모범적인 행동을 보인다고 해서 사면되지도 않는다. 이 특별한 감옥은 죽을 때까지 가두도록 만들어졌다. 설상가상으로 당신은 저지르지도 않은 범죄로 처벌을 받고 있다. 기적과 같은 일이 일어나서 어느 날 해방되리라고 바라는 것뿐이다. 첫 번째로 당신이 해야 할 일은 벗어나야 한다는 확고한 결심을 하는 것이다.

당신이 지금 그걸 할 참이다. 어떤 결정은 참으로 어렵다. 새 차를 사려는 중이라면 고려해야 할 사항이 많다. 그러나 지금 당신이 하려는 결정은 아마도 인생에서 가장 중요한 일이다. 내가 이 상황을 과장해서 표현하고 있다고 생각할 수도 있다. 'Easyway 금연법' 으로 금연을 해온 수천 명의 다른 흡연자처럼, 지나서 되돌아보면 오늘 내리는 이 결정이 삶의 질을 높여 주었음을 깨달을 것이다. 당신이 내리고 있는 결정은 흡연의 중단 여부가 아니다. 남은 생애를 덫에서 보낼지 아니면 그것에서 자유로워질지는 당신이 결정해야 한다. 오늘 끊지 않으면 내일 끊을 것이라고 자신을 속이지 말라. 그 덫이 당신을 이겼고 평생 거기에 갇혀 살아갈 것이라는 내 주장을 증명해 줄 뿐이다. 다행히도 금연은 당신이 내릴 수 있는 결심 중에서 가장 중요한 것이자 가장 쉬운 것이다. 흡연자로 사는 것에는 어떠한 이점도 없다. 일단 걸려들면 좋지 않는 상황만 가득하다. 그러니까 지금 당신이 엄숙하게 한 가지 맹세하기 바란다. 즉, 마지막 담배를 피우고 나서는 어떤 상황에서라도 절대 담배를 피우지마라.

올바른 결정이라고 결심을 했으면 절대 이의를 제기하거나 의심하지 말라. 우리는 태어날 때부터 흡연을 즐거움과 버팀목으로 보도록 세뇌됐다. 흡연은 니코틴 중독 그 이상도 이하도 아니며 니코틴은 디베스테이션이라는 약물 그 이상도 이하도 아니다. 흡연에 대한 당신의 생각은 왜곡된 것이었다. 다시 그렇게 될 수도 있다. 하지만 진실은 절대 바뀌지 않는다. 흡연은 니코틴 중독이며, 앞으로도 항상 그럴 것이다.

어떤 사람들은 금연이 쉽고 즐거운 일이라는 생각을 믿기 어렵다. 수천 명의 금연자가 'Easyway 금연법'은 마술과 같다고 믿지만 결코 아니다. 약도를 가지고 있으면 가장 복잡한 미로라고 해도 쉽게 빠져나올 수 있다. 많은 평론가가 'Easyway 금연법'은 단지 유용한 정보로 이루어져 있을 뿐이라고 생각한다. 그 이상의 것이다. 그것은 흡연자가 금연이 쉽다고 느끼게 만드는 지도다. 가르침을 따르기만 하면 금연이 쉽다는 것을 알려준다. 오직 다음의 이유에 의해서만 금연이 어렵다고 생각될 뿐이다.

(가) 진정한 즐거움과 버팀목을 빼앗겼다고 믿기 때문이다.

(나) 다시는 담배를 피우지 않겠다고 마지막 담배를 끄지만, 남은 생애 동안 담배를 하나도 피울 수 없다. 그래서 끊임없이 담배를 갈망하며 박탈감과 비참함을 느끼며 살기 때문이다.

유일한 어려움은 일어나지도 않을 일에 대한 의심, 불확실, 기다림이다. 가르침 중 오직 하나만을 따르려 한다면 그 중에서 가장 중요한 것은 자신의 결정에 대한 확신이다. 그 다음에는 금연이 쉬움을 발견할 것이다. 당신은 또한,

(가) 더 이상 흡연자가 아니라는 사실에 박탈감보다는 의기양양해 질 것이며,

(나) 다른 흡연자가 담배를 피울 때 부럽기 보다는 불쌍히 여겨질 것이다.

올바른 결정을 내렸다고 느껴지지 않는다면 스스로 흔들리고 있는 것이다. 존재하지도 않았고, 존재할 수도 없는 상황을 그리워하면서 부러워하는 것이다. 그렇다면 당신에게 오직 두 가지 선택사항만이 남아 있다. 첫 번째는 유혹을 뿌리치고 비참함과 박탈감을 느끼는 것이다. 두 번째는 유혹에 넘어가서 담배 하나를 더 피우는 것이다. 이제 유혹을 참아내는 것이 한 번으로 끝나지 않을 것이고 계속해서 이겨낼 수도 없다는 것을 확실히 알게 된다. 여전히 니코틴의 노예로 남은 당신은 비참함을 느낄 것이다.

어느 쪽이든 당신은 실패자가 될 것이다

다행히도 당신에게 세 번째 선택사항이 있다. 당신이 세뇌됐다는 것을 인정하는 것이다. 연기 자욱한 곳에 앉아서 신체적인 반응을 이끄는 니코틴을 수동적으로 취하는 상황에 놓이게 되면, 다른 흡연자를 부러워하거나 이따금 담배를 피우는 것을 상상할 것이다. 아니면 단순히 주위의 모든 사람이 흡연자라는 사실을 만족하는 것처럼 보이고, 당신도 그러한 무언가를 얻어야 한다고 생각할 수도 있다. 이것은 중

요한 경고 신호다. 세뇌가 다시 효력을 나타내기 시작했음을 의미한다. 담배 회사는 당신이 담배를 피우도록 어떤 수단이든지 다 사용할 것이다. 그들에게 대항할 능력이 당신에게 이미 있다. 모든 것이 덫의 교묘함에 관한 것이고, 니코틴이 또 한 명의 희생자를 만들고 있음을 알고 있다. 당신은 그 덫이 얼마나 교활한지 이해했고, 다른 흡연자들이 성취하기 원하는 상태인 비흡연자가 되었다. 담배 피우고 싶은 상황이 온다고 의심하지 말고, 다음을 자신에게 끊임없이 상기시켜라.

자유롭다니 이 얼마나 환상적인가

정신적 충격의 시간을 참아낼 필요도 없다니

비흡연자가 되기를 기다릴 필요도 없다니

당신이 바라는 것은 불확실성과 의심이 사라지는 것이다. 나처럼 그리고 다른 모든 흡연자처럼 흡연은 바보짓이라는 걸 본능적으로 안다. 이제 금연에 가기 위한 마지막 단계에 와 있다.

마지막 담배라는 의식

이 표현이 아직도 당신을 걱정하게 하는가? 그렇다면 그 이유는 흡연을 그리워할 것이고, 담배 없이는 삶을 즐길 수도 대처할 수도 없을 거라는 생각 때문이다. 물론 두려울 수 있다. 하지만 담배 피우기 전에는 없었던 두려움이다.

그렇다면 이 마지막 담배의 의식을 있는 그대로 바라보자. 담뱃불을 끄기 위해 지금까지 이 책을 읽어왔다. 이제 일반적으로 금연이 어렵다는 생각을 깨뜨리고 금연을 하는 일만 남았다. 이제 정상까지 100피트도 안 남았다. 당신은 이미 과정을 다 마쳤다. 마지막 담배의 의식은 화려한 오스카 시상식의 상황과 비슷하다. 시상식이 없다면 오스카 상이 그토록 중요하겠는가? 행사가 없다면 결혼식이나 장례식이 지금과 같은 의미가 있겠는가?

힐러리와 텐징은 혼자였기 때문에 정상에서 깃발을 꽂는 의식의 가치가 떨어졌다고 생각하는가? 전 세계가 그들의 성취를 지켜봤다. 가족, 친구, 동료와 지인들은 머지않아 당신이 담배를 끊었다는 것을 알 것이다. 마지막 담배의 의식을 있는 그대로 바라보라.

니코틴 중독에서 벗어난 당신에게 상을 주려는 의미로 보라. 나의 가르침을 지금까지 따라왔고, 계속 담배를 피우고 있는 당신을 위해 마지막 담배를 피워라. 이 책을 읽기 전에 다시는 담배를 피우지 않겠다고 결심했다면 이 의식이 필요하지 않다. 이미 마지막 담배의 불을 끄긴 했으나, 그렇다고 해서 당신의 성취를 축하하지 말아야 한다는 것은 아니다. 이미 진도를 앞서 나가 있더라도 사실 지금 그렇게 하는 것이 중요하다. 당신의 경우에 '작은 괴물'은 임종의 고통에 마지막 몸부림을 치고 있거나, 정말로 이미 죽어버렸을지도 모른다.

헐리우드 보울 극장을 통째로 빌려서 주어진 시간 안에 탈출한 흡연자들이 모두 모여 성취를 축하할 수 없다니 참으로 안타깝다. 확신하건대 오스카 시상식 정도의 주목을 받으면서 이러한 축하 의식을 가질 수 있다면, 더 많은 사람들이 담배를 끊으려고 할 것이다.

물론 가족과 친한 친구들과 함께 축하 의식을 치를 수도 있다. 그러나 어떤 이유에서건 개인적으로 마치려고 할 것이다.

당신의 선택이 무엇이건 간에 의식해서 그 마지막 담배를 피워라.

담배의 맛이 결코 달콤하지 않고, 그 역겨운 연기를 폐 속에 집어넣는 것이 불쾌한 행위임을 알아라. 또한 그 축하 의식을 혼자서 마친다면 친한 가족과 친구들은 여전히 당신을 지지할 것이다. 그리고 다른 흡연자들 또한 당신을 지지할 것이다. 당신은 이제 니코틴의 덫에 있는 다른 사람들에게 영웅과 같은 존재가 될 것이다.

흡연자 중에 담배를 진정으로 즐긴 사람은 없다고 말했다. 그 진술을 알맞게 조절해야 할 것 같다. 물론 이것이 마지막 담배라는 사실을 이해한다면 담배 하나 정도는 즐거울 뿐만 아니라, 단지 그 하나를 피움으로써 무아지경에 빠질 수도 있다. 담배를 피우고 싶은 생각은 간혹 들겠지만 이미 니코틴의 덫에서 해방되었다. 그것을 아는 것이 중요하다. 마지막 담배를 피우고 **니코틴의 노예**로부터 해방되었음을 끊임없이 상기시켜라. 그리고 그 마지막 담배의 불을 끌 때 당신은 이미 비흡연자라는 사실을 깨달아라. 이 시점부터 당신은 비흡연자 및 금연자와 마찬가지로 흡연자에게도 좋은 날이 있고 안 좋은 날이 있다는 것을 인정해야 한다. 사실 중독이 당신을 점점 더 나락으로 빠뜨리게 되면 좋은 날도 점점 더 줄어들기 쉽다. 처음에 며칠간은 다소 혼란에 빠질 수 있지만, 그건 단지 회복하고 있다는 표시다. 걱정할 필요가 없다. 더 이상 내가 흡연자들은 바보라고 말하지 않아도 될 만큼 간단하다. 이 시점부터 담배 생각이 날 때마다 좋은 날이든 안 좋은 날이든 상관없이 늘 본인의 결정에 확신을 가지고, 다음과 같이 생각해라.

와, 나는 비흡연자야!

단순히 원하는 것이 이루어지기를 바라는 기도가 아니다. 이것은 진실이다. 덫의 교묘함에 빠져 당신은 담배를 공허함과 불안함을 해소하는 수단으로 믿었다. 'Easyway 금연법'의 본래 목적은 정반대가 진실임을 이해하게 하는 것이다. 이 진실에 적응하는 데에는 시간이 걸린다. 그러면서 나의 가르침을 모두 따른다면 머지않아 환상적인 경험을 하게 될 것이다. 그것을 '특별한 순간'이라고 부르겠다. 이것은 처음으로 공기튜브나 다른 보조 도구 없이 수영을 하게 되었을 때 혹은 운전면허 시험을 통과했을 때 느끼게 되는 기분과 비슷하다. 완전히 능숙한 운전자가 된다면 세상은 이제 당신 마음대로 할 수 있다. 다른 사람의 도움 없이도 이제 원하는 곳 어디든지 갈 수 있다. 보조 바퀴의 도움이나 부모님이 잡아주지 않아도 두 발 자전거를 잘 탈 수 있을 때처럼 혼자서 갈 수 있다. 이것은 한 텔레비전 광고에 훌륭하게 그려진다. 한 소년이 "아빠, 놓지 마세요." 라고 계속해서 외치지만 뒤돌아 봤을 때는 이미 아빠가 손을 놓았으며, 소년은 도움 없이 자전거를 탔음을 깨닫는다.

이러한 순간의 진정한 기쁨은 성취자가 새로 찾은 자유를 느낄 때 그리고 더 이상 다른 누군가에 의존하지 않는다는 것을 깨달을 때 얻을 수 있다. 내가 말한 '특별한 순간'은 지금까지 제시한 다른 어떤 예를 능가한다. 당신을 최선을 다해 도와 주려는 사람들에게 의존하지 않는 것이 멋지다. 더 이상 당신을 죽이고 있는 독에 의존하지 않아도 되고, 의미 없는 독에 돈을 쓰고 있는 자신을 경멸할 필요가 없다는 것을 깨닫는 것은 정말 대단한 일이다. 특별한 순간이다.

보통 금연하고 나서 담배 없이는 살 수 없을 거라고 생각했던 여러 상황들 중 하나만 겪어도 특별한 순간을 경험할 수 있다. 파티가 될 수 있고 스트레스가 많은 상황일 수도 있다. 시간이 지나고 나서 이런 상황에서 담배를 피우지 않음은 물론 흡연을 생각조차 하지 않았음을 깨달을 것이다. 사회생활은 즐기을 수 있고 스트레스를 잘 해결할 수 있으며, 소외감을 느끼면서 남은 생애를 보낼 필요도 없다. '한 번 흡연자는 영원한 흡연자' 라는 표현은 부질없는 이야기다.

흡연에 대한 생각을 일부러 멈추려고 하면 결코 멈출 수 없다. 마찬가지로 특별한 순간을 만들려고 하면 오히려 잘 되지 않는다. '의지력' 요법을 이용하는 흡연자는 성공에 대한 확신이 없다. 그래서 거의 그러한 특별한 순간을 가지기 어렵다. 목표가 일주일 동안, 일 년 동안 금연하는 것이라면 그 시간이 지나기 전에는 목표의 성취 여부를 알 수 없다. 똑같은 논리로 목표가 절대 흡연하지 않는 것이라면 삶이 끝날 때까지 성공했는지 아닌지는 알 수가 없다. 절대 모를 것이다.

그렇다면 'Easyway 금연법' 으로는 어떻게 알 수 있을까? 이유는 덫의 성질을 잘 이해하기 때문이다. 얕은 물가에 있는 물고기는 미끼를 얼른 삼키려고 서로 경쟁하겠지만, 미끼가 고리를 숨기고 있다는 것을 아는 물고기는 뜯어 먹어 볼 생각도 하지 않는다. 그 물고기는 경쟁에서 승리한 다른 물고기를 더욱 동정할 것이다. 당신은 이미 비흡연자다. 악몽은 끝났다. 이 책의 주된 목적은 당신의 금연을 돕는 것이다. 당신이 인생을 좀 더 즐길 수 있도록 돕는 것이다. 그것을 실행하라.

금연자 중 적은 소수는 'Easyway 금연법' 으로 금연하는 것이 비교적 쉽고, 비흡연자로 남을 수 있어서 꽤 행복하다고 생각한다. 하지만

'특별한 순간'을 경험하지 않는다. 이유는 그들이 모든 가르침을 그대로 따르는 데 실패했기 때문이다. 제14장에서의 휘오나의 실례를 기억할 것이다.

"'Easyway 금연법'에서 선생님께서 말씀하신 것을 다 이해하고 동의해요. 이제는 제 결혼파탄의 주된 원인이 담배였다는 것을 알아요. 저는 스스로가 비흡연자라는 사실이 정말 기쁘고, 다시는 담배를 피우지 않을 거예요. 그런데 제가 해결할 수 없는 단 한 가지 문제가 있어요. 전 제 사무실에서 담배를 피우지 않아요. 길거리에서 절대 그러지 않을 거고 기차 안에서도 안 그럴 거예요. 이혼하기 전에 집에 들어오자마자 물었던 그 담배가 지금도 잊을 수 없을 정도로 그 당시에는 중요했는데, 그 이후로 제 삶이 바뀌었어요. 제가 담배 생각을 할 때마다 선생님은 "지금 좋지 않나요? 나는 자유예요."라고 말씀하실 거예요. 저도 항상 그렇게 생각하는데, 단 한 순간 문을 열고 집에 들어왔을 때 텅 비어 있음을 느낄 때는 안 그래요. "담배 한 개비만 있다면"이란 생각을 떨칠 수가 없어요. 한 개비만으로 끝날 게 아니란 걸 알기 때문에 그러지는 않아요. 그런데 전 6개월 동안 자유로웠어요. 절 도와주실 수 있으세요?"

휘오나를 만났을 때 나는 내가 말한 것을 지나쳤거나 잘못 이해했음을 지적했다. 텅 비어 있는 집을 들어갈 때 그 슬픈 순간과 담뱃불을 붙였을 때의 안도감 사이의 연결고리를 깨지 않았다는 것을 발견했다. 실제로 그녀는 담배를 피울 수 없는 것을 불평함으로써 그 슬픈 순간을 더욱 슬프게 만들고 있었다. 특히 빈 집과 고독감이라는 실질적인 문제를 풀 수도 없는 것이었다. 우리는 좀 더 깊이 그녀의 상황에 대해 논의했고, 고민거리를 나눌 사람이 없는 텅 빈 집에 들어가는 것이 슬프다고 했다. 원래 사교적인 성격이라서 더욱 그랬을 것이다. 이러한 상황을 바꾸기 위해서 담배가 얼마나 필요할까? 그녀는 자신이 기록했던 것을 다시 읽어 보았다. 집이 비어 있는 것, 거기 혼자 앉아 있는 것, 담배를 피우면서 시간을 보내는 것, 자신에게 독을 주입하면서 삶을 온전히 살지 않는 것을 그녀는 죽을 만큼 싫어했다. 인간은 스스로의 성취에 대해 좀처럼 칭찬하지 않으며, 끊임없이 다음번에 더 좋은 성과를 얻으려고 노력한다. 휘오나의 경우를 통해 벨이 울릴 때 그건 당신을 위한 것이 아니라는 것을 확실히 하기 위해서는 스스로의 생각과 행동 방식을 다시 정립하는 것이 중요하다. 휘오나가 매일 저녁 문을 여는 행위를 경멸하는 대신 그 상황에서 자신을 통제할 수 있는 기쁨을 느끼면서 상황은 변하게 되었다. 그리고 그녀는 다음과 같이 적었다.

"선생님께서 제안해 주신 것을 할 때 월요일에서 목요일까지는 괜찮았어요. 금요일은 텅 빈 집에서 주말 내내 보내야 하는 것을 의미하니까 보통 최악의 밤이고 저는 무서웠어요. 놀라운 것은 집에 들어왔을 때 담배 피우는 것을 생각조차 않았어요. 그런데 더 놀라운 것은 집에 가기를 정말로 기다렸다는 거예요! 단순히 담배에서 자유로워졌기 때문만이 아니었어요. 흡연을 생각하던 방법으로 이혼을 생각했다는 것을 알았어요. 이렇게 말해서 죄송하지만 그는 이기적이고 배려심 없는 나쁜 사람이었어요! 그와 사랑에 빠지고 결혼하기 전에는 전 행복하고 자신감도 많았어요. 자랑하고 싶은 건 아니지만 남자 친구도 끊임없이 있었죠. 그는 내 자신감을 빼앗고 내 삶을 고통으로 만들었으며 저를 망가뜨려 놓았어요. 담배처럼 존재하지도 않았던 상황을 아쉬워하며 울고 있었던 거예요.”

그리고는 데비의 편지와 비슷하게 계속되었다. 내가 하지도 않은 일을 공으로 돌리고 싶은 것은 아니지만, 금연은 성취하기 엄청나게 어려운 목표이다. 금연을 달성하면 자신감과 믿음을 갖게 될 것이다. 이것이 니코틴 덫에서 벗어나서 얻은 가장 큰 이점이다.

나는 마지막 담뱃불을 끄기 이전에 ‘특별한 순간’을 경험했다. 우리 클리닉에서 많은 흡연자가 치료가 다 끝나기 훨씬 전에 경험하기도 한다. 그들은 보통 “선생님, 더 이상 말씀 안 하서도 됩니다. 모든 것을 아주 분명히 이해할 수 있어요. 흡연은 그저 거대한 덫이고 전 다시는 피우지 않을 거란 걸 알아요.”라고 말한다. 아마 당신도 이미 경험했을지도 모르겠다. 그렇지 않더라도 걱정 말라. 많은 다른 요인들로 인해 상황이 각기 다를 수 있다. 약물이 사람을 의기소침하게 만드는 정도는 개인별로 다를 수 있다. 예를 들어 터무니없는 거짓말을 그대로 믿고 따르는 사람과 진실을 받아들이기 위해 마음을 열고 노력하는 사람은 약물에 대한 자세도 각기 다를 것이다. 나의 가르침을 모두 따르기만 한다면 당신은 이미 행복한 비흡연자일 것이다. 한 때 행복한 금연자가 되는 것은 불가능하다고 생각했을 것이다. ‘특별한 순간’을 경험할 때 다시 그 덫에 빠지는 것은 생각도 할 수 없을 것이다. 다음을 발견하기 위해 마지막 장을 읽어보라.

평생 행복한 비흡연자로 살기

내가 '특별한 순간'에 도달했을 때 다시는 니코틴 덫에 빠지지 않을 것을 알았다. 20년 이상이 지난 지금까지 이러한 믿음은 오히려 강해질 뿐 그것을 바꿀 어떤 일도 일어나지는 않았다. 또한 'Easyway 금연법'으로 쉽게 탈출한 다른 모든 흡연자들도 그렇게 끄덕 없는 상태가 될 것이라 믿었다. 몇 달 뒤 항상 이렇지만은 않다는 것을 알게 되었고, 가장 큰 좌절을 맛보아야 했다. 엠마 프로이드가 'Easyway 금연법' 비디오에 있는 그녀의 서문을 없애 달라고 부탁했을 때 얼마나 답답했을지 상상해 보라.

그 요청을 기꺼이 받아들였다. 나는 그 서문이 자랑스러웠다. 하지만 다시 흡연자로 돌아간 그녀의 서문을 그대로 둘 수 없었다. 흡연을 다시 시작한 사람이 내 치료법을 추천하면 그 추천을 받은 흡연자는 말과 생각이 다르다고 느낄 것이다. 그들은 말로는 "아 정말이에요? 당신은 그 클리닉을 단 네 시간 만에 나왔는데, 이미 행복한 비흡연자고 150파운드도 안 들었어요? 그거 정말 훌륭한데요. 그럼 저도 한 번 시도해봐야겠어요!" 라고 할 것이다. 그러나 생각하는 것은 "내가 그렇게 바보로 보여? 그렇게 쉽고 즐거운 일이라면 왜 너는 다시 시작했지?" 이다.

정말로 왜? 'Easyway 금연법' 을 발견한 이후로 다른 모든 문제를 통틀어서 보다 이 특정 문제를 생각하며 많은 시간을 보냈다. 물론 빈정대는 사람은 다음과 같이 말할 수도 있다. "많은 사람이 어떻게든 절제하도록 노력하는 동안은 꽤 행복한 비흡연자야. 그런데 실제로는 자유롭지 않고 결국 다시 담배를 피우게 되지. 단지 스스로를 속이고 있을 뿐이야!" 내가 'Easyway 금연법' 을 발견하지 않았다면 나의 태도도 정확히 똑같았을 것이다. 그 금연자가 아무리 이 치료법을 칭찬해도 나라면 절대 150파운드를 낭비하지는 않았을 것이다.

내 투자가 전혀 소득이 없는 건 아니었다. 아주 작은 퍼센트의 흡연자들이 3개월 후 금연을 그만둔다는 것을 알고 또 인정한다. 그 비율이 첫 해 24퍼센트에 달했던 것이 올해에는 5퍼센트 밑으로 떨어졌다는 사실에 상당한 자부심을 느낀다. 'Easyway 금연법' 으로 금연하는 사람들 중에는 성공했지만 다시 빠져드는 경우가 있다. 이러한 경우의 비율도 상당히 줄었다고 확신하지만, 불행히도 정확한 통계 수치를 얻을 수 없었다. 마지막 장은 금연에 실패하지 않기 위한 노력이다.

‘Easyway 금연법’은 흡연자가 금연을 쉽게 하고, 또한 영원히 비흡연자가 되게 한다고 말한다. 처음에는 성공하지만 다시 빠져드는 흡연자는 항상 있다는 것을 인정하면서 어떻게 이렇게 말할 수 있을까? 많은 사람이 다시 빠져들게 된다면 영원히 금연했다는 주장에 반박할 것이다. 사실이다. 일단 니코틴의 덫에서 벗어나면 지금은 완벽히 자유라고 할 것이다. 하지만 나중에 또 다른 덫에 빠질 수도 있다. 이것이 첫 번째 덫에서 풀려나지 않았다는 것을 의미하는가?

‘의지력’ 요법으로는 금연자가 완벽히 자유롭지 못하고, 남은 생애 취약한 상태로 남아 있다는 것을 설명했다. ‘Easyway 금연법’으로는 세뇌가 거꾸로 되는 순간 당신은 자유다. 버밍험 클리닉의 첫 방문자였던 도리스의 경우를 보자. 울면서 도착했고 흡연자가 처할 수 있는 가장 우울한 상태였다. 떠날 때 역시 울면서였다. 덧붙이면 그건 기쁨의 눈물이었고, 클리닉에 있는 나를 비롯해 모든 사람들이 울먹였다. 이미 행복한 비흡연자가 된 그녀가 행복감을 느끼면서 떠날 때 나는 키스해 주었다. 그날 저녁 그녀는 딸과 사위집을 찾아가 그 좋은 소식을 전했다. 사위는 원해서가 아니라 그저 장모님을 지지해 주기 위해서 ‘포기’하겠다고 약속했다. 물론 그 사위는 ‘의지력’ 요법을 사용했고, 장모가 느끼는 기쁨은 그의 박탈감을 증가시킬 뿐이었다. 그는 “왜 장모님은 그렇게 즐거워하시는 거지요? 심지어 하루도 안 지났어요!”라고 말했다. 결과는 좋지 않았다. 그 여인이 구덩이에서 빠져 나오도록 도와주는데 4시간이 걸렸는데, 단 몇 초 만에 다 무너져 버렸던 것이다. 그의 지지가 너무나도 컸다. 그들 앞에서 담배를 피우지는 않았지만 이미 의심을 하고 있었다. 싹이 트고 곪았으며 더욱 커져 갔다.

도리스가 클리닉을 나설 때 이미 행복한 비흡연자였고, 남은 생애 동안 그렇게 남아 있을 상태였다. 단 몇 마디로 다시 빠져드는 정도였다면, 평생 자유로운 상태로 살 수 없었을 것이다. 그러나 정말로 자유로운 상태로 남았다. 다행히도 그녀는 나를 다시 찾았다. 흡연자와 비흡연자의 각각의 위치에서 이해해야 한다는 것을 상기시켜 주었다. 사위는 일부러 그녀를 해치려고 한 것이 아니었다. 단지 그 스스로를 방어하고 있을 뿐이었다. 거기서 그녀는 더 이상 담배를 피우지 않는다는 사실에 황홀함을 느낀 사람이었다. 그런데 거기서 그는 '포기'를 해야 했기 때문에 우울하고 고통스럽다고 느꼈다. 그녀는 바로 돌아가서 자신이 가진 최고의 카드 패를 가지고 그를 이겨 버렸다.

세뇌를 제거하고 올바른 마음가짐을 가지는 순간 당신은 자유다. 그러나 절대 무감각해질 정도가 되지는 말라. 'Easyway 금연법' 으로는 금연이 쉽기 때문에 고객이 과신할 수도 있다는 취약점이 있다. 신이 우리에게 준 선물 하나는 좋은 것은 오래 기억하고, 나쁜 것은 빨리 잊어버린다는 것이다. 유감스럽게도 우리 기대와 어긋날 결과를 가져올 수도 있다. 치료 과정이 마무리될 즈음이면 흡연자는 더 이상 담배를 피울 이유가 없다고 느낀다. 그러나 시간이 지남에 따라 흡연의 이런 나쁜 면은 잊혀진다. 여전히 이해를 잘 하고 있고, 흡연자라는 사실이 얼마나 싫었는지를 기억하는 초반에는 위험성이 별로 없다. 당신의 '개인적인 기록'을 남겨 두라는 이유는 이따금 자신에게 더 이상 흡연자가 아님을 상기시켜 주기 위해서다. '특별한 순간'이 오면 그때 어떤 느낌이 드는지 확실히 기록해 두라.

꽤 오랜 기간 금연을 했지만 다시 담배를 피운 흡연자를 만날 때면, 비흡연자인 상태를 즐겼는지 묻는다. 예외 없이 그들 모두 "훌륭했어요!"라는 대답으로 시작하고 그 느낌을 자세히 설명한다. 그리고 나는 다시 흡연자인 게 즐거운지를 물어본다. 예외 없이 그들 모두 "싫어요! 제가 왜 그렇게 멍청했을까요?"라고 대답한다. '의지력' 요법을 사용해서 한 동안 금연에 성공했었던 흡연자들에게서 정확히 똑같은 대답을 듣는다. 이들의 실수를 통해 배우기를 바란다. 데비의 편지에서 본 상황이 나의 고객에게 일어날 경우, 금연했을 때 들었던 기분을 그들에게 상기시켜 주면 문제는 해결된다.

엠마가 다시 담배를 피우기 시작했다는 소식이 왜 그렇게도 큰 충격이었을까? 그녀는 젊고 건강하고 경제적 여유가 있었으며 금연할 이유가 적었다. 또한 그녀는 매우 스트레스가 많고 경쟁이 심한 직업을 가지고 있었다. 매우 명석한 사람이었고 내가 만난 이 중 가장 괜찮은 여성이었다. 어린 소녀들에게 성공적인 역할 모델일 뿐만 아니라, 지그문트 프로이드라는 위대한 의학자 후손이라는 사실 때문에 더욱 흡연할 이유가 없다고 생각했다. 그녀가 서문을 빼 달라고 부탁하는 것도 충분히 이해했다. 다시 담배를 시작했다는 것을 친구들이 알게 되면, 스스로가 위선자처럼 느껴져서 매우 당황스러워하며 괴로워했을 것이다.

나는 엠마를 존경할 뿐 원망은 전혀 없다. 그러나 그녀의 서문을 없앴던 걸 후회했다. 이것을 통해 배운 것이 있다면 정직이 최선이라는 것이다. 도덕적인 이유에서가 아니라 단순히 개인적인 이유에서말이다. 서문을 그대로 두어야 한다고 고집을 피웠어야 했다. 엠마는 솔직하고 진실했으며 동시에 정말로 행복한 비흡연자임을 즐겼다. 내가 지금 그러는 것처럼 그 서문을 경고로 사용했어야 했다. 'Easyway 금연법' 으로 즉시 그리고 영원히 금연할 수 있다. 하지만 덫에 다시 빠질 수 있음을 기억하라. 당신은 앞으로 다시는 담배를 피우지 않겠다고 약속했다. 'Easyway 금연법' 의 가장 중요한 가르침은 올바른 것이라고 결심했으면 더 이상 의심하지 말라는 것이다. 지금부터 그리고 앞으로 남은 생애동안, 담배 생각이 날 때마다 스스로에게 상기시켜 주라.

와, 나는 비흡연자야!

그렇게 하면 자신과의 약속을 깨지 않으려고 의지력을 사용할 필요도 없다. 중요한 요지는 모든 가르침을 잘 따르기만 하면 영원히 성공할 수 있다. 'Easyway 금연법' 을 통해서 성공하지 못하는 사람은 효과가 없기 때문이 아니라 모든 가르침을 제대로 따르지 않았기 때문이다.

휘오나의 실례를 마지막으로 살펴보겠다. 그녀는 모든 연결고리를 제거해야 한다는 단 하나의 가르침을 따르지 않았다. 그러나 여전히 기뻐서 어쩔 줄 모르는 행복한 비흡연자였으며, 다시는 흡연하지 않으리라는 것도 알고 있었다. 그렇지만 남아 있는 세뇌를 제거하지 않고서, 어떻게 그녀와 내가 확실히 알 수 있을까? 대답은 우리는 알 수 없다. 우리는 그녀가 그 마지막 세뇌 조각을 제거하면 완벽히 자유롭게 느낀다는 것을 안다. 휘오나나 당신이 혹시 놓친 'Easyway 금연법' 의 다른 면모가 있는지 어떻게 알 수 있을까? 우리는 알지 못하지만 "깨지지 않는다면 그걸 고치려고 시간과 돈을 낭비하지 말라"는 말도 있다. 그러나 지금 혹은 나중에 문제가 생긴다면, 부록A를 참조하면 된다.

부록 A를 지금 읽어보라. "그래, 이건 명백해"라고 생각하면서 각각의 항목을 건너뛰지 말라. 여기까지 오는데 많은 시간이 걸렸다. 단 몇 분만 더 투자하면 놓치기 쉬운 것들을 챙길 수 있다. 각각의 항목을 정성 들여 읽어 보라. 각각의 요지를 정말로 믿는지 스스로에게 물어 보라. 서서히 이해가 되는가? 이렇게 한다면, 나는 그저 엠마가 한 말을 되풀이해 주겠다.

즐기세요!

부록 A

이 책을 읽으면서 따라야 할 주된 가르침

1. 열린 마음을 가져라.

2. 행복한 마음가짐을 내내 유지하도록 하라.

3. 이 책을 끝내기 전에는 끊거나 줄일 시도를 하지 말라.

4. 조급히 굴지 말라.

5. '개인적인 의견' 을 기록해 두라.

부록 B

영원히 금연하는 것을 쉽게 해주는 가르침

1. 당신을 포함한 모든 흡연자에게 흡연은 어떠한 종류의 이득도 주지 않는다는 사실을 절대 잊지 말라.

2. 다른 흡연자를 절대 부러워하지 말라. 그들이 당신을 부러워할 것이다. 그들의 옷이 더 나은 것이 아니라, 오히려 건강에 나쁘고 더럽고 지저분하다.

3. 올바르다고 생각하는 결정을 내린 이상, 절대 의심하지 마라.

4. '작은 괴물' 은 며칠 동안은 살아 있으며, 어느 순간 자신이 담배를 찾고 있을 수도 있음을 깨달아라. 이런 일이 발생한다면, 걱정하지 말라. 자유로운 것이 얼마나 근사한지 스스로에게 상기시킬 수 있는 계기로 생각하라.

5. 연결고리들을 깨뜨리는 것을 즐겨라. 반드시 그것을 깨야 한다.

6. 대체재를 사용하지 말라, 그것은 필요도 없다.

7. 좋은 날도 있고 안 좋은 날도 있다는 것을 받아들이고, 또한 앞으로 좋은 날은 많아지고 나쁜 날은 줄어드리라는 걸 받아들여라.

8. 순전히 개인적인 이유로 바꾸는 것이 아니라면, 담배가 있는 상황을 피하거나 당신의 삶의 방식 자체를 바꾸지는 말라. 당신은 담배를 그만 두었을 뿐 삶을 그만둔 게 아니라는 걸 기억하라!

9. 당신의 '개인적인 의견' 을 다시 읽어보라. 그것을 당신 컴퓨터의 스크린 화면보호기로 넣어두라.

10. 흡연량을 줄이거나 조절하는 노력은 하지 말라.

11. '전문가' 나 친구가 건네는 조언이 이 가르침들과 상반되는 것이라면, 그들의 말을 무시하라.

12. '특별한 순간'이나 비흡연자가 되기를 기다리지 말라. 당신은 이미 비흡연자다. 이제 그렇게 삶을 살아가기만 하면 된다.

13. 무엇보다 흡연에 대해 생각하지 않으려고 노력하지 말라. 생각이 날 때마다, 당신에게 이렇게 외쳐라,

야, 나는 비흡연자야!

마지막 경고

남은 생애를 행복한 비흡연자로 살기 위해서 다음 사항들을 따를 필요가 있다.

1. 제일 잘 보이는 곳에 두고 참고하되, 잃어버리거나 빌려주지 마라.

2. 흡연자들이 부럽다는 생각이 들 때 오히려 그들이 당신을 부러워 할 것이라고 생각하라. 절대로 속지 말라.

3. 흡연자였을 때 결코 행복하지 않았다는 것을 기억하라. 그것이 금연한 이유다. 비흡연자로서 삶을 즐겨라.

4. 한 개비 담배라도 절대 용납하지 마라.

5. 담배를 끊기로 한 결정에 절대 의심하지 말라. 최선의 결정이다.

6. 어려움이 있다면 AllenCarr 클리닉으로 문의하라. 뒷부분에 주소가 적혀있다.

ALLEN CARR' S EASYWAY CLINICS 세계 주소

The following pages list contact details for all Allen Carr' s Easyway To Stop Smoking Clinics/Centres worldwide where the success rate, based on the three month money back guarantee, is over 90%.

Selected clinics also offer sessions that deal with alcohol and weight issues. Please check with your nearest clinic, which is listed, for details.

Allen Carr' s Easyway guarantee that you will find it easy to stop smoking at the clinics or your money back.

Allen Carr' s Easyway -Worldwide Head Office

Park House, 14 Pepys Road, Raynes Park, London SW20 8NH

Tel : +44 (0)208 944 7761 Email: mail@allencarr.com

Website : www.allencarr.com

Worldwide Press Office TEL : +44 (0)7970 88 44 52

Email: jd@statacom.net

UK Clinic Information and Central Booking Line 0800 389 2115(Freephone)

● UK CLINICS

LONDON

Park House, 14 Pepys Road, Raynes Park, London SW20 8NH

Tel : +44 (0)20 8944 7761 Fax: +44 (0)20 8944 8619

Therapists : John Dicey, Sue Bolshaw, Sam Carroll, Colleen Dwyer, Crispin Hay, Emma Sole, Rob Fielding, James Pyper

E-mail : mail@allencarr.com

Website : www.allencarr.com

AYLESBURY

Tel : 0800 0197 01 /

Therapists : Kim Bennett, Emma Sole

Email : kim@easywaybucks.co.uk

Website: www.allencarr.com

BELFAST

Tel : 0845 094 3244

Therapist : Tara Evers-Cheung

Email : tara@easywayni.com

Website: www.allencarr.com

BIRMINGHAM

Tel & Fax : +44 (0)121 423 1227

Therapists : John Dicey, Colleen Dwyer,
Crispin Hay, Rob Fielding
E-mail : easywayadmin@tiscali.co.uk
Website: www.allencarr.com

BOURNEMOUTH
Tel : 0800 028 7257 /+44 (0)1425 272 757
Therapist : John Dicey, Colleen Dwyer, Sam
Carroll, Emma Sole, James Pyper
Email : easywayadmin@tiscali.co.uk
Website: www.allencarr.com

BRIGHTON
Tel : 0800 028 7257
Therapists : John Dicey, Colleen Dwyer,
Sam Carroll, Emma Sole, James Pyper
Email : easywayadmin@tiscali.co.uk
Website: www.allencarr.com

BRISTOL
Tel : +44 (0)117 950 1441
Therapist : Charles Holdsworth Hunt
E-mail : stopsmoking@easywaybristol.co.uk
Website: www.allencarr.com

CAMBRIDGE
Tel : 0800 0197 017
Therapists : Kim Bennett, Emma Sole
E-mail : kim@easywaybucks.co.uk
Website: www.allencarr.com

CARDIFF
Tel : +44 (0)117 950 1441
Therapist : Charles Holdsworth Hunt
E-mail : stopsmoking@easywaybristol.co.uk
Website: www.allencarr.com

COVENTRY
Tel : 0800 321 3007
Therapist : Rob Fielding
Email : info@easywaycoventry.co.uk
Website: www.allencarr.com

CREWE
Tel : +44 (0)1270 501 487
Therapist : Debbie Brewer-West
Email : ebbie@easyway2stopsmoking.co.uk
Website: www.allencarr.com

CUMBRIA
Tel : 0800 077 6187
Therapist: Mark Keen
Email : mark@easywaycumbria.co.uk
Website : www.allencarr.com

DERBY
Tel : 0800 0197 017
Therapists : Kim Bennett, Emma Sole
Email : kim@easywaybucks.co.uk
Website : www.allencarr.com

ESSEX (OPENING SOON)
Tel : 0800 389 2115
Website : www.allencarr.com

EXETER
Tel : +44 (0)117 950 1441
Therapist : Charles Holdsworth Hunt
E-mail : stopsmoking@easywayexeter.co.uk
Website : www.allencarr.com

HIGH WYCOMBE

Tel : 0800 0197 017

Therapists : Kim Bennett, Emma Sole

Email : kim@easywaybucks.co.uk

Website : www.allencarr.com

IPSWICH

Tel : 0800 389 2115

Therapists : David Piper and Gary Harris

Email : info@easwaysuffolk.co.uk Website:
www.allencarr.com

KENT

Tel : 0800 028 7257

Therpists : John Dicey, Colleen Dwyer, Sam
Carroll, Emma Sole, James Pyper

Website : www.allencarr.com

LANCASHIRE

Tel : 0800 077 6187

Therapist : Mark Keen

E-mail : mark@easywaylancashire.co.uk

Website : www.allencarr.com

LEEDS

Freephone : 0800 804 6796

Therapists : Rob Groves

E-mail :
stopsmoking@easywayyorkshire.co.uk

Website : www.allencarr.com

LEICESTER

Tel : 0800 321 3007

Therapist : Rob Fielding

Email : info@easywayleicester.co.uk

Website : www.allencarr.com

LINCOLN

Tel : 0800 321 3007

Therapist : Rob Fielding

Website : www.allencarr.com

LIVERPOOL

Tel : 0800 077 6187

Therapist : Mark Keen

Email : mark@easywayliverpool.co.uk

Website: www.allencarr.com

MANCHESTER

Freephone : 0800 804 6796

Therapists : Rob Groves

E-mail :
stopsmoking@easywaymanchester.co.uk

Website: www.allencarr.com

MILTON KEYNES

Tel : 0800 0197 017

Therapists : Kim Bennett, Emma Sole

Email : kim@easywaybucks.co.uk Website:
www.allencarr.com

NEWCASTLE/NORTH EAST

Tel/Fax : +44 (0)191 581 0449

Therapist : Tony Attrill

E-mail : info@stopsmoking-uk.net

Website : www.allencarr.com

NORTHAMPTON

Tel : 0800 0197 017

Therapists : Kim Bennett, Emma Sole

Email : kim@easywaybucks.co.uk

Website : www.allencarr.com

NORWICH

Tel : 0800 389 2115

Therapists : David Piper and Gary Harris

Email : info@easywaynorfolk.co.uk

Website : www.allencarr.com

NOTTINGHAM

Tel : 0800 0197 017

Therapists : Kim Bennett, Emma Sole

Email : kim@easywaybucks.co.uk

Website : www.allencarr.com

OXFORD

Tel : 0800 0197 017

Therapists : Kim Bennett, Emma Sole

E-mail : kim@easywaybucks.co.uk

Website : www.allencarr.com

PETERBOROUGH

Tel : 0800 0197 017

Therapists : Kim Bennett, Emma Sole

E-mail : kim@easywaybucks.co.uk

Website : www.allencarr.com

PORTSMOUTH (OPENING SOON)

Tel : 0800 389 2115

Website : www.allencarr.com

READING

Tel : 0800 028 7257

Therapist : John Dicey, Colleen Dwyer, Sam Carroll, Emma Sole, James Pyper

Website : www.allencarr.com

SCOTLAND

Glasgow and Edinburgh

Tel : +44 (0)131 449 7858

Therapists : Paul Melvin & Jim McCreadie

E-mail : info@easywayscotland.co.uk

Website: www.allencarr.com

SHEFFIELD

Freephone : 0800 804 6796

Therapist : Rob Groves

E-mail :
stopsmoking@easywayyorkshire.co.uk

Website : www.allencarr.com

SHREWSBURY

Tel : +44 (0)1270 501 487

Therapist : Debbie Brewer-West

Email : ebbie@easyway2stopsmoking.co.uk

Website : www.allencarr.com

SOUTHAMPTON

Tel : 0800 028 7257 / +44 (0)1425 272 757

Therapists : John Dicey, Colleen Dwyer, Sam Carroll, Emma Sole, James Pyper

Email: easywayadmin@tiscali.co.uk Website: www.allencarr.com

SOUTHPORT

Tel: 0800 077 6187

Therapist: Mark Keen

Email: mark@easywaylancashire.co.uk

Website: www.allencarr.com

STAINES/HEATHROW

Tel: 0800 028 7257

Therapists: John Dicey, Colleen Dwyer, Sam Carroll, Emma Sole, James Pyper

Website: www.allencarr.com

SURREY

 Park House, 14 Pepys Road, Raynes Park,
London SW20 8NH
Tel : +44 (0)20 8944 7761 Fax: +44 (0)20
8944 8619
Therapists: John Dicey, Sue Dolohaw, Sam
Carroll, Colleen Dwyer,
Crispin Hay, Jenny Rutherford, Emma Sole,
Rob Fielding, James Pyper
E-mail: mail@allencarr.com
Website: www.allencarr.com

STEVENAGE
Tel: 0800 019 7017
Therapists: Kim Bennett, Emma Sole
E-mail: kim@easywaybucks.co.uk Website:
www.allencarr.com

STOKE
Tel: +44 (0)1270 501 487
Therapist: Debbie Brewer-West
Email: debbie@easyway2stopsmoking.co.uk
Website: www.allencarr.com

SWINDON
Tel: +44 (0)117 950 1441
Therapist: Charles Holdsworth Hunt
E-mail: stopsmoking@easywaybristol.co.uk
Website: www.allencarr.com

TELFORD
Tel: +44 (0)1270 501487
Therapist: Debbie Brewer-West
Email: debbie@easyway2stopsmoking.co.uk
Website: www.allencarr.com

WATFORD (OPENING SOON)
Tel: 0800 389 2115
 Website: www.allencarr.com
WORCESTER
Tel: 0800 321 3007
Therapist: Rob Fielding
Website: www.allencarr.com

● WORLDWIDE CLINICS

REPUBLIC OF IRELAND

Dublin and Cork :
Lo-Call (From ROI) 1 890 ESYWAY (37 99 29)
Tel: +353 (0)1 499 9010 (4 lines)
Therapist: Brenda Sweeney and Team
E-mail: info@allencarr.ie Website:
www.allencarr.com

AUSTRALIA

NORTH QUEENSLAND
Tel: 1300 85 11 75
Therapist: Tara Pickard-Clark
Email: nqld@allencarr.com.au Website:
www.allencarr.com

SYDNEY, NEW SOUTH WALES
Tel and Fax: 1300 78 51 80
Therapist: Natalie Clays
Email: nsw@allencarr.com.au Website:
www.allencarr.com

SOUTH AUSTRALIA
Therapist: Phillip Collins
Tel: +61 (0)8 8341 0898 / FREECALL: 1300

88 60 31
Email: sa@allencarr.com.au Website:
www.allencarr.com

SOUTH QUEENSLAND
Tel: 1300 85 58 06
Therapist: Jonathan Wills
Email: sqld@allencarr.com.au Website:
www.allencarr.com

VICTORIA, TASMANIA, ACT.
Tel: +61 (0)3 9894 8866 or 1300 790 565
(Freecall)
Therapist: Gail Morris
E-mail: info@allencarr.com.au Website:
www.allencarr.com

WESTERN AUSTRALIA
Therapist: Dianne Fisher
Tel: 1300 55 78 01
Email: wa@allencarr.com.au Website:
www.allencarr.com

AUSTRIA

SESSIONS HELD THROUGHOUT
AUSTRIA
Free line telephone for Information and
Booking: 0800RAUCHEN (0800 7282436)
Tel: +43 (0)3512 44755
Therapist: Erich Kellermann and Team
Email: info@allen-carr.at Website:
www.allencarr.com

BELGIUM

ANTWERP
Koningin Astridplein 27 B-9150 Bazel
Tel: +32 (0)3 281 6255. Fax: +32 (0)3 744
0608.
Therapist: Dirk Nielandt E-mail:
easyway@dirknielandt.be
Website: www.allencarr.com

BULGARIA

Tel: 0800 14104
Therapist: Stoyan Tonev
E-mail: s.tonev@easyway.bg Website:
www.allencarr.com

CANADA

Toll free 1-866 666 4299 / +1 905 8497736
Therapist: Damian O' Hara
Seminars held in Toronto and Vancouver
Corporate programs available throughout
Canada
Email: info@theeasywaytostopsmoking.com
Website: www.allencarr.com

CHILE

Tel: +56 2 4744587
Therapist: Claudia Sarmiento
E-mail: contacto@allencarr.cl Website:
www.allencarr.com

COLOMBIA, SOUTH AMERICA –
BOGOTA

Tel: +57 1 245 6910

Therapists: Jose Manuel Duran

E-mail: easywaycolombia@cable.net.co

Website: www.allencarr.com

CYPRUS

Tel: +35 77 77 78 30

Therapist: Kyriacos Michaelides

Email: info@allencarr.com.cy Website:
www.allencarr.com

CZECH REPUBLIC

Tel: +42 (0)774 568 748 or +420 774
KOURIT

Therapist: Adriana Dubecka

E-mail: terapeut@allencarr.cz Website:
www.allencarr.com

DENMARK

SESSIONS HELD THROUGHOUT DENMARK

Tel: +45 70267711

Therapist: Mette Fonss

E-mail: mette@easyway.dk Website:
www.allencarr.com

ECUADOR

Tel & Fax: +593 (0)2 2820 920

Therapist: Ingrid Wittich

E-mail: toisan@pi.pro.ec Website:
www.allencarr.com

FRANCE

SESSONS HELD THROUGHOUT FRANCE

Central Booking Line: 0800 FUMEUR
(Freephone)

Therapists: Erick Serre and Team

Tel: +33 4 91 33 54 55

E-mail: info@allencarr.fr Website:
www.allencarr.com

GERMANY

SESSIONS HELD THROUGHOUT
GERMANY

Free line telephone for information and
central booking line:
08000RAUCHEN (0800 07282436)

Therapists: Erich Kellermann and Team

Tel: +49 (0)8031 90190-0

E-mail: info@allen-carr.de Website:
www.allencarr.com

GREECE

SESSIONS HELD THROUGHOUT GREECE

Tel: +30 210 5224087

Therapist: Panos Tzouras

Email: panos@allencarr.gr Website:
www.allencarr.com

ICELAND - REYKJAVIK

Tel: +354 553 9590

Therapist: Petur Einarsson

E-mail: easyway@easyway.is Website:
www.allencarr.com

INDIA

Bangalore and Chennai
Tel: +91 (0)80 41540624
Therapist: Suresh Shottam
Email: corp@easywaytostopsmoking.co.in
Website: www.allencarr.com

ISRAEL

SESSIONS HELD THROUGHOUT ISRAEL
Tel: +972 (0)3 6212525
Therapist/Trainer: Ramy Romanovsky, Orit
Rozen,
Shahaf Ashkenazi, Kinneret Triffon
Email: info@allencarr.co.il Website:
www.allencarr.com

ITALY

SESSIONS HELD THROUGHOUT ITALY
Tel/Fax: +39 (0)2 7060 2438
Therapist: Francesca Cesati
E-mail: info@easywayitalia.com Website:
www.allencarr.com

JAPAN

SESSIONS HELD THROUGHOUT JAPAN
Tel: +81 3 3507 4020
Therapist: Miho Shimada
Email: info@allen-carr.jp Website:
www.allencarr.com

LITHUANIA— opening 2009

www.allencarr.com

MAURITIUS

Tel: +230 727 5103
Therapist: Heidi Houreau
Email: allencarrmauritius@yahoo.com
Website: www.allencarr.com

MEXICO

SESSIONS HELD THROUGHOUT MEXICO
Tel: +52 55 2623 0631
Therapist: Jorge Davo and Mario
Campuzano Otero
E-mail: info@allencarr-mexico.com Website:
www.allencarr.com

NETHERLANDS

AMSTERDAM
Tel: +31 (0)20 465 4665 Fax: (+31) 020 465
6682
Therapist: Eveline de Mooij E-mail:
amsterdam@allencarr.nl
Website: www.allencarr.com

UTRECHT
Tel: +31 (0)35 602 94 58
Therapist: Paula Rooduijn E-mail:
soest@allencarr.nl
Website: www.allencarr.com

ROTTERDAM
Tel: +31 (0)10 244 0709 Fax: +31 (0)10 244
07 10

Therapist: Kitty van't Hof E-mail:
rotterdam@allencarr.nl
Website: www.allencarr.com

NIJMEGEN
Tel: +31 (0)24 360 33 05
Therapist: Jacqueline van den Bosch
E-mail: nijmegen@allencarr.nl
Website: www.allencarr.com

NEW ZEALAND

NORTH ISLAND-AUCKLAND
Tel: +64 (0)9 817 5396
Therapist: Vickie Macrae
E-mail: vickie@easywaynz.co.nz Website:
www.allencarr.com

SOUTH ISLAND-CHRISTCHURCH

Tel: +64 (0)3 326 5464
Therapist: Laurence Cooke
E-mail: laurence@easywaysouthisland.co.nz
Website: www.allencarr.com

NORWAY

OSLO
Tel: +47 23 27 29 39
Therapist: Laila Thorsen
E-mail: post@easyway-norge.no Website:
www.allencarr.com

POLAND

SESSIONS HELD THROUGHOUT

POLAND
Tel: +48 (0)22 621 36 11
Therapist: Anna Kabat
E-Mail: info@allen-carr.pl Website:
www.allencarr.com

PORTUGAL-OPORTO

Tel: +351 22 9958698
Therapist: Ria Slof
E-mail: info@comodeixardefumar.com
Website: www.allencarr.com

SERBIA- BELGRADE

Tel: +381 (0)11 308 8686
Email: office@allencarr.co.yu
E-mail: milos.rakovic@allencarrserbia.com
Website: www.allencarr.com

SINGAPORE- opening 2009

Therapist: Pam Oei
Website: www.allencarr.com

SLOVAKIA

Tel: +421 911 325 248 or +421 911 FAJCIT
Therapist: Adriana Dubecka
E-mail: terapeut@allencarr.sk Website:
www.allencarr.com

SOUTH AFRICA

SESSIONS HELD THROUGHOUT SOUTH
AFRICA
National Booking Line (in SA): 0861 100 200

HEAD OFFICE:
15 Draper Square, Draper St, Claremont
7708

CAPE TOWN
Dr. Charles Nel
Tel: +27 (0)21 851 5883 Mobile: 083 600
5555
E-mail: easyway@allencarr.co.za Website:
www.allencarr.com
Therapist: Dr. Charles Nel, Dudley Garner,
Malcolm Robinson and Team

SPAIN

Website: www.allencarr.com

SWEDEN

Goteborge & Malmo –Tel: +46 (0)31 24 01
00
Email: info@allencarr.nu Website:
www.allencarr.com
Stockholm–Tel: +46 (0)8 5999 5731
Therapist: Nina Ljingquist
Email: info@allencarr.se Website:
www.allencarr.com

SWITZERLAND

SESSIONS HELD THROUGHOUT
SWITZERLAND
Free line telephone for Information and
Booking:
0800RAUCHEN (0800 / 728 2436)
Tel: +41 (0)52 383 3773 Fax: +41 (0)52

3833774
Therapist: Cyrill Argast and Team

SESSIONS Suisse Romand and Svizzera
Italia
Tel: 0800 386 387
E-mail: info@allen-carr.ch Website:
www.allencarr.com

TURKEY

SESSIONS HELD THROUGHOUT TURKEY
Tel: +90 212 358 5307
Trainer: Emre Ustunucar
email: info@allencarrturkiye.com Website:
www.allencarr.com

USA

SESSIONS HELD THROUGHOUT USA

Central information and bookings: Toll Free:
1 866 666 4299
email: info@theeasywaytostopsmoking.com
Website: www.allencarr.com

Seminars held regularly in New York and
Los Angeles
Corporate programs available throughout
the USA
Mailing address: 1133 Broadway, Suite 706,
New York. NY 10010
Therapist: Damian O' Hara

지은이 **알렌 카(Allen Carr)**

회계사로 일하며 33년 동안 하루 담배 80개비를 피우는 흡연가였던 그는 금연을 결심했지만 결국 모두 실패했다. 하지만 끊임없는 노력으로 그만의 '손쉬운 금연 방법'을 개발해 금연에 성공했다. 그 후 회계사 일도 그만두고 세계적인 카운슬러로 활동했다. 영화배우 안소니 홉킨스도 그의 클리닉을 통해 금연에 성공했다.

《STOP! SMOKING》이 전 세계적으로 큰 성공을 거두며 강연과 집필 등으로 금연의 상징이 된 그는 그 후 여성을 위한 금연서, 아이를 위한 금연서, 체중조절, 알코올 등 중독과 금단으로 고통 받는 사람들을 위한 다양한 시리즈(EASYWAY 시리즈)를 발간했다.

옮긴이 **최은정**

연세대학교에서 국어국문학 및 영어영문학을 전공했다. 그리고 동 대학원과 University of Wisconsin, Milwaukee에서 영어영문학 석사학위를 받았고, 현재 University of California-San Diego에서 영어영문학 박사 과정을 받고 있는 중이다.

한언의 사명선언문

Since 3rd day of January, 1998

Our Mission ·우리는 새로운 지식을 창출, 전파하여 전 인류가 이를 공유케 함으로써 인류문화의 발전과 행복에 이바지한다.

·우리는 끊임없이 학습하는 조직으로서 자신과 조직의 발전을 위해 쉼없이 노력하며, 궁극적으로는 세계적 컨텐츠 그룹을 지향한다.

·우리는 정신적, 물질적으로 최고 수준의 복지를 실현하기 위해 노력하며, 명실공히 초일류 사원들의 집합체로서 부끄럼없이 행동한다.

Our Vision 한언은 컨텐츠 기업의 선도적 성공모델이 된다.

저희 한언인들은 위와 같은 사명을 항상 가슴 속에 간직하고
좋은 책을 만들기 위해 최선을 다하고 있습니다.
독자 여러분의 아낌없는 충고와 격려를 부탁드립니다.
· 한언 가족 ·

HanEon's Mission statement

Our Mission ·We create and broadcast new knowledge for the advancement and happiness of the whole human race.

·We do our best to improve ourselves and the organization, with the ultimate goal of striving to be the best content group in the world.

·We try to realize the highest quality of welfare system in both mental and physical ways and we behave in a manner that reflects our mission as proud members of HanEon Community.

Our Vision HanEon will be the leading Success Model of the content group.